Dennis Greenberger & Christine A. Padesky

Gedanken verändern Gefühle

Fertigkeiten, um Stimmungen, Verhalten und Beziehungen grundlegend zu verbessern www.junfermann.de

blogweise.junfermann.de

www.facebook.com/junfermann

twitter.com/junfermann

www.youtube.com/user/Junfermann

www.instagram.com/junfermannverlag

DENNIS GREENBERGER & CHRISTINE A. PADESKY

GEDANKEN VERÄNDERN GEFÜHLE

FERTIGKEITEN, UM STIMMUNGEN, VERHALTEN UND BEZIEHUNGEN GRUNDLEGEND ZU VERBESSERN

Mit einer CD-ROM

2., überarbeitete Auflage

Mit einem Vorwort von
Aaron T. Beck

Aus dem Englischen von
Friederike Moldenhauer

Junfermann Verlag
Paderborn
2017

Copyright © der deutschen Ausgabe	Junfermann Verlag, Paderborn 2017
Copyright © der Originalausgabe	2016 Dennis Greenberger and Christine A. Padesky. Published by arangement with The Guilford Press.
Originaltitel	Mind over Mood. Change How You Feel by Changing the Way You Think. Second Edition
Coverfoto	© macroart – Photocase
Übersetzung	Friederike Moldenhauer
Covergestaltung / Reihenentwurf	JUNFERMANN Druck & Service GmbH & Co. KG, Paderborn
Satz & Layout	JUNFERMANN Druck & Service GmbH & Co. KG, Paderborn

Bibliografische Information der Deutschen Nationalbibliothek	Die Deutsche Nationalbibliothek verzeichnet diese Publikation in der Deutschen Nationalbibliografie; detaillierte bibliografische Daten sind im Internet über http://dnb.d-nb.de abrufbar.

ISBN 978-3-95571-614-1
Dieses Buch erscheint parallel als E-Book.
ISBN 978-3-95571-647-9 (EPUB), 978-3-95571-649-3 (PDF), 978-3-95571-648-6 (MOBI).

Inhalt

Vorwort

Nur selten gelingt es Büchern, wirklich zur Veränderung des eigenen Lebens beizutragen. *Gedanken verändern Gefühle* ist solch ein Buch. Dennis Greenberger und Christine A. Padesky haben in dieser leicht verständlichen Anleitung zur Veränderung Weisheit und wissenschaftliche Ergebnisse aus der Psychotherapie extrahiert. Zu den Lesern der ersten Auflage gehörten Therapeuten, Patienten und Menschen, die ihr Leben verbessern wollten; sie haben das Buch wiederholt gelesen und weiterempfohlen.

Als ich Ende der 1950er-Jahre begann, die kognitive Therapie zu entwickeln, ahnte ich nicht, dass sie zu einer der effektivsten und weltweit am stärksten verbreiteten Form der Psychotherapie werden würde. Ursprünglich sollte diese Therapie Menschen helfen, ihre Depressionen zu überwinden. Aufgrund unserer positiven Ergebnisse bei der Behandlung von Depressionen erregte diese Therapieform großes Interesse. Heute ist die Kognitive Verhaltenstherapie die gebräuchlichste Psychotherapie weltweit. Das basiert zum Großteil darauf, dass die Behandlung positive, häufig sehr schnell eintretende und nachhaltige Ergebnisse erzielt.

Kognitive Therapie wird erfolgreich eingesetzt bei Patienten mit Depressionen, Angststörungen, Phobien, Panikattacken, stressbedingten Störungen, Beziehungsproblemen, Suchterkrankungen, Essstörungen, Psychosen und den meisten anderen Schwierigkeiten, die Menschen dazu bringen, eine Therapie zu machen. Leser finden in diesem Buch die grundlegenden Ideen wieder, die diese Therapieform für all diese Probleme so erfolgreich gemacht haben.

Gedanken verändern Gefühle hat sich als wichtiger Meilenstein für die Entwicklung der kognitiver Therapie erwiesen. Noch nie zuvor wurden deren A und O für Laien so verständlich Schritt für Schritt erklärt. Dr. Greenberger und Dr. Padesky stellen dafür großzügigerweise die Leitfragen, Hinweise und Erinnerungshilfen sowie die Arbeitsblätter zur Verfügung, die sie in ihrer Alltagspraxis erarbeitet haben. Diese Materialien sind sowohl Vehikel als auch Straßenplan für die Menschen, die ihr Leben grundlegend verändern möchten. Dieses besondere Buch dient als Ratgeber wie auch zur Ergänzung einer Therapie. Es ist mehr als ein Buch zur Selbsthilfe. *Gedanken verändern Gefühle* wird als Lehrbuch in psychiatrischen Aufbaustudiengängen im Gesundheitswesen ebenso eingesetzt wie bei angehenden Psychiatern, die lernen, kognitive Therapie effektiv durchzuführen. Es ist ungewöhnlich, dass ein so eingängig formuliertes Buch als Ratgeber genutzt werden kann und gleichzeitig als

Lehrwerk an Hochschulen. Unter den Titeln über kognitive Therapie ist *Gedanken verändern Gefühle* ein Bestseller und wurde bisher in über 22 Sprachen übersetzt.

Es freut mich, dass die 2. Auflage nun intensiver auf den Einsatz von kognitiver Therapie bei Angststörungen eingeht; das spiegelt die Entwicklungen in diesem Feld seit Erscheinen der 1. Auflage wider. Diese Neuauflage geht außerdem auf Achtsamkeit, Akzeptanz, Vergebung, Dankbarkeit und die Positive Psychologie ein. Im Rahmen des Modells der kognitiven Psychologie angewandt, helfen diese Prinzipien den Lesern, sorgenfreier und glücklicher zu sein.

Dr. Dennis Greenberger und Dr. Christine Padesky waren meine Studenten und sind seit vielen Jahren Kollegen und Freunde. In diesem Buch zeigt sich, was sie gemeinsam an Talent, Erfahrung und Expertise zu einer einmaligen Kombination zusammenführen können. In der Anwendung der kognitiven Therapie bei ambulanten und stationären Patienten gilt Dennis Greenberger seit Langem als Innovator. Im Zentrum seiner Arbeit steht die Entwicklung hocheffektiver psychotherapeutischer Behandlungsmethoden basierend auf wissenschaftlichen Erkenntnissen. Dr. Greenberger ist Gründer und Leiter des *Anxiety and Depression Center* in Newport Beach, Kalifornien. Modellhaft wird dort gezeigt, wie eine auf empirischen Erkenntnissen basierende kognitive Therapie für Kinder, Jugendliche und Erwachsene mitfühlend praktiziert werden kann. Abgesehen von der Leitung des Centers ist Dr. Greenberger als Lehrtherapeut und Supervisor für psychiatrische Assistenzärzte, Psychologiestudenten und Ärzte tätig, die sich in kognitiver Therapie weiterbilden möchten. Er war Präsident der von mir gegründeten *Academy of Cognitive Therapy,* die kognitive Psychotherapeuten zertifiziert.

Christine A. Padesky und ich arbeiten seit 1982 zusammen, wir haben bereits Tausende von kognitiven Therapeuten weltweit ausgebildet. Nach Hunderten von gemeinsamen stundenlangen Gesprächen verfügt sie über mehr Wissen über kognitive Therapie als jeder andere Therapeut. Ich konnte selbst beobachten, welche Wärme, Klarheit und Aufmerksamkeit sie ihren Patienten entgegenbringt. Dafür bewundere ich sie. Dr. Padesky gründete 1983 das *Center for Cognitive Therapy* in Huntington Beach, Kalifornien, das sich zu einem wichtigen internationalen Zentrum für die Aus- und Fortbildung von Therapeuten entwickelt hat. Sie selbst hat mehr als 45.000 Therapeuten in 22 Ländern ausgebildet. Unter ihren Kollegen genießt sie hohes Ansehen und hat diverse nationale wie internationale Auszeichnungen für ihre zahlreichen Beiträge auf diesem Gebiet erhalten. Zu ihren frühen Beiträgen zählen das Fünf-Elemente-Modell zum Verständnis von Problemen und das siebenteilige Gedankenprotokoll. Diese Methoden haben den Lesern bei der Bearbeitung ihrer Probleme geholfen und werden dies auch künftig tun. Christine A. Padesky ist Distinguished Founding Fellow der *Academy of Cognitive Therapy* und berät weltweit Therapeuten, ambulante Einrichtungen und Maßregelvollzugskliniken. Außerdem wirkt sie an Fortbildungsprogrammen mit.

Dennis Greenbergers und Christine Padeskys herausragende Fähigkeiten und umfassende Erfahrung als Therapeuten, Innovatoren und Lehrende fließen in diesem Buch zusammen. Auf dieselbe Art und Weise, wie das von mir, John Rush, Brian Shaw und Gary Emery verfasste Buch *Kognitive Therapie der Depression* (1999 auf Deutsch im Beltz Verlag erschienen) die Durchführung der kognitiven Therapie revolutionierte, setzt *Gedanken verändern Gefühle* einen Maßstab dafür, wie dieser Ansatz von Patienten genutzt werden kann. Die klar formulierten Anleitungen helfen Therapeuten wie Lesern, den bestehenden Prinzipien der kognitiven Therapie zu folgen und damit die Qualität ihrer Therapie beziehungsweise ihres Lebens zu verbessern. *Gedanken verändern Gefühle* ist ein effektives Werkzeug, mit dem es dem Leser gelingt, kognitive Therapie im Alltag umzusetzen.

Dr. Aaron T. Beck
Professor Emeritus der *Psychiatry University of Pennsylvania*
Ehem. Präsident des *Beck Institute for Cognitive Behavior Therapy*

Dank

Wir schulden Aaron T. Beck Dank für seine Pionierarbeit bei der Entwicklung der kognitiven Therapie. Seine Arbeit stellte das Fundament und die Inspiration für *Gedanken verändern Gefühle* dar. Uns beiden half er als Mentor, Kollege und Freund, unseren beruflichen Weg als Psychologen zu gestalten. Bei diesem Projekt hat er uns aktiv unterstützt und uns mit seinem kritischen Feedback geholfen, das Buch für den Leser noch weiter zu verbessern. Wir hoffen, dass diese 2. Auflage von *Gedanken verändern Gefühle* seiner Vision von Kognitiver Verhaltenstherapie entspricht und Menschen einen klaren Leitfaden für die Selbsthilfe bietet – ein wesentliches Ziel seiner Arbeit, das er uns mitgegeben hat.

Kathleen A. Mooney sah frühe Versionen kritisch durch und gab uns zu jedem einzelnen Kapitel detailliert Rückmeldung. Ihre nette und freundliche Art, ihre unerschöpfliche Begeisterungsfähigkeit und ihre Kreativität als ausgebildete kognitive Psychotherapeutin sowie ihre redaktionelle und visuelle Expertise trugen wesentlich zu Inhalt und Aussehen dieses Buches bei. Beispielsweise gingen die Tipps und Erinnerungshilfen sowie deren Gestaltung auf ihre Anregung zurück, um das Auffinden dieser Abschnitte zu erleichtern. In jeder Phase der Arbeit an dem Manuskript brachte sie ihre Ideen ein und sorgte so dafür, dass dieses Buch noch besser wurde.

Unsere Lektorin Kitty Moore bei The Guilford Presse war immer eine Fürsprecherin von *Gedanken verändern Gefühle* und hat uns stets ermutigt. In der Tat zeigten sich bei jedem, mit dem wir bei Guilford arbeiteten, die Professionalität, Intelligenz und Integrität, die dieses Haus zum führenden Verlag für psychologische und psychiatrische Themen machen. Besonders danken wir dem Cheflektor Seymour Weingarten, der unsere Vision teilte.

Das Feedback von Rose Mooney zu einem Entwurf für die 1. Ausgabe führte dazu, dass wir einige Kapitel umstrukturiert haben, um das Buch lesbarer zu machen. Als wir dieses Buch schrieben, hatten wir sie als ideale kritische Leserin vor Augen.

Die Gemeinschaft der Menschen, die sich mit kognitiver Therapie beschäftigen, hat zu diesem Buch auf zahllose Weisen beigetragen. Wir sind allen Wissenschaftlern auf der ganzen Welt dankbar, die sich so sehr darum bemühen, herauszufinden, was Menschen tun können, um sich aus dem Griff negativer Gefühle zu befreien. Wir schulden Zehntausenden von Therapeuten Dank, die die 1. Auflage dieses Buches so enthusiastisch aufgenommen und es auf so unterschiedliche kreative Arten mit ihren Klienten eingesetzt haben. Viele dieser Therapeuten gaben Anregungen, wie man *Gedanken verändern Gefühle* noch weiter verbessern könnte. Es ist ein Privileg, mit so vielen Menschen auf diesem Gebiet sowohl Freundschaften als auch enge berufliche Beziehungen pflegen zu dürfen. Wir hoffen, dass wir mit der 2. Auflage der Kunst und Wissenschaft der evidenzbasierten Therapie, die all die engagierten Therapeuten und Experten helfen mitzugestalten, gerecht werden können.

Aber zuallererst danken wir unseren mehr als eine Million Lesern der 1. Auflage von *Gedanken verändern Gefühle.* Vielleicht gehören auch Sie zu denjenigen, die eigene Ideen und zutiefst empfundene Gefühle auf den Seitenrändern notierten, bis das Buch übervoll war. Andere kopierten die Arbeitsblätter immer wieder, bis sie mit dem Lernergebnis zufrieden waren. Ihre Mühe, Ihr Engagement und aufmerksames Feedback inspirierten uns in den drei Jahren, die wir an der 2. Auflage gearbeitet haben. Darüber hinaus hat jeder einzelne unserer Klienten uns Fragen gestellt und von seinen Erfahrungen berichtet, was zu unserem besseren Verständnis darüber beitrug, wie Menschen sich verändern. Obgleich es uns leider nicht möglich ist, hier all Ihre Namen aufzuführen, ist dieses Buch das Produkt Ihrer Offenheit und Ihrer Bemühungen. Sie haben uns gelehrt, bessere Therapeuten und Autoren zu sein. Das, was wir von Ihnen gelernt haben, spiegelt dieses Buch wider.

Außerdem sind wir dafür dankbar, dass unser gemeinsamer Arbeitsprozess bei dem Verfassen dieses Buches solch eine Freude war. Unsere Arbeit war von Lachen und Entdeckungen geprägt. Wortwörtlich jede Seite schrieben wir gemeinsam. Dieser Prozess war arbeitsintensiv, aber führte zu einem weitaus besseren Buch, als wir jeder für sich hätten schreiben können.

Dennis Greenberger und Christine A. Padesky

Dennis Greenberger:

Ich danke Deidre Greenberger für ihre Wärme und Liebe. Ihr unerschütterlicher Glaube an mich und an dieses Projekt ist stete Quelle von Stärke und Inspiration. Ihre Intelligenz, ihr Humor, ihre Spontaneität, Neugier und Weisheit bereichern dieses Buch und mein Leben. Danke schön auch an Elysa und Alanna Greenberger, die in meinem Leben das liebste Geschenk sind.

Die wöchentlichen Besprechungen und informellen Gespräche mit Perry Passaro, Shanna Farmer, David Lindquist, Janine Schroth, Robert Yeilding, Bryan Guthrie und Jamie Flack Lesser im *Anxiety and Depression Center* haben zu diesem Buch auf wichtige Weise beigetragen. Unsere anregenden Diskussionen haben die Prinzipien der kognitiven Therapie wertschätzend berücksichtigt und gleichzeitig ihre Grenzen erweitert – das alles hat Eingang in dieses Buch gefunden. Ich lerne von erfahrenen Therapeuten immer dazu und bin beeindruckt, wie sie die Prinzipien und Strategien von *Gedanken verändern Gefühle* zum Wohle ihrer Klienten nutzen. Besonders hervorheben möchte ich meinen guten Freund und bewährten Kollegen Perry Passaro. Er half mir dabei, mein Denken zu schärfen, und fügte dem, was kognitive Therapie alles sein kann, neue Dimensionen und Bedeutung hinzu.

Christine A. Padesky:

Meine ganze berufliche Karriere verdanke ich Aaron T. Beck. Seine ersten Bücher waren dafür wegweisend und unsere fast 40 Jahre währende Freundschaft hat jedes meiner Lebensjahre unglaublich bereichert. Seine Neugier, Kreativität, sein Humor, seine Freude an der Zusammenarbeit und Freundlichkeit inspirieren mich bis heute.

Kathleen Mooney, seit 35 Jahren meine Partnerin, leistet zu allen meinen Projekten einen Beitrag. Sie hat das Talent, gute Ideen zu erkennen und sie mit ihrer Kreativität und Vorstellungskraft zu verbessern. Dieses Buch ist ein Beweis dafür. Mit ihrer Energie, Vitalität, ehrlichen Kritik und ihrem Humor inspiriert und unterstützt mich Kathleen fortwährend. Egal ob ich neue Gebiete erkunde oder einfach nur den Weg nach Hause suche: Ich verlasse mich auf ihre Weisheit und ihren Rat.

Durch sie wird jeder Tag schöner.

Kurzer Hinweis für Therapeuten und interessierte Laien

Forschungsergebnisse belegen die Effektivität der Kognitiven Verhaltenstherapie (KV) für eine Reihe psychischer Probleme, darunter Depressionen, Angststörungen, Aggression, Essstörungen, Suchtmittelmissbrauch und Beziehungsprobleme. *Gedanken verändern Gefühle* ist ein praktisches Arbeitsbuch, das Schritt für Schritt die Kompetenzen der Kognitiven Verhaltenstherapie vermittelt. Es versucht den Lesern dabei zu helfen, ihre Probleme besser zu verstehen und grundlegende Veränderungen in ihrem Leben vorzunehmen – entweder mithilfe eines Therapeuten oder allein.

Therapeuten können *Gedanken verändern Gefühle* zur Strukturierung ihrer Therapie nutzen und um ihren Klienten zu helfen, auch über die formale Therapie hinaus den therapeutischen Lernprozess fortzusetzen. Mit detaillierten Arbeitsblättern und Fragebögen bezieht dieses Buch den Leser aktiv mit ein, um das in der Therapie Gelernte im Alltag umzusetzen. Die Kenntnisse der Kognitiven Verhaltenstherapie werden in diesem Buch nach und nach dargestellt, beim Lesen bauen neue Fertigkeiten auf dem bisher Gelernten auf. Neben Tipps und Probleminterventionen ist das Buch so aufgebaut, dass die Leser unterstützt werden, sich durch typische schwierige Situationen hindurchzumanövrieren und das Verfahren der KV anzuwenden. Damit können sie ihre Probleme lösen und ihr Wohlbefinden und ihre Lebenszufriedenheit vergrößern.

Die große Popularität, die die 1. Auflage von *Gedanken verändern Gefühle* erfahren hat, freut uns und erfüllt uns gleichzeitig mit Demut. Als wir das Buch schrieben, wollten wir empirische Ergebnisse über die Erfolgsursachen von Psychotherapie so aufbereiten, dass Therapeuten sie einsetzen konnten, um bessere Ergebnisse in ihrer Arbeit zu erzielen. Eine der Besonderheiten der KV ist nämlich die, dass sie den Betroffenen hilft, für sich selbst zum Therapeuten zu werden. Ein Lehrbuch mit klaren Anweisungen – so hofften wir – würde sowohl Anklang finden bei Lesern, die einen Ratgeber brauchten, als auch bei Therapeuten auf der Suche nach einem Leitfaden für ihre Arbeit. Als erstes Selbsthilfebuch erhielt *Gedanken verändern Gefühle* das Gütesiegel der amerikanischen Gesellschaft für behaviorale und kognitive Therapien. Dieses Siegel erhalten ausschließlich Bücher, die

- kognitive und / oder behaviorale Verfahren anwenden,
- ihre Methoden mit empirischen Studien belegen,
- auf Empfehlungen und Methoden verzichten, die wissenschaftlichen Erkenntnissen zufolge kontraindiziert sind,
- Behandlungsmethoden präsentieren, die sich als effektiv erwiesen haben,
- bewährten psychotherapeutischen Praktiken entsprechen.

Therapeuten können darauf vertrauen, dass ihre Klienten mit *Gedanken verändern Gefühle* Methoden erlernen, die sich in jahrzehntelangen wissenschaftlichen Untersuchungen als äußerst wirkungsvoll bei der Behandlung von Depressionen, Angststörungen und anderen seelischen Erkrankungen erwiesen haben. Die Forschung belegt, dass es Klienten nicht nur besser geht, sondern sie auch eine nachhaltige Verbesserung (geringere Rückfallraten) spüren, wenn sie die Verfahren erlernen, die in *Gedanken verändern Gefühle* vorgestellt werden, und sie in der Lage sind, diese auch unabhängig von einem Therapeuten ganz für sich allein anzuwenden.

Die 2. Auflage von *Gedanken verändern Gefühle* wurde eingehend überarbeitet und verbessert, sie berücksichtigt die Forschungserkenntnisse und Fortschritte der letzten 20 Jahre. Diese neue Auflage umfasst zusätzliche empirisch belegte Methoden: Metaphern / Bilder, Akzeptanz und Achtsamkeit, systematische Desensibilisierung und Reizexposition, Notlagen und Ambiguität aushalten sowie Aspekte der Positiven Psychologie. Die Themen behaviorale Aktivierung, Entspannung und Ansätze der kognitiven Umstrukturierung zum Umgang mit Gefühlsschwankungen wurden vollständig aktualisiert. Zugleich haben wir in dieser Ausgabe die wichtigsten Elemente der 1. Auflage, die maßgeblich zu ihrer Popularität beigetrugen und den Lesern und Therapeuten von großem Nutzen waren, beibehalten.

In den letzten Jahren waren wir immer wieder erstaunt darüber, wie kreativ unsere Leser und Therapeuten *Gedanken verändern Gefühle* eingesetzt haben – das hat uns imponiert. Das Buch ist weltweit Pflichtlektüre in der Psychotherapie- und Psychiatrie-Ausbildung. Es wurde in über 22 Sprachen übersetzt und die hier dargestellten Fähigkeiten haben sich als kulturübergreifend und für das gesamte ökonomische Spektrum relevant erwiesen.

Eine Kollegin berichtete uns, wie sie auf dem Weg in eine Praxis in Bangladesch einer Frau begegnete, die etwas mit einem Stock in den Sand malte. Als sie näherkam, erkannte sie, dass es sich um das Gedankenprotokoll aus der 1. Auflage handelte. Ein weiterer Kollege erzählte, dass Vertreter der Aborigines in Australien das Fünf-Elemente-Modell aus Kapitel 2 nutzen, weil sich darin die Ideen der KV mit dem jahrtausendealten Wissen ihrer Kultur verbinden. *Gedanken verändern Gefühle* fand Eingang in ganz unterschiedlichen Bereichen, z. B. in Suchtkliniken, Psychiatrien, Krankenhäusern, in der Gerichtsmedizin und in der Arbeit mit obdachlosen Menschen. Am weitaus häufigsten wurde es jedoch von einzelnen Personen gekauft, die es für die Selbsthilfe entdeckten oder denen es von ihrem Therapeuten empfohlen wurde. All das spricht dafür, dass sowohl Experten als auch Laien auf der Suche nach praktischen und wissenschaftlich belegten Strategien für den Umgang mit Gefühlen sind.

Zur 1. Auflage erschien ein Begleitband für Experten: *Clinician's Guide to Mind Over Mood*. Er enthielt detaillierte Vorschläge, wie sich *Gedanken verändern Gefühle* in die Therapie verschiedener Erkrankungen integrieren und in unterschiedlichen medizinischen Zusammenhängen anwenden lässt. Eine überarbeitete Auflage dieses Begleitbandes bereiten wir gerade vor.

Wir hoffen, dass diese 2. Auflage von *Gedanken verändern Gefühle* den Menschen, die ihre Gefühle und ihr Leben zum Positiven verändern möchten, auch weiterhin eine Hilfe sein wird. Es ist egal, ob diese Inhalte mit einem Stock auf einem Sandweg oder auf einem digitalen Endgerät bearbeitet werden – das Ziel ist immer dasselbe: Menschen lernen, ein glücklicheres und zufriedeneres Leben zu führen.

Alle Therapeuten bitten wir dringend, neugierig zu sein und die Perspektive des Lernenden einzunehmen, wenn Sie dieses Buch gemeinsam mit ihren Klienten nutzen. Jeder Mensch macht seine eigenen Erfahrungen, und dennoch lassen sich grundlegende Prinzipien erkennen, wie diese Erfahrungen geformt und wie sie transformiert werden können. Das psychologische Wissen und die Prinzipien der Psychotherapie haben sich seit der 1. Auflage von *Gedanken verändern Gefühle* weiterentwickelt. Wir haben uns sehr bemüht, all dieses Neue in dieser Ausgabe zu berücksichtigen, damit unser Buch auch weiterhin das Beste aus der evidenzbasierten Praxis der Psychotherapie wiedergibt.

Dennis Greenberger
Christine A. Padesky

Übersicht über die Arbeitsblätter

Sie finden sämtliche Arbeitsblätter auf der beiliegenden CD, sodass Sie sie sich beliebig oft ausdrucken können. Eine Auswahl von Arbeitsblättern steht außerdem auf ↗ http://www.junfermann.de zum kostenlosen Download bereit. Sie erkennen sie an diesem Icon.

1. Wie *Gedanken verändern Gefühle* Ihnen helfen kann

Eine Perle entsteht durch ein Sandkorn in einer Auster. Dieses Sandkorn irritiert die Muschel. Als Reaktion darauf umhüllt die Auster es mit einer glatten Schicht, die sie vor ihm schützt und ihr Erleichterung verschafft. Diese Schutzschicht ist eine schöne Perle. Für eine Auster wird aus etwas Störendem der Samen für etwas Neues und Wunderschönes. Auf ähnliche Weise wird *Gedanken verändern Gefühle* Ihnen helfen, etwas Neues zu entwickeln: nützliche Fähigkeiten, die Sie darin unterstützen, aus Ihrem derzeitigen Zustand des Unbehagens herauszukommen. Mithilfe der in diesem Buch vermittelten Kompetenzen werden Sie sich besser fühlen und sie werden auch noch von Wert in Ihrem Leben sein, wenn Sie Ihre Probleme schon lange hinter sich gelassen haben.

Viele Menschen, die die in diesem Buch beschriebenen Methoden erlernt haben, erkennen ihre ursprünglichen Probleme im Nachhinein als Segen. Wir hoffen, dass das auch bei Ihnen der Fall sein wird. Möglicherweise sind Ihre derzeitigen Schwierigkeiten Gelegenheit und Motivation zugleich, diese Perlen der Weisheit zu entwickeln. Sie können sich als neue Perspektiven von unschätzbarem Wert erweisen, die dazu führen, dass Sie in den kommenden Lebensjahren mehr aus dem Vollen schöpfen.

1.1 Wie unterstützt dieses Buch Sie dabei?

Gedanken verändern Gefühle zeigt Ihnen Strategien, Methoden und Fertigkeiten, die bei problematischen Gefühlen wie Depression, Angststörungen, Wut, Panikattacken, Eifersucht, Schuld und Scham nachweislich hilfreich sind. Diese Kompetenzen können Ihnen auch dabei helfen, Beziehungsprobleme zu lösen, besser mit Stress umzugehen, Ihr Selbstwertgefühl zu verbessern, selbstbewusster zu werden und weniger ängstlich. Auch bei Alkohol- oder Drogenabhängigkeit zeigen diese Strategien Wirkung. *Gedanken verändern Gefühle* bietet Schritt-für-Schritt-Anleitungen, damit Sie schnell die Veränderungen umsetzen können, die Ihnen so wichtig sind.

Die Ideen aus diesem Buch basieren auf der Kognitiven Verhaltenstherapie (KV), einer der effektivsten Richtungen der Psychotherapie, die uns heute zur Verfügung stehen. „Kognitiv“ bezieht sich darauf, was und wie wir denken. Für Therapeuten, die kognitiv-behavioral arbeiten, stehen die Bedeutung von Gedanken, Überzeugungen und Verhalten im Mittelpunkt und wie sie von unseren Gefühlen, körperlichen Erfahrungen und Ereignissen in unserem Leben beeinflusst werden. Ein wesentlicher Aspekt bei der KV ist, dass sich unsere Gedanken über ein Ereignis oder eine Erfahrung in hohem Maße auf unsere emotionalen und physischen Reaktionen sowie unser Verhalten auswirken.

Stehen wir zum Beispiel in der Schlange im Supermarkt und denken: „Das wird noch dauern. Ich kann mich genauso gut entspannen", ist es wahrscheinlich, dass wir uns ruhig fühlen. Unser Körper bleibt entspannt und vielleicht kommen wir mit jemandem, der auch wartet, ins Gespräch oder blättern in einem Magazin. Denken wir jedoch: „Die Schlange ist hier viel zu lang. Sie sollten mehr Kassierer einstellen", reagieren wir vielleicht genervt und ärgerlich. Unser Körper ist angespannt und wir sind zappelig. Dann verbringen wir möglicherweise die Wartezeit damit, uns bei den anderen Kunden und den Angestellten zu beschweren.

Gedanken verändern Gefühle zeigt Ihnen, wie sie den Zusammenhang zwischen Gedanken, Gefühlen, Verhalten und körperlichen Reaktionen sowohl in Alltagssituationen als auch bei einschneidenden Ereignissen erkennen und verstehen. Sie lernen, sich selbst und Situationen auf andere, hilfreiche Weise zu sehen, und Ihre Denk- und Verhaltensmuster, die dafür sorgen, dass Sie in hinderlichen Stimmungen und Beziehungen verhaftet bleiben, zu ändern. Sie werden entdecken, wie Sie Ihr Leben ändern können, wenn Ihre Gedanken um Probleme kreisen, die gelöst werden müssen. Schließlich sollten diese Veränderungen dazu führen, dass Sie glücklicher, ruhiger und zuversichtlicher sind. Darüber hinaus werden die Fertigkeiten, die Sie mittels *Gedanken verändern Gefühle* erlangen, zu positiveren Beziehungen führen.

1.2 Wie erkennen Sie, ob Ihnen dieses Buch hilft?

Für uns alle gilt, dass es viel leichter ist, etwas auszuprobieren, wenn wir wissen, dass wir Fortschritte machen können. Wenn wir beispielsweise als Kind anfangen zu lesen, lernen wir zunächst das Alphabet. Zu Beginn haben wir Mühe, einzelne Buchstaben zu erkennen, aber je besser wir werden, desto leichter fällt uns das und es geschieht automatisch. Mit der Zeit beachten wir die Buchstaben kaum noch, weil wir bereits gelernt haben, sie zu einfachen Worten zusammenzusetzen. Als Leseanfänger suchen wir vielleicht eine Seite nach Worten ab, die wir schon kennen. Dann entwickeln wir die Fertigkeit, einfache Sätze zu lesen, und wir wissen, dass wir Fortschritte machen, wenn wir kompliziertere Sätze, Absätze oder sogar einfache Bücher erfassen. Schon bald schenken wir den einzelnen Wörtern keine Beachtung mehr, sondern nur noch ihrer Bedeutung. Jahr für Jahr fällt Schülern das Lesen leichter – Fortschritte, die sich in Tests messen lassen.

In ähnlicher Weise werden Sie in der Lage sein, den Erfolg bei der Umsetzung des Gelernten aus *Gedanken verändern Gefühle* zu erkennen und zu messen. In den ersten Wochen werden Sie individuelle Kompetenzen erwerben. Mit der Zeit können Sie sie zur Verbesserung Ihrer Stimmungen und Ihres Lebens anwenden. Um Ihre Fortschritte nachvollziehen zu können, werden Sie u.a. regelmäßig Ihre Gefühle einschätzen. Tipps dazu und wie man die Ergebnisse dokumentieren kann, um einen besseren Überblick über die Fortschritte zu haben, finden Sie in Kapitel 4.

1.3 Wie nutzen Sie dieses Buch?

Gedanken verändern Gefühle ist anders als die Bücher, die Sie vielleicht kennen. Es hat zum Ziel, Ihnen dabei zu helfen, andere Denk- und Verhaltensweisen zu entwickeln, damit es Ihnen besser geht. Diese Fertigkeiten müssen geübt werden und dazu braucht man Geduld und Ausdauer. Daher ist es wichtig, dass Sie zu jedem Kapitel die Übungen machen. Selbst das, was auf den ersten Blick so einfach aussieht, kann sich als kompliziert erweisen, wenn man es tatsächlich einmal versucht. Die meisten Leser stellen fest, dass je mehr Zeit sie auf die Übungen verwenden, desto größer ist ihr Nutzen.

Zu Beginn ist es sinnvoll, jeden Tag ein wenig Zeit auf diese Übungen zu verwenden. Vielleicht hilft es Ihnen, sich täglich eine feste Zeit zu reservieren, in der Sie in diesem Buch lesen oder Ihre Übungen machen. Wenn Sie jedoch einfach durch den Text hindurchrauschen, ohne sich eine angemessene Zeit zum Üben zu nehmen, werden Sie nicht lernen, die beschriebenen Kompetenzen auf Ihre Probleme anzuwenden. Es geht also nicht darum, dass Sie schnell lernen. Damit Sie sich besser fühlen, ist es viel wichtiger, dass sie genügend Zeit für jedes einzelne Kapitel aufbringen, bis Sie die zugrunde liegenden Gedanken verstanden haben und Sie auf die für Sie passende Weise umsetzen können. Bei einigen Kapiteln mag eine Stunde reichen, bei anderen dauert es vielleicht Wochen oder sogar Monate, bis die neuen Denk- und Verhaltensmuster zum Automatismus werden und Sie den vollen Nutzen daraus ziehen können.

Sie können die einzelnen Kapitel in der Reihenfolge lesen, die Ihnen am besten entgegenkommt. Wenn Sie sich beispielsweise mit bestimmten Gefühlen beschäftigen möchten, finden Sie am Ende des 4. Kapitels Hinweise auf die entsprechenden Kapitel zum Thema Gefühle (Kapitel 13, 14 und/oder 15). Ebenso können Sie Kapitel überspringen, die auf Sie nicht zutreffen. Sind Sie mit einem Kapitel fertig, können Sie der Empfehlung folgen, weitere Kapitel zu dem entsprechenden Gefühl zu lesen und durchzuarbeiten. Sie können aber natürlich auch das Buch von vorn bis hinten durchlesen und die Übungen machen.

Arbeiten Sie mit *Gedanken verändern Gefühle* im Rahmen einer Therapie, schlägt Ihnen vielleicht Ihr Therapeut eine Reihenfolge vor, das Buch durchzugehen. Es gibt viele individuelle Wege, die im Buch beschriebenen Fertigkeiten zu entwickeln. Möglicherweise hat Ihr Therapeut einen Vorschlag, was für Sie wohl am besten funktionieren würde. Wenn Sie selbst Ihrem Therapeuten dieses Buch nahebringen, weisen Sie ihn auf das Kapitel „Kurzer Hinweis für Therapeuten und interessierte Laien" (S. 17 f.) hin.

Kann ich Gedanken verändern Gefühle auch für andere Fragestellungen nutzen oder funktioniert es nur für Stimmungen und Gefühle?

Ja, das können Sie. Dieselben Fertigkeiten, die Ihnen im Umgang mit Ihren Stimmungen helfen, können auch bei Stress, Alkohol- oder Drogenkonsum helfen, aber auch bei Essstörungen (Fress- und Brechattacken, Sich-Überessen). Auch weitere Probleme wie schwierige Beziehungen und geringes Selbstvertrauen gehören zu den angesprochenen Themen. Darüber hinaus kann das Buch dazu dienen, positive Gefühle wie Freude zu entwickeln und einen Sinn und Zweck im Leben.

Was ist, wenn ich die Arbeitsblätter häufiger nutzen möchte?

Durch das gesamte Buch ziehen sich Übungen, die Sie beim Erlernen und bei der Anwendung Ihrer Fertigkeiten unterstützen sollen. Dazu gehören auch die Arbeitsblätter zu den Übungen, die Sie ausfüllen und bearbeiten sollen. Wenn Sie mehr als ein Arbeitsblatt benötigen, können Sie die beiliegende CD-ROM nutzen und weitere Exemplare ausdrucken. Einige ausgewählte Arbeitsblätter stehen zusätzlich zum Download auf ↗ http://www.junfermann.de für Sie bereit. Sie erkennen sie an diesem Icon .

Alle Fertigkeiten und Strategien von *Gedanken verändern Gefühle* basieren auf jahrzehntelanger Forschung. Es handelt sich um belegte, praktisch anwendbare und wirkungsvolle Methoden, die – einmal gelernt – zu einem glücklicheren und zufriedeneren Leben führen. Indem Sie Zeit investieren in die Lektüre und in die Übungen und das Gelernte anwenden, sind Sie auf dem besten Weg, Ihr Leben vollkommen zum Besseren zu wenden.

Zusammenfassung

- Die Kognitive Verhaltenstherapie (KV) ist eine wissenschaftlich untersuchte, effektive Therapie gegen Depressionen, Angststörungen, Aggressionen und andere Stimmungen.
- Eine KV kann auch bei Essstörungen, Alkohol- und Drogenkonsum, Stress, geringem Selbstvertrauen und vielen anderen Problemen angewendet werden.
- Gedanken verändern Gefühle ist konzipiert, Fertigkeiten der KV Schritt für Schritt zu vermitteln.
- Die meisten Leser stellen fest: Je mehr Zeit sie in die Anwendung jeder Fertigkeit investieren, desto größer ist ihr Nutzen.
- Um die Lektüre auf Ihre individuellen Bedürfnisse anzupassen, befinden sich im Buch Hinweise auf die jeweiligen Kapitel, die sich mit bestimmten Gefühlen und Stimmungen beschäftigen.

2. Ihre Probleme verstehen

2.1 Ben: Ich hasse es, alt zu werden.

Eines Nachmittags erhielt ein Therapeut einen Anruf von Sylvie (73). Sie machte sich Sorgen um ihren Ehemann Ben. Nach der Lektüre eines Artikels über Depressionen hatte sie den Eindruck, alles Beschriebene träfe auf Ben zu. Seit sechs Monaten klagte er ständig, dass er müde sei. Dennoch hörte Sylvie ihn nachts um drei Uhr im Wohnzimmer umhertigern, weil er nicht schlafen konnte. Darüber hinaus berichtete sie, er sei ihr gegenüber nicht mehr so herzlich wie sonst, zeige sich häufig gereizt und negativ gestimmt. Er besuche seine Freunde nicht mehr und schien an nichts mehr Interesse zu haben. Eine Untersuchung beim Arzt ergab keine medizinischen Ursachen für seine Symptome. Bei seiner Frau beklagte sich Ben: „Ich hasse es, alt zu werden. Es fühlt sich miserabel an."

Der Therapeut bat, mit Ben sprechen zu dürfen, und widerwillig kam dieser ans Telefon. Er dürfe es nicht persönlich nehmen, sagt Ben, aber er halte von „Kopfdoktoren" nicht viel und er lege auf ein Gespräch keinen Wert, denn schließlich sei er nicht verrückt, sondern nur alt. „Sie wären auch nicht fröhlich, wären Sie 78 und alles täte Ihnen weh!" Ben willigte ein, einen einzigen Termin wahrzunehmen, nur um Sylvie einen Gefallen zu tun. Allerdings sei er sicher, es werde nichts bringen.

Wie wir unsere Probleme einschätzen, beeinflusst die Art und Weise, wie wir mit ihnen umgehen. Ben war der Meinung, dass seine Schlafstörungen, Müdigkeit, Gereiztheit und Interessenlosigkeit normale Anzeichen des Alterns seien. Alt zu werden, daran konnte Ben nichts ändern. Er konnte sich deshalb auch nicht vorstellen, dass etwas zu seinem Wohlbefinden beitragen könnte.

Beim ersten Treffen mit den beiden fiel dem Therapeuten auf, wie unterschiedlich sie in ihrem Erscheinungsbild waren. Sylvie trug einen rosafarbenen Rock mit einer dazu passenden geblümten Bluse und ihre Ohrringe und Schuhe legten nahe, dass sie sich für den Termin schick gemacht hatte. Sie saß aufrecht und begrüßte den Therapeuten mit einem erwartungsvollen Lächeln und klarem, neugierigem Blick. Im Gegensatz dazu lümmelte Ben auf seinem Stuhl, zwar war er ordentlich angezogen, aber auf der linken Seite des Kinns waren einige Bartstoppeln sichtbar. Sein Blick war matt und unter den Augen hatte er dunkle Ringe aufgrund seiner Erschöpfung. Langsam und steif erhob er sich, um den Therapeuten zu begrüßen, und fügte grimmig hinzu: „Na, für eine Stunde gehöre ich ganz Ihnen."

In der nächsten halben Stunde ging es um Bens Geschichte. Auf jede der vorsichtigen Fragen, die der Therapeut stellte, seufzte er zunächst schwer und gab mit emotionsloser Stimme Antwort. Er hatte 35 Jahre als Lastwagenfahrer gearbeitet, davon 14 Jahre für einen Auftraggeber am Ort. Nach seiner Pensionierung traf er sich noch regelmäßig mit drei Freunden, die ebenfalls im Ruhestand waren. Sie redeten, gingen zusammen essen oder guckten Sport. Ben war gerne handwerklich tätig, er reparierte alles im Haus, auch die Fahrräder seiner acht kleinen Enkel und Enkelinnen und sogar die von deren Freunden. Seine und Sylvies drei Kinder und die Enkel sah er regelmäßig und war stolz darauf, zu allen ein so gutes Verhältnis zu haben.

Bei Sylvie war 18 Monate zuvor Brustkrebs diagnostiziert worden. Doch die Erkrankung wurde früh genug erkannt, sodass sie sich nach der Operation und Bestrahlungstherapie schnell wieder erholte und es keine weiteren Anzeichen für einen Rückfall gab. Als Ben über ihre Erkrankung sprach, kamen ihm die Tränen: „Ich dachte, ich verliere sie. Ich hätte nicht gewusst, was ich tun soll!" Als er das erzählte, sprang Sylvie schnell ein und streichelte seinen Arm: „Aber mir geht es jetzt gut, Liebling. Alles ist doch gut geworden." Ben schluckte schwer und nickte.

Während Sylvie sich der Krebsbehandlung unterzog, verlor Ben einen seiner besten Freunde. Louie war plötzlich krank geworden und verstarb. Die beiden waren 18 Jahre befreundet und der Verlust traf Ben schwer. Er war wütend auf Louie, weil er nicht schon früher ins Krankenhaus gegangen war, was ihm möglicherweise das Leben hätte retten können. Sylvie berichtete, dass sich Ben nach Louies Tod voll und ganz darauf konzentrierte, dass sie ihre Arzttermine einhielt: „Das ist so, als würde er glauben, er ist dafür verantwortlich, dass ich sterbe, wenn wir einen Termin verpassen." Ben hörte auf, sich mit seinen Kumpels zu treffen und widmete sich ganz der Pflege seiner Frau.

„Nach Abschluss der Behandlung wusste ich, dass die Erleichterung nur kurz anhalten würde", seufzte Ben. „Der Rest meines Lebens würde nur noch aus Krankheit und Tod bestehen. Ich fühle mich ja jetzt schon halb tot. Aber ein junger Mensch wie Sie kann das natürlich nicht verstehen. Das macht aber nichts. Wozu bin ich denn noch nütze? Die Enkel können mittlerweile ihre Räder selbst reparieren. Meine Söhne haben ihren eigenen Freundeskreis und für Sylvie wäre es wahrscheinlich besser, wenn ich gar nicht mehr da wäre. Ich weiß nicht, was schlimmer ist: zu sterben oder weiterzuleben und ganz allein zu sein, weil alle deine Freunde schon tot sind."

Nach Bens Bericht und aufgrund des ärztlichen Befunds, dass es für sein Befinden keine physischen Ursachen gab, war sich der Therapeut sicher, dass Ben unter Depressionen litt. Er hatte die körperlichen Symptome (Schlaflosigkeit, Appetitlosigkeit, Erschöpfung), zeigte Verhaltensänderungen (ging seinen üblichen Beschäftigungen nicht weiter nach, mied seine Freunde) sowie Stimmungsschwankungen

(Traurigkeit, Reizbarkeit, Schuld) und dachte negativ (Selbstkritik, Pessimismus) – alles Anzeichen einer Depression. Wie häufig bei Depressionen hatte Ben in den letzten zwei Jahren einige Verluste zu beklagen und viel Stress erlebt (Sylvies Krebserkrankung, Louies Tod und das Gefühl, dass seine Kinder und Enkel ihn nicht mehr brauchten). Obwohl Ben skeptisch war, ob eine Therapie ihm helfen könnte, ließ er sich von Sylvie zu drei weiteren Sitzungen ermuntern, um dann zu entscheiden, wie es weitergehen sollte.

Bens Probleme verstehen

Bei der zweiten Sitzung gelang es dem Therapeuten, Ben verständlich zu machen, welche Veränderungen er in den letzten zwei Jahren durchgemacht hatte. Anhand des Fünf-Elemente-Modells (s. Abbildung 2.1) erkannte Ben, dass einige *Veränderungen in seiner Umgebung* oder wichtige Ereignisse (Sylvies Krankheit, Louies Ableben) zu *Verhaltensveränderungen* geführt hatten. (Er verbrachte seine Freizeit nicht mehr mit seinen Freunden und fuhr wegen der Behandlung viel mit Sylvie ins Krankenhaus.) Darüber hinaus *dachte er* jetzt anders über sich und sein Leben. („Alle, die ich mag, sterben." „Meine Kinder und Enkel brauchen mich nicht mehr.") Außerdem fühlte er sich sowohl *emotional* (reizbar, traurig) als auch *körperlich* anders (müde, Schlafschwierigkeiten).

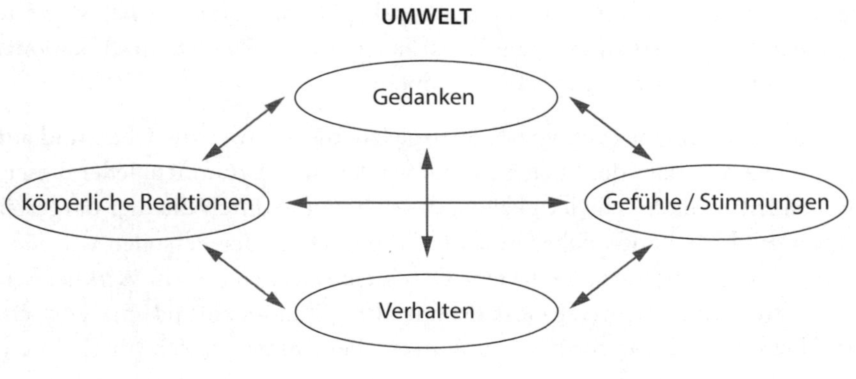

Abbildung 2.1: Fünf-Elemente-Modell zum Verständnis einschneidender Erfahrungen
© Christine A. Padesky (1986)

Beachten Sie, dass die fünf Bereiche in Abbildung 2.1 miteinander in Verbindung stehen. Die Pfeile lassen erkennen, dass jeder Bereich unseres Lebens alle anderen beeinflusst. Beispielsweise wirkt sich eine Verhaltensänderung auf die Art und Weise aus, wie wir denken und fühlen (sowohl physisch wie psychisch). Auch kann unser Verhalten unsere Umwelt und unsere Lebensereignisse verändern. Ebenso hat eine veränderte Denkweise Einfluss auf unser Verhalten, unsere Stimmungen und körperlichen Reaktionen, was wiederum auch zu Veränderungen in der Umwelt führen kann. Begreifen wir, wie diese fünf Aspekte unseres Lebens einander beeinflussen, können wir unsere Probleme besser verstehen.

So erkannte Ben, wie jeder dieser fünf Aspekte die anderen beeinflusste und wie das dazu führte, dass er immer trauriger wurde. Beispielsweise führte der *Gedanke* „Alle meine Freunde werden bald sterben, denn wir werden alt" dazu, dass er sie nicht mehr anrief, er also sein *Verhalten* veränderte. Da Ben sich immer mehr von seinen Bekannten isolierte, *fühlte* er sich isoliert und traurig. Durch seine Passivität verschlimmerten sich seine *physischen Reaktionen,* er bekam Schlafprobleme und war müde. Aufgrund der Tatsache, dass er keinen Kontakt mehr zu seinen Freunden suchte, blieben auch deren Anrufe bei ihm aus – eine Veränderung in der *Umwelt* fand statt. Im Laufe der Zeit führte das Zusammenwirken dieser Zustände dazu, dass sich sein depressiver Zustand verschlimmerte und er in eine Negativspirale geriet.

Als Ben gemeinsam mit seinem Therapeuten dieses Muster entdeckte, fühlte er sich zunächst entmutigt: „Es ist hoffnungslos! Das alles wird nur immer schlimmer werden, bis ich sterbe!" Sein Therapeut wies ihn auf die Möglichkeit hin, dass das eine mit dem anderen zu tun hätte und dass eine kleine positive Veränderung an einer Stelle zu einer Verbesserung der anderen Aspekte beitragen könnte. Ben stimmte zu, sich auf den Versuch einzulassen und zu schauen, welche kleinen Modifikationen zu einer Stimmungsverbesserung führen könnten.

Bens Geschichte ist eines von vier Fallbeispielen, die wir hier vorstellen und auf die wir im weiteren Verlauf des Buches immer wieder zurückkommen. Jeder dieser vier Menschen leidet unter Schwierigkeiten, die sich häufig durch die hier dargestellten Strategien und Methoden beheben lassen. Zum Schutz der Personen wurden ihre Namen geändert, und was hier als eine Geschichte erscheint, ist in Wirklichkeit ein „Zusammenschnitt" mehrerer Geschichten. Ihre Situationen und ihre Fortschritte in der Therapie sind unserer Erfahrung nach aber immer typisch für Klienten mit dieser Art von Problemen.

2.2 Linda: Mein Leben wäre toll – ohne diese Panikattacken!

„Eine Freundin erzählte mir, dass eine Kognitive Verhaltenstherapie bei Panikattacken hilft. Glauben Sie, bei mir auch?" Die Anruferin stellte diese Frage unumwunden. Mit fester Stimme und großem Selbstbewusstsein befragte sie den Therapeuten über eine KV. Ebenso direkt war sie, als sie die Gründe beschrieb, die zu diesem Anruf geführt hatten. „Ich heiße Linda und bin 29 Jahre alt. Bis auf Flugangst hatte ich noch nie Probleme, die ich nicht hätte alleine lösen können. Ich bin Marketingleiterin in einer Firma und habe meinen Beruf schon immer sehr gern gemacht. Das heißt, bis vor zwei Monaten, als ich zur Regionalleiterin Marketing befördert wurde. Nun muss ich häufig fliegen und plötzlich bricht mir kalter Schweiß aus, wenn ich nur daran denke, in ein Flugzeug einsteigen zu müssen. Ich wollte schon in meine alte Position zurück, als eine Freundin mir sagte, ich solle erst Sie anrufen. Können Sie mir helfen?"

Zum ersten Termin erschien Linda zu früh, sie hatte ihre Aktentasche und ein Notebook dabei. Sie wollte lernen ihrer Angst zu begegnen. Ihr ganzes Leben lang hatte sie Angst vorm Fliegen gehabt. Sie vermutete, dass die Angst von ihrer Mutter stammte, die Flüge immer vermieden hatte. Lindas Panikattacken hatten vor acht Monaten begonnen, bereits vor ihrer Beförderung.

Zu einer ersten Panikattacke kam es an einem Samstag. Linda wollte Lebensmittel einkaufen und bekam Herzrasen. Sie hatte keine Ahnung, woher das kam, und hatte Angst. Das war das erste Mal, dass sie aufgrund von Angst einen Schweißausbruch bekam. Sie fürchtete einen Herzanfall und fand sich in der Notaufnahme eines Krankenhauses ein. Nach eingehenden Untersuchungen versicherte der Arzt ihr, dass mit ihr und ihrem Herzen alles in Ordnung sei.

Bis zu ihrer Beförderung hatte Linda danach ein- bis zweimal im Monat eine Panikattacke. Seitdem überfällt sie einige Male in der Woche Angst. Ihr Herz rast, sie bricht in Schweiß aus und hat Schwierigkeiten beim Atmen. Nicht nur im Zusammenhang mit dem Fliegen, auch sonst übermannt sie das panische Gefühl „einfach aus dem Blauen heraus, sogar zu Hause". Die Panik dauert einige Minuten an und verschwindet dann fast so schnell, wie sie gekommen ist. Danach hat sie einige Stunden lang das Gefühl, „aufs Äußerste angespannt" zu sein.

„Ich stehe für mich selbst gerade. Ich habe liebe Freunde und eine Familie, die mich unterstützt. Weder trinke ich noch nehme ich Drogen. Ich habe immer auf mich geachtet. Warum passiert mir das?" In der Tat hatte Linda ein glückliches und ausgeglichenes Leben geführt und hart gearbeitet. Das einzige traumatische Ereignis war ein Jahr zuvor der Tod ihres Vaters gewesen. Sie vermisste ihn schrecklich, aber tröstete sich mit dem guten Verhältnis, das sie zu ihrer Mutter hatte und zu ihren beiden

Brüdern, die in der Nähe wohnten. Auch wenn ihr Beruf ihr viel abverlangte, schien Linda die Herausforderungen gern anzunehmen, obgleich sie sich viele Gedanken darüber machte, was andere über ihre Leistung und ihre Person dachten.

Warum litt Linda unter Panikattacken? In den weiteren Kapiteln werden wir sehen, wie Linda lernt, diese Zustände zu verstehen. Als sie den Zusammenhang zwischen körperlichen Reaktionen, Gedanken und Verhalten begriffen hatte, überwand sie nicht nur ihre Panik und bekam ihre Sorgen in den Griff, sondern sie konnte ganz entspannt in ein Flugzeug einsteigen.

Lindas Probleme verstehen

Linda litt unter Panikattacken, sie machte sich Sorgen und fürchtete sich vorm Fliegen – alles Symptome, die mit Angst zu tun haben. Lassen sich diese Ängste mithilfe des Fünf-Elemente-Modells (s. Abbildung 2.1) erklären? Lindas Erfahrungen können damit folgendermaßen zusammengefasst werden:

Umwelt / veränderte Lebensumstände / Situation: Der Tod meines Vaters, Beförderung

Körperliche Reaktionen: kalter Schweiß, Herzrasen, Atemnot, Schreckhaftigkeit

Gefühle / Stimmungen: ängstlich, nervös, panisch

Gedanken: „Ich bekomme einen Herzanfall“, „Ich sterbe“, „Was ist, wenn etwas schiefläuft und ich es nicht schaffe?“, „Wenn ich fliege wird etwas Schlimmes passieren.“

Wie man hier sieht, eignet sich das Fünf-Elemente-Modell auch zur Beschreibung von Angst. Doch wo sind die Unterschiede zur Depression? Während bei der Depression die körperlichen Veränderungen häufig eine Verlangsamung mit sich ziehen, beispielsweise Schlafstörungen und Müdigkeit, zeichnen sich Ängste häufig durch eine Beschleunigung körperlicher Reaktionen aus: Herzrasen, vermehrtes Schwitzen, Schreckhaftigkeit. Bei einer Depression zeigen sich hauptsächlich Veränderungen im Verhalten. Betroffenen fällt es schwer, eine Tätigkeit zu verrichten, und damit unternehmen sie weniger und ziehen sich häufig von anderen Menschen zurück. Linda gab an, dass sie Freude daran hatte, Menschen zu treffen und ihren Beruf auszuüben, doch vermied sie bestimmte Dinge, die bei ihr Angst auslösten. Bei Angststörungen ist Vermeidung die geläufigste Verhaltensänderung.

Auch die Gedanken unterscheiden sich bei Depression und Angst wesentlich. Bens Gedanken illustrieren die Haltung eines Depressiven: Sein Denken tendierte dazu, negativ, hoffnungslos und selbstkritisch zu sein. Lindas Gedanken waren typisch für Angstpatienten: Sie dachte eher an eine Katastrophe („Ich bekomme einen Herzanfall“) und machte sich um bestimmte zukünftige Ereignisse Sorgen (den Flug). Außerdem zeigte sie eine generelle Ängstlichkeit („Was ist, wenn etwas schiefläuft und ich es nicht schaffe?“). Depressive Gedanken drehen sich häufig um die Vergangenheit und die Gegenwart, während sich ängstliche Gedanken mit der Gegenwart und der Zukunft beschäftigen.

In den Kapiteln 13, 14 und 15 werden charakteristische Unterschiede zwischen verschiedenen Stimmungen eingehender beschrieben. Kapitel 13 bietet eine Bestandsaufnahme zu verbreiteten Symptomen von Depression (s. Seite 252 f.), während die Angstsymptome in Kapitel 14 (s. Seite 283 f.) erhoben werden.

2.3 Marissa: Mein Leben ist nichts wert

Marissa war sehr deprimiert. Bei der ersten Sitzung mit ihrem Therapeuten vertraute sie ihm an, dass sie zunehmend aufgebracht sei und das Gefühl habe, alles beginne ihr aus den Händen zu gleiten. Sie berichtete, dass ihre Depression in den letzten sechs Monaten schlimmer geworden sei. Diese Depression mache ihr Angst, denn bereits früher hatte sie unter ernsthaften Depressionen gelitten: einmal mit 18, dann noch einmal mit 25 Jahren. Beide Male hatte sie einen Suizidversuch unternommen. Mit Tränen in den Augen rollte sie ihre Ärmel hoch und zeigte die Narben an ihren Handgelenken.

Als Kind wurde Marissa zwischen 6 und 14 Jahren von ihrem Vater sexuell belästigt. Als sie 14 war, ließen sich ihre Eltern scheiden. Doch da sah sich Marissa schon lange in einem negativen Licht: „Ich beschloss, dass ich böse sein musste. Warum sonst hätte mein Vater mich so verletzt? Ich hatte Angst, andere Kindern näher kennenzulernen, denn wenn sie herausfanden, was ich erlebt hatte, würden sie denken, ich sei ein Monster. Aber ich hatte auch vor Erwachsenen Angst, weil ich fürchtete, auch sie würden mir wehtun.“

Marissa ergriff die erste Chance, von zu Hause auszuziehen. Sie heiratete Carl, ihren ersten Freund. Da waren sie beide 17 Jahre alt und Marissa wurde schwanger. Drei Jahre später ließ sie sich von Carl scheiden, kurz nach der Geburt ihres zweiten Kindes. Ihre zweite Ehe, die sie mit 23 schloss, währte nur zwei Jahre. Sowohl ihr erster als auch ihr zweiter Ehemann waren schwere Trinker und gewalttätig.

Zwar hatte sie eineinhalb Jahre nach ihrer zweiten Scheidung unter Depressionen gelitten und dennoch fühlte sich Marissa nach dieser schlimmen Zeit in ihrem Leben stärker. Sie beschloss, dass es besser sei, für ihre Kinder alleine zu sorgen, ohne Unterstützung ihrer beiden Ex-Ehemänner. Sie begann zu arbeiten und verdiente den Unterhalt für sich und ihre Kinder allein. Zu ihren Kindern war sie liebevoll und war sehr stolz auf sie. Ihr Sohn war nun 19 Jahre alt, arbeitete Teilzeit und besuchte das örtliche College, ihre Tochter war gut in der Schule.

Mittlerweile war Marissa 36 Jahre alt und arbeitete in der Verwaltung eines Industriebetriebs. Ungeachtet ihrer Erfolge als berufstätige Mutter war sie selbstkritisch. Bei der ersten Sitzung mit ihrem Therapeuten konnte sie ihm kaum in die Augen schauen, sondern starrte auf ihre im Schoß liegenden Hände. Wenn sie sprach, tat sie das leise und monoton, sie lächelte nie. Hin und wieder schossen ihr die Tränen in die Augen, wenn sie darüber sprach, wie „wertlos“ sie sei und wie düster ihre Zukunft aussah. „Ich denke immer häufiger darüber nach, mich umzubringen. Die Kinder sind alt genug, für sich zu sorgen. Der Schmerz wird niemals aufhören, Tod ist der einzige Ausweg.“

Gefragt, wie sich ihr Leben gestalte und was es für sie so unerträglich mache, sagte Marissa, dass sie den ganzen Tag extrem traurig sei. Da sich die Depression über die letzten sechs Monate verschlimmert hatte, fiel es ihr zunehmend schwer, zu arbeiten und sich auf ihre Aufgaben zu konzentrieren. Sie hatte von ihrem Vorgesetzten zwei mündliche und eine schriftliche Abmahnung bezüglich ihrer Pünktlichkeit, Qualität und Quantität ihrer Arbeit erhalten. Sie stellte fest, dass sie immer müder wurde und immer weniger motiviert war.

Zu Hause wollte Marissa nur in Ruhe gelassen werden. Sie ging weder ans Telefon noch wollte sie mit Verwandten oder Freunden sprechen. Für die Kinder machte sie etwas Schnelles zu essen und schloss sich dann in ihrem Zimmer ein, um so lange fernzusehen, bis sie einschlief.

Bei ihrem ersten Termin war Marissa nicht sonderlich optimistisch, dass eine Kognitive Verhaltenstherapie (KV) ihr helfen könnte. Allerdings hatte sie ihrem Hausarzt versprochen, es auszuprobieren. In ihren Augen war die KV ihre letzte Hoffnung, und wenn auch das nicht funktionierte, wäre Suizid der einzige Ausweg. Selbstverständlich war ihr Therapeut sehr um sie besorgt und bemühte sich um eine Lösung, damit es Marissa so schnell wie möglich besser ging. Er überwies sie an einen Psychiater, um auszuprobieren, ob ihr Medikamente helfen würden. Schon zuvor war sie medikamentös mit Antidepressiva behandelt worden, doch das hatte ihren Zustand nur wenig verbessert. Mit dem Therapeuten kam Marissa überein, ihre Stimmungslage und Aktivitäten in der folgenden Woche zu protokollieren, um zu schauen, ob ein Zusammenhang zwischen ihren Gefühlen und dem, was sie tagsüber tat, bestand.

Marissas Probleme verstehen

Betrachten wir das Fünf-Elemente-Modell in Abbildung 2.1, um Marissas Probleme zu verstehen, sehen wir einige Ähnlichkeiten zwischen ihr und Ben. Sie haben vergleichbare Denkmuster und Stimmungen, zeigen ein ähnliches Verhalten und auch ihre körperlichen Erfahrungen gleichen sich. Und dennoch liegen die entscheidenden Lebenssituationen, die Marissas Depressionen verstärken, in ihrer frühen Kindheit.

Die folgende Liste illustriert, wie Marissa gemeinsam mit ihrem Therapeuten das Modell angewandt hat, um ihre Probleme zu analysieren:

Umwelt/veränderte Lebensumstände/Situation: Mein Vater hat mich sexuell belästigt. Meine beiden Ehemänner waren Alkoholiker und gewalttätig. Ich bin alleinerziehende Mutter von zwei Teenagern. Ich bekomme viele negative Rückmeldungen von meinem Vorgesetzten.

Körperliche Reaktionen: Ich bin meistens müde.

Verhalten: Mir fällt die Arbeit schwer. Ich meide meine Verwandten und Freunde. Ich fange sofort an zu weinen, ich ritze mich. Ich habe zweimal versucht, mich umzubringen.

Gedanken: „Ich bin zu nichts nütze." „Ich bin eine Versagerin." „Aus mir wird nie etwas werden." „Mein Leben ist vergeudet." „Ich kann mich ebenso gut umbringen."

Man könnte meinen, dass Marissa dazu verdammt sei, aufgrund ihrer Erfahrungen weiterhin mit Depressionen zu kämpfen. Doch wie wir sehen werden, trifft das nicht zu.

2.4 Vic: Helfen Sie mir, noch perfekter zu sein

Vic, ein 49-jähriger leitender Angestellter, begann drei Jahre, nachdem er den Anonymen Alkoholikern, AA, beigetreten war, eine Therapie, um mit dem Trinken aufzuhören. Er war knapp 1,90 Meter groß und sportlich und trug bei seinem ersten Termin einen ordentlichen Nadelstreifenanzug mit einer rotbraunen Krawatte. Von seinem Façonhaarschnitt bis hin zu den auf Hochglanz polierten Schuhen war sein Erscheinungsbild perfekt.

Obwohl er in den letzten drei Jahren häufiger das dringende Bedürfnis zu trinken gehabt hatte, war Vic die meiste Zeit trocken geblieben. Am stärksten war dieses Bedürfnis zu trinken, wenn er traurig, nervös oder wütend war. Dann dachte er: „Ich kann diese Gefühle nicht aushalten, ich brauche einen Drink, damit ich mich besser fühle." Zu den Treffen der AA ging er nur unregelmäßig, und immer noch fiel es ihm schwer, dem Alkohol zu widerstehen.

Vic erlebte Phasen, in denen er bedrückt war, dann sah er sich selbst als „wertlos", als „Nichtsnutz" und „Versager" an. Häufig litt er unter Nervosität. Dann fürchtete er immer, er könnte seinen Job aufgrund mangelnder Leistung verlieren, obwohl er fortwährend gute Beurteilungen erhielt. Bei jedem Klingeln des Telefons am Arbeitsplatz erwartete er, es sei sein Chef, der ihm kündigen werde. Jedes Mal war er wieder überrascht und erleichtert, wenn dies nicht passierte.

Auch hatte Vic es hin und wieder mit Wutausbrüchen zu tun. Diese waren zwar selten, aber dann immer sehr destruktiv, insbesondere was die Beziehung mit seiner Frau Judy anging. Er wurde sehr schnell aufbrausend, wenn er das Gefühl hatte, von anderen nicht respektiert, unfair oder schlecht behandelt zu werden oder wenn er den Eindruck hatte, dass diejenigen, denen er nahestand, keine Rücksicht auf seine Gefühle nahmen. Im Beruf konnte er seine Wut in Schach halten, aber zu Hause verlor er recht schnell die Beherrschung und explodierte. Nach diesen Wutausbrüchen schämte er sich sehr und bereute sein Verhalten, was wiederum dazu führte, dass er sich erneut wertlos fühlte.

Vic beschrieb seinen bereits 25 Jahre anhaltenden Kampf mit dem Alkohol als Ergebnis eines lebenslangen Gefühls der Unzulänglichkeit. Sein Leben lang litt er unter geringem Selbstwertgefühl und ahnte, ihm würde etwas „Furchtbares" widerfahren. Wenn er trank, fühlte er sich besser, stärker und „hatte die Dinge unter Kontrolle". Sobald er wieder nüchtern wurde, kamen sein tief empfundenes Gefühl, wertlos zu sein, die Angst und sein geringer Selbstwert wieder hoch, die unter Alkoholeinfluss verschwanden.

Schon zu Beginn der Therapie wurde offensichtlich, dass Vic ein Perfektionist war. Von seinen Eltern hatte er gelernt: „Wenn du einen Fehler machst, ist das schlecht" und: „Wenn du schon etwas anfängst, dann kannst du es gleich richtig machen." Daraus schloss Vic: „Wenn ich nicht perfekt bin, bin ich ein Versager."

Vic hatte einen älteren Bruder. Doug war ein hervorragender Sportler und Einser-Schüler. Als Kind bekam Vic zu spüren, dass die Zustimmung, Zuneigung und Liebe seiner Eltern von seiner Leistung abhingen. Obgleich sie ihm ihre Liebe in vielfacher Hinsicht zeigten, hatte er nie den Eindruck, dass sie auf ihn so stolz waren wie auf Doug. Er fühlte sich gedrängt, ebenfalls der Beste in der Schule und im Sport zu sein. In einem Jahr gelang Vic ein guter Wurf in einem Football-Spiel, doch war er enttäuscht, dass ein Mannschaftskollege im selben Spiel die doppelte Punktzahl erreicht hatte. Eine gute Leistung reichte nicht aus, wenn er nicht der Beste war.

Als Erwachsenem fiel es Vic immer schwerer, der Beste zu sein. Er musste gleichzeitig verschiedene Rollen erfüllen: Ehemann, Vater und Marketingleiter. Auf jedem einzelnen Gebiet beurteilte er seine Leistungen. In keinem dieser Lebensbereiche empfand er sich je als perfekt und war ständig darum besorgt, wie ihn andere Menschen beurteilten. Wenn er im Büro Überstunden machte, um seinem Chef zu imponieren, fragte er sich auf dem Heimweg, ob er damit seine Frau und die Kinder enttäuscht hatte.

Vic begann die Therapie, um herauszufinden, wie er zufriedener mit sich sein und sein Selbstwertgefühl stärken könnte. Außerdem wünschte er sich Hilfe dabei, abstinent zu bleiben. Am Ende der ersten Sitzung erklärte er seinem Therapeuten lachend: „Hören, Sie, alles was ich mir wünsche, ist, dass Sie mich perfekt machen – dann bin ich glücklich." Der Therapeut schlug vor, dass ein Therapieziel vielleicht sein könnte, dass Vic mit sich zufrieden war, so wie er war, mit all seinen Mängeln. Vic schluckte daraufhin schwer und nickte kurz.

Vics Probleme verstehen

Manchmal haben wir es mit mehr als einem intensiven Gefühl zu tun. Vic war sowohl deprimiert als auch ängstlich, darüber hinaus hatte er gelegentlich Wutausbrüche. Als er mit seinem Therapeuten das Fünf-Elemente-Modell ausfüllte, wurden einige Ähnlichkeiten mit Ben und Marissa (Depressionen) und Linda (Angst) offensichtlich.

Umwelt/veränderte Lebensumstände/Situationen: In den letzten drei Jahren meistens trocken; lebenslanger Druck, immer der Beste zu sein (durch die Eltern und mich selbst)

Körperliche Reaktionen: Schlafstörungen, Magenprobleme

Gefühle/Stimmungen: nervös, depressiv, aggressiv, gestresst

Verhalten: Ich ringe mit dem Wunsch zu trinken; manchmal gehe ich nicht zu AA-Treffen. Ich versuche, alles perfekt zu machen.

Gedanken: „Ich bin ein Nichtsnutz" „Ich bin wertlos", „Ich bin ein Versager", „Man wird mir kündigen", „Ich bin unzulänglich", „Etwas Schlimmes wird passieren", „Wenn ich einen Fehler mache, bin ich wertlos", „Wenn mich jemand kritisiert, setzt man mich herab."

Vics Gedankengänge waren negativ und selbstkritisch, was typisch für eine Depression ist. Sie drehten sich um Ängste, Selbstzweifel und Katastrophendenken, typisch für Angststörungen. Darüber hinaus beinhalteten seine Gedanken die Themen Fairness, Respektlosigkeit und es ging darum, von anderen schlecht behandelt zu werden, was typische Anzeichen für Wut sind. Schlafstörungen und Magenprobleme können Symptome von Depressionen, Angst oder sogar Reaktionen auf Wut oder Stress sein. Von all diesen Stimmungen litt Vic am meisten unter der Angst. Wie Linda vermied er bestimmte Situationen im Alltag, die für ihn mit Angst verbunden waren. Auch Ben und Marissa vermeiden gewisse Situationen – aus der Depression heraus.

Um ein besseres Verständnis dafür zu erlangen, wie die fünf Elemente in Ihrem Leben zusammenspielen, füllen Sie bitte Arbeitsblatt 2.1 aus.

ÜBUNG

Lernen Sie Ihre eigenen Probleme verstehen

Wie Ben, Marissa, Linda und Vic können Sie das Fünf-Elemente-Modell nutzen, um Ihre eigenen Probleme besser zu verstehen. Schenken Sie dafür den Erfahrungen Aufmerksamkeit, die Sie in diesen fünf Aspekten machen:

- Umwelt / veränderte Lebensumstände / Situationen
- körperliche Reaktionen
- Gefühle / Stimmungen,
- Verhalten
- Gedanken.

Tragen Sie in Arbeitsblatt 2.1 ein, was sich zu diesen fünf Aspekten kürzlich bei Ihnen verändert hat, aber auch seit Langem bestehende Probleme. Sollten Ihnen die Antworten darauf schwerfallen, helfen die Fragen unter *Tipps* auf Seite 42 weiter.

ARBEITSBLATT 2.1 **Meine Probleme verstehen**

Umwelt / veränderte Lebensumstände / Situationen:

____

____

Körperliche Reaktionen:

____

____

Gefühle / Stimmungen:

____

____

Verhaltensweisen:

____

____

Gedanken:

____

____

Erkennen Sie Verbindungen zwischen den einzelnen Aspekten? Gibt es beispielsweise eine Verknüpfung zwischen Ihren Gedanken und Gefühlen? Haben andere oder neue Lebensumstände zu einer Veränderung der vier anderen Elemente beigetragen? Haben Ihre Verhaltensweisen irgendetwas mit Ihren Stimmungen oder Gedanken zu tun? Aus Sicht der meisten Menschen sind diese fünf Bereiche miteinander verzahnt. Die gute Nachricht lautet: Weil das so ist, können auch kleine positive Veränderungen auf einem Gebiet zu weiteren positiven Veränderungen in den anderen Bereichen führen. In der Therapie forschen wir nach den kleinsten Änderungen, die den größtmöglichen positiven Wandel im Großen und Ganzen bewirken können. Während Sie dieses Buch durcharbeiten, sollten Sie nach den kleinen Veränderungen Ausschau halten, die dafür sorgen, dass Sie sich besser fühlen. Während es vielleicht vieler kleiner Neuerungen in verschiedenen Aspekten bedarf, um eine Verbesserung zu spüren, ist ein Wandel im Denken und Verhalten häufig wichtig, um nachhaltig Verbesserungen in Ihrem Leben zu erreichen. In den nächsten Kapiteln erläutern wir, woran das liegt.

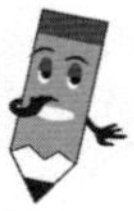

Tipps

Wenn es Ihnen schwerfallen sollte, die Fragen in Arbeitsblatt 2.1 zu beantworten, schauen Sie sich noch einmal das Fünf-Elemente-Modell an und was Linda, Marissa und Vic dazu notiert haben. Stellen Sie sich dann die folgenden Fragen:

Umwelt / veränderte Lebensumstände / Situation: Welche (positiven und negativen) Veränderungen gab es in letzter Zeit in meinem Leben? Was waren im letzten Jahr die anstrengendsten Situationen für mich? In den letzten drei / fünf Jahren? In der Kindheit? Habe ich zurzeit oder fortwährend mit schwierigen Herausforderungen zu tun (z. B. Diskriminierung oder Drangsalierung durch andere, Gesundheitsprobleme bei mir oder meinen Kindern / meinem Partner oder langfristige finanzielle Probleme)?

Körperliche Reaktionen: Welche körperlichen Symptome zeigen sich? (Berücksichtigen Sie dabei auch allgemeine Veränderungen in ihrem körperlichen Energiehaushalt, bei Appetit, Schmerzempfinden, Schlaf ebenso wie gelegentliche Symptome wie Verspannungen, Müdigkeit, erhöhte Herzfrequenz, Magenschmerzen, Schwitzen, Schwindel und Schwierigkeiten beim Atmen).

Gefühle / Stimmungen: Wie lässt sich die Stimmung, die am häufigsten auftritt und mich am meisten beeinträchtigt, in einem Wort beschreiben (traurig, nervös, wütend, schuldig, beschämt)?

Verhalten: Welche Verhaltensweisen sind mit diesen Stimmungen verknüpft? Bei der Arbeit? Zu Hause? Gemeinsam mit Freunden? Wenn ich allein bin? (Verhaltensweisen beziehen sich auf etwas, das wir tun oder meiden. Beispielsweise mied Linda Flüge, Vic versuchte, perfekt zu sein, und Ben hörte auf, in seiner Freizeit etwas zu unternehmen.)

Gedanken: Wenn ich ein bestimmtes intensives Gefühl erlebe, was denke ich dann über mich selbst? Über andere? Meine Zukunft? Welche Gedanken halten mich davon ab, etwas zu tun, das ich gern tun würde bzw. meine, es tun zu müssen? Welche Bilder oder Erinnerungen schießen mir in den Kopf?

Zusammenfassung

- Jedes Problem umfasst fünf Aspekte: Umwelt / veränderte Lebensumstände, körperliche Reaktionen, Gefühle / Stimmungen, Verhalten und Gedanken.
- Jedes dieser Elemente ist mit den anderen verknüpft.
- Kleine Änderungen auf einem Gebiet sorgen für Veränderungen in den anderen.
- Wenn man diese fünf Elemente identifiziert, kann man leichter ein neues Verständnis der eigenen Probleme entwickeln und wird so angeregt, positive Veränderungen vorzunehmen (s. Arbeitsblatt 2.1).

3. Es ist der Gedanke, der zählt

In Kapitel 2 haben wir gesehen, wie sich das Denken, Gefühle, körperliche Reaktionen und die Umwelt bzw. die Lebensumstände gegenseitig beeinflussen. In diesem Kapitel lernen Sie, dass die Gedanken ein guter Ausgangspunkt sind, wenn man sich besser fühlen möchte. Wir beschreiben, wie die Beschäftigung mit den Gedanken Ihnen in vielen Lebensbereichen helfen kann.

3.1 Wie hängen Gedanken und Gefühle zusammen?

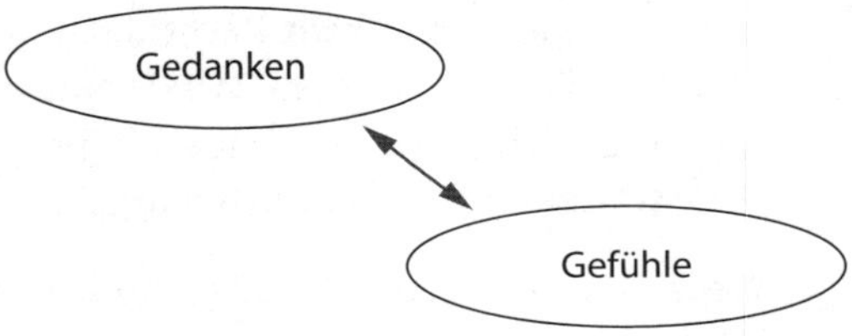

Wann immer man sich in einer Stimmung befindet, gibt es einen damit verbundenen Gedanken, der diese Gefühlslage definiert. Nehmen wir an, Sie sind auf einer Party und werden Alex vorgestellt. Während Sie sich mit ihm unterhalten, schaut er sie kein einziges Mal an. Genauer gesagt, während Ihres kurzen Gesprächs schaut er immer über Ihre Schulter hinweg im Zimmer umher. Möglicherweise haben Sie in dieser Situation einen der im Folgenden aufgelisteten drei Gedanken. Darunter finden Sie jeweils vier Stimmungen. Markieren Sie die für Sie zutreffende, wenn Sie diesen Gedanken im Kopf hätten:

Gedanke: Alex ist unhöflich. Er ignoriert mich, und das ist eine Beleidigung.

Mögliche Stimmungen (wählen Sie eine aus):

ärgerlich traurig nervös besorgt

Gedanke: Alex findet mich uninteressant. Ich langweile alle.

Mögliche Stimmungen (wählen Sie eine aus):

ärgerlich traurig nervös besorgt

Gedanke: Alex wirkt schüchtern. Wahrscheinlich ist es ihm unangenehm, mich direkt anzusehen.

Mögliche Stimmungen (wählen Sie eine aus):

ärgerlich traurig nervös besorgt

Anhand dieses Beispiels wird deutlich, dass die Gefühle häufig von unseren Gedanken abhängen. Unterschiedliche Interpretationen eines Ereignisses lösen verschiedene Stimmungen aus. Da Gemütszustände häufig irritieren oder zu einem Verhalten führen, das Konsequenzen nach sich zieht (beispielsweise wenn Sie Alex sagen, er sei schlecht erzogen), ist es wichtig, sich – bevor man handelt – über seine Gedanken klar zu werden und zu überprüfen, ob die eigenen Annahmen richtig sind. Nehmen wir beispielsweise an, Alex ist schüchtern. Dann wäre es nicht zutreffend, ihn für unhöflich zu halten. Später könnten Sie es bereuen, ärgerlich oder gereizt auf ihn reagiert zu haben.

Auch Gelegenheiten, von denen Sie meinen, sie lösten die gleichen Gemütslagen bei allen Beteiligten aus – beispielsweise der Verlust des Arbeitsplatzes – führen möglicherweise zu verschiedenen Gefühlen aufgrund unterschiedlicher persönlicher Überzeugungen und Bewertungen. So könnte der eine bei einer Kündigung denken: „Ich bin ein Versager", und depressiv reagieren, während eine andere der Überzeugung ist: „Sie haben kein Recht dazu, mich rauszuschmeißen, das ist diskriminierend", und wütend werden. Wiederum jemand ganz anderes mag denken: „Das passt mir zwar nicht, aber jetzt habe ich die Chance, etwas Neues auszuprobieren." Diese Person reagiert mit einer Mischung aus Nervosität und Vorfreude.

Gedanken helfen uns herauszufinden, in welcher Stimmung wir uns in einer bestimmten Situation befinden. Sobald ein Gefühl aufkommt, entwickeln wir häufig Gedanken, die es noch bestätigen und bekräftigen. Beispielsweise tendieren aggressive Menschen dazu, über die Male nachzudenken, die sie verletzt worden sind, während depressive sich an all die negativen Aspekte ihres Lebens erinnern. Gefahren beherrschen die Gedanken von ängstlichen Personen. Das heißt nicht, dass unsere Gedanken falsch wären, wenn wir ein Gefühl intensiv erleben. Aber wenn wir uns in einer besonderen Gefühlslage befinden, ist die Wahrscheinlichkeit größer, dass wir Informationen verdrehen, außer Acht lassen oder ignorieren, die die Plausibilität unserer Stimmungen und Überzeugungen infrage stellen. Es ist sogar so: Je eindringlicher unsere Stimmungen sind, desto extremer wird wahrscheinlich unser Denken sein.

Sind wir beispielsweise leicht nervös, bevor wir auf eine Party gehen, denken wir vielleicht: „Ich weiß nicht, was ich sagen soll, wenn ich neue Leute kennenlerne, und dann fühle ich mich immer sehr unwohl." Wären wir aber extrem unsicher, lautet unser Gedanke eventuell: „Ich weiß nicht, was ich sagen soll. Ich werde knallrot und dann mache ich mich komplett lächerlich." Auch können wir uns in diesem Moment nicht mehr daran erinnern, dass wir bereits auf vielen Festen gewesen sind, uns normalerweise schon etwas einfällt, wenn wir mit neuen Leuten im Gespräch sind und uns dann auch amüsieren. Allen Menschen geht manchmal so etwas im Kopf herum und deshalb ist es hilfreich, sich in den sorgenvollsten Momenten die eigenen Gedanken vor Augen zu führen. Sind wir uns unserer Gedanken bewusst, fällt es uns leichter, zu erkennen, wie sie unsere Stimmungen beeinflussen. Das folgende Beispiel illustriert, wie Gedanken Marissas Depression verstärken:

Marissa: Wie Gedanken und Gefühle zusammenhängen

Marissa glaubte, nicht liebenswert zu sein. Davon war sie fest überzeugt. Angesichts ihrer negativen Erfahrungen mit Männern konnte sie sich gar nicht vorstellen, dass jemand sie aufrichtig lieben konnte. Diese Überzeugung und ihr Bedürfnis nach einer Beziehung führten dazu, dass sie depressiv war. Als ihr Kollege Julio sich für sie zu interessieren begann, machte sie folgende Erfahrungen:

- Eine Freundin neckte sie wegen der zahlreichen Anrufe, die sie von Julio am Arbeitsplatz erhielt. „Ich glaube, du hast einen Verehrer, Marissa!“ Marissa antwortete: „Was soll das heißen? Er ruft gar nicht so häufig an.“ *(Sie nimmt positive Informationen nicht wahr.)*
- Julio machte ihr ein Kompliment, und sie dachte: „Das sagt er nur, damit wir weiterhin gut zusammenarbeiten.“ *(Sie wertet positive Informationen ab.)*
- Als Julio sie fragte, ob sie zusammen Mittag machen wollten, dachte Marissa: „Wahrscheinlich habe ich ihm das Projekt nicht richtig erklärt, und nun ist er ärgerlich, dass es länger dauert.“ *(Sie zieht voreilig einen negativen Schluss.)*
- Beim Mittag erzählte Julio ihr, dass sie seiner Meinung nach beide sehr kreativ an dem Projekt gearbeitet hätten und dass es ihm wirklich viel Spaß gemacht habe, so viel Zeit mit ihr zu verbringen. Danach sagte er ihr, er fände sie attraktiv. Marissa dachte daraufhin: „Oh, das sagt er wahrscheinlich zu allen und meint es gar nicht ernst.“ *(Sie spielt positive Erfahrungen herunter.)*

Aufgrund der Tatsache, dass Marissa sich für nicht liebenswert hielt, ignorierte und verzerrte sie diejenigen Informationen, die ihrer eigenen Überzeugung widersprachen. Da sie sehr deprimiert war, konnte sie die positiven Dinge, die Menschen ihr sagten, nicht glauben, obwohl ihr das geholfen hätte, sich besser zu fühlen. Doch daran, dass man Informationen ignoriert, weil sie nicht mit den eigenen Überzeugungen übereinstimmen, lässt sich etwas ändern. Für Marissa heißt das: Könnte sie lernen, positive Informationen – etwa dass sie attraktiv und liebenswert ist – wertzuschätzen, könnte dies der Anfang von etwas Wunderbarem sein.

3.2 Wie hängen Gedanken und Verhalten zusammen?

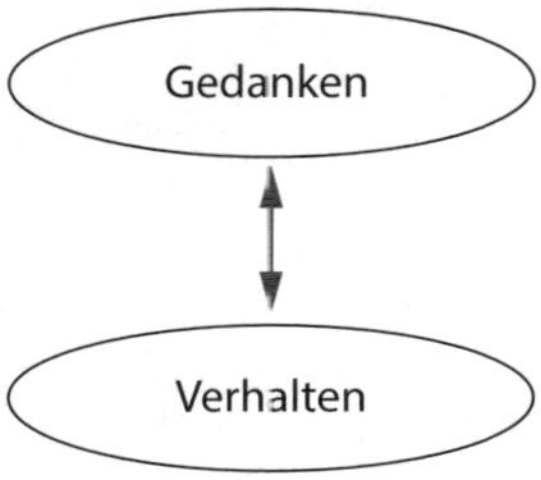

Normalerweise sind unsere Gedanken und unser Verhalten eng miteinander verknüpft. Wenn wir z. B. etwas für machbar halten, werden wir es mit größerer Wahrscheinlichkeit auch ausprobieren. Viele Jahre glaubten Athleten, es sei unmöglich, eine Meile (ca. 1,6 Kilometer) in weniger als vier Minuten zu laufen. Bei Leichtathletikmeisterschaften auf der ganzen Welt benötigten auch die Spitzenläufer mehr als vier Minuten. Doch ein Brite, Roger Bannister, meinte, er könne diese magische Grenze durch eine Veränderung in seinem Laufstil durchbrechen. Er glaubte fest daran, dass es möglich war, schneller zu laufen. Nach vielen Monaten Training und Modifikation seines Laufstils gelang es ihm 1954 als ersten Menschen, eine Meile in unter vier Minuten zu laufen. Sein Glaube an seinen möglichen Erfolg führte zu einer Verhaltensänderung.

Nachdem Bannister den Rekord gebrochen hatte, liefen bemerkenswerterweise auch andere Mittelstreckenläufer dieselbe Strecke in weniger als vier Minuten. Sie hatten nichts an ihrer Technik verändert. Was sich allerdings gewandelt hatte, war ihre Überzeugung. Sie glaubten, dass es möglich war, so schnell zu sein, und ihr Verhalten entsprach diesem unerschütterlichen Glauben. Das heißt natürlich nicht, dass jeder dieses Ziel erreichen kann, nur weil er weiß, dass es möglich ist. Denken ist etwas anderes als Tun. Doch je stärker wir daran glauben, dass etwas erreichbar ist, desto wahrscheinlicher ist es, dass wir es versuchen und unser Ziel vielleicht erreichen.

Im Alltag haben wir alle „automatische Gedanken", die unser Verhalten beeinflussen. Das sind Worte oder Bilder, die uns im Laufe des Tages einfallen. Stellen Sie sich zum Beispiel vor, Sie sind auf einer Familienfeier. Das Buffet ist gerade eröffnet worden und einige Familienmitglieder gehen hin, um sich zu bedienen, während die anderen noch am Tisch sitzen bleiben und reden. Sie haben sich seit ungefähr zehn Minuten mit Ihrer Cousine unterhalten. Betrachten Sie nun jeden der folgenden Gedanken und notieren Sie, wie Sie sich verhalten würden, wenn Sie diesen Gedanken hätten.

Gedanke	Verhalten
Wenn ich jetzt nicht losgehe, ist das Buffet gleich leer.	______ ______
Es ist unhöflich, aufzuspringen und ans Buffet zu rennen, wenn wir noch mitten im Gespräch sind.	______ ______
Mein Großvater wirkt so wackelig auf den Beinen, kann er den Teller tragen?	______ ______
Meine Cousine und ich haben gerade so ein wunderbares Gespräch. – Ich kennen keine andere so interessante Persönlichkeit.	______ ______

Wie verändert sich Ihr Verhalten, je nachdem welchen Gedanken Sie hatten?

Manchmal sind wir uns der Gedanken nicht bewusst, die unsere Handlungen beeinflussen. Plötzlich und automatisch tauchen sie auf, knapp außerhalb unseres Bewusstseins. Manchmal tun wir Dinge aus reiner Gewohnheit, und die ursprünglichen Gedanken, die zu diesen Angewohnheiten geführt haben, sind uns gar nicht mehr präsent. Vielleicht geben wir beispielsweise immer nach, wenn jemand anderer Meinung ist. Diese Angewohnheit beruht vielleicht auf der Überzeugung: „Wenn wir nicht einer Meinung sind, ist es vielleicht am besten nachzugeben, weil sonst die Beziehung gefährdet ist.“ Wenn es um Routinen geht, ist uns häufig gar nicht bewusst, was wir denken, und wie uns das in unserem Handeln beeinflusst. Dieser Zusammenhang zwischen Gedanken und Verhalten wird am Beispiel von Ben sehr schön deutlich.

Ben: Wie Gedanken und Verhalten zusammenhängen

Nach dem Tod seines Freundes Louie sah Ben seine Freunde nicht mehr so häufig zum Mittagessen und er tat weniger Dinge, die ihm sonst Freude bereitet hatten. Zunächst dachte seine Familie, dass der Rückzug von seinen Freunden sei für Ben ein Weg, über den Verlust von Louie hinwegzukommen. Doch die Monate vergingen und Ben weigerte sich hartnäckig, seine Freunde zu treffen, bis seine Frau Sylvie der Verdacht kam, Ben würde noch aus anderen Gründen zu Hause bleiben.

Eines Morgens fragte sie ihn direktheraus, warum er seine Freunde nicht zurückriefe. Ben zuckte mit den Schultern und fragte: „Was soll's? Wir sind jetzt in dem Alter, in dem wir einfach alle sterben." So brachte er Sylvie zur Verzweiflung. „Aber noch bist du nicht tot – mach etwas, was dir Spaß macht!" Ben schüttelte nur den Kopf und glaubte, Sylvie verstehe ihn einfach nicht.

Seine Frau verstand ihn in der Tat nicht, denn ihm war nicht bewusst, wie seine Gedanken sein Verhalten lenkten. Er konnte ihr nicht erklären, warum er aufgehört hatte, Dinge zu unternehmen, die ihm früher Freude machten. Als Ben lernte, seine Gedanken genau zu identifizieren, musste er feststellen, dass eine ganze Reihe davon sich wiederholten: „Alle sterben. Worin liegt der Sinn, etwas zu machen, wenn ich sowieso irgendwann alle verlieren werde? Ich habe keine Lust, etwas zu unternehmen. Ich weiß, ich werde keinen Spaß daran haben." Als Louie starb, beschloss Ben, er sei jetzt in das Alter gekommen, wo der Tod unmittelbar bevorstände. Diese Erkenntnis hatte Auswirkungen auf seine Offenheit und seine Bereitschaft, Dinge zu tun, die ihm sonst Freude bereitet hatten.

Im Gegensatz zu ihm war die nur wenig jüngerer Sylvie der Überzeugung, sie sollte sich mit so vielen schönen Dinge beschäftigen wie möglich und das Leben in vollen Zügen genießen. Sie traf sich häufig mit ihren Freundinnen und blieb weiterhin recht aktiv. Hier wird deutlich, wie Sylvies und Bens unterschiedlichen Auffassungen über das Altern großen Einfluss auf ihr Verhalten nahmen.

3.3 Wie hängen Gedanken und körperliche Reaktionen zusammen?

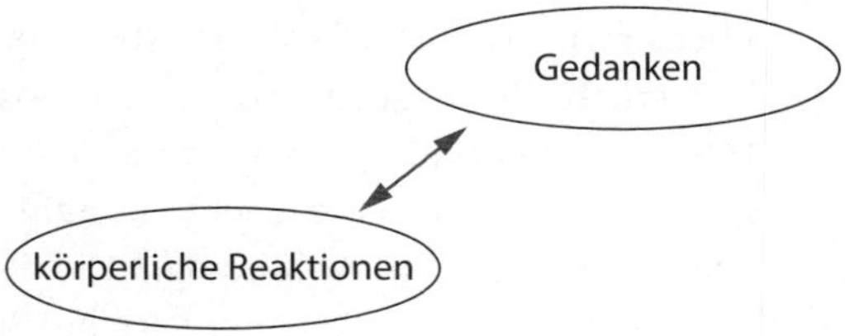

Gedanken haben auch Einfluss auf unsere körperlichen Reaktionen. Nehmen wir zum Beispiel einen wirklich guten Film. Wenn man einen Film anschaut, nimmt man häufig vorweg, was als Nächstes passieren wird. Glaubt man, es wird etwas Gruseliges oder Gewaltsames geschehen, reagiert der Körper dementsprechend. Das äußert sich vielleicht darin, dass das Herz anfängt schneller zu schlagen, sich die Atemfrequenz verändert und die Muskeln angespannt werden. Sieht man als Zuschauer allerdings eine romantische Szene kommen, wird einem warm oder der Körper reagiert sogar mit sexueller Erregung. Athleten nutzen die wirksame Verknüpfung von Gedanken und physischen Reaktionen. Gute Trainer „feuern" ihre Teams mit inspirierenden Reden an, in der Hoffnung, die Mannschaftsmitglieder in eine adrenalinfördernde Stimmung zu versetzen, die sie zu Spitzenleistungen bringt. Olympioniken lernen häufig, sich vor dem Wettkampf genau vorzustellen, wie sie gewinnen. Es ist wissenschaftlich bewiesen, dass sich bei Athleten, die diese Art lebhafter Vorstellung praktizieren, in der Tat kleine Muskelkontraktionen ereignen, die die im Wettkampf üblichen Bewegungen der größeren Muskelgruppen spiegeln. Dieses Zusammenspiel von Gedanken und Muskeln führt zu einer Leistungsverbesserung der Sportler.

Ebenso wissenschaftlich belegt ist der Einfluss von Gedanken, Überzeugungen und Haltungen auf unsere Gesundheit. Wahrscheinlich haben Sie schon von dem „Placeboeffekt" gehört. Er besagt, dass die Erwartung einer Wirkung ein Medikament mit größerer Wahrscheinlichkeit wirksam werden lässt: Allein unser Glaube, dass uns diese Tablette von Schmerz befreit, kann dazu führen, dass wir uns besser fühlen, auch wenn kein Wirkstoff enthalten ist, sondern nur Zucker. Dank der modernen Gehirnforschung weiß man heute, dass der Placeboeffekt teilweise dadurch erklärbar ist, weil unsere Überzeugungen eine bestimmte Art von Gehirnaktivität sind. Sie führen nämlich zu echten Veränderungen in den physischen Abläufen.

Linda: Wie Gedanken und körperliche Reaktionen zusammenhängen

Ebenso wie unsere Gedanken bestimmte physische Reaktionen hervorrufen, können körperliche Reaktionen Gedanken auslösen. Beispielsweise stellte Linda fest, dass ihr Herz schneller schlug, nachdem sie eine Treppe hinaufgestiegen war. Da sie sich Sorgen um ihr Herz machte, dachte sie aufgrund der erhöhten Frequenz: „Ich bekomme einen Herzanfall" (s. Abbildung 3.1). Dieser erschreckende Gedanke versetzte ihren gesamten Körper in Alarmbereitschaft und einige ihrer Körperfunktionen veränderten sich: Sie atmete flach und schwitzte stark. Da sie flacher atmete, nahmen ihre Lungen weniger Sauerstoff auf, was dazu führte, dass ihr Herz noch schneller schlug. Auch ihr Hirn wurde weniger mit Sauerstoff versorgt, sodass Linda schwindelig wurde und sie benommen war.

Lindas Überzeugung, eine Herzattacke zu bekommen, verstärkte die physischen Reaktionen, und schließlich glaubte sie, sich in unmittelbarer Todesgefahr zu befinden. Auf die Vorstellung, sie würde sterben, verstärkten sich die körperlichen Reaktionen derart, dass Linda eine schwere Panikattacke erlitt. Als sie nach einer Weile erkannte, dass sie keinen Herzanfall bekam und darüber nachdachte, ließen auch die körperlichen Symptome mit der Zeit nach.

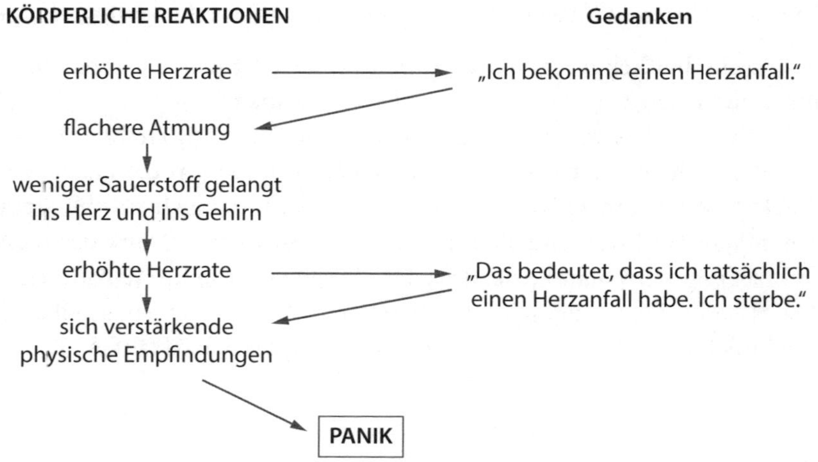

Abbildung 3.1: Ablauf einer Panikattacke bei Linda

3.4 Wie hängen Gedanken und Umwelt zusammen?

Zu Beginn dieses Kapitels haben wir gezeigt, wie Gedanken unsere Gefühle beeinflussen. Sie fragen sich vielleicht, warum einige Menschen für bestimmte Gedanken und Stimmungslagen anfälliger sind als andere. Zum Teil liegen diese Unterschiede in der Biologie begründet oder darin, dass sie von den Eltern vererbt wurden. Aber man weiß auch, dass unsere Umwelt und die Erfahrungen, die wir machen, unsere Überzeugungen und Gefühle deutlich prägen können. Wir verwenden die Begriffe „Umwelt" und „Erfahrungen", um alles zu beschreiben, was außerhalb von uns liegt. Dazu gehören unsere Familien, die Nachbarschaft, in der wir wohnen, unsere Beziehungen zu anderen und im weitesten Sinne unsere Kultur. Wir können sowohl von Erfahrungen in der Vergangenheit als auch in der Gegenwart beeinflusst werden – von unserer Kindheit bis heute.

Wie bereits geschildert, musste Marissa in ihrer Kindheit und frühen Jugend sexuelle und körperliche Gewalt erleben. Diese Erfahrungen prägten ihre Überzeugung, sie sei wertlos, unzureichend und nicht liebenswert und dass Männer gefährlich, gewaltbereit und gefühllos seien. Es ist verständlich, dass Marissas frühen Versuche, einen Sinn in ihren Erfahrungen zu sehen, dazu führten, dass sie sich selbst abwertete und immer auf der Hut vor negativen Reaktionen anderer war.

Um Überzeugungen zu beeinflussen, bedarf es keiner äußeren traumatischen Ereignisse. Wie wir über uns und unser Leben denken, wird von der Kultur, Familie, Nachbarschaft, dem sozialem Geschlecht, der Religion und den Massenmedien geprägt. Um zu verstehen, wie die Kultur Gedanken beeinflussen kann, erinnern wir uns an die Dinge, die uns als Kinder gesagt wurden. In vielen Kulturen bekommen kleine Mädchen Komplimente dafür, dass sie hübsch aussehen, und Jungs werden gelobt, wenn sie stark und sportlich sind. Ein Mädchen kann daraus den Schluss ziehen, dass Hübsch-Sein wichtig ist, wenn man beliebt sein will. Ihr Äußeres wird somit für sie zum einzigen Wertmaßstab für sich selbst. Glaubt ein Junge daran, dass es wichtig ist, stark und sportlich zu sein, wird er sich ebenso aufgrund seines Erfolgs im Sport bewerten – oder aufgrund seines Versagens.

An sich sind weder Schönheit noch Sportlichkeit Kriterien dafür, gemocht zu werden. Aber in einigen Kulturen werden diese Verbindungen gemacht und auch vermittelt. Haben sich daraus Überzeugungen entwickelt, ist es schwierig, sie zu ändern. Daher fällt es vielen sportlich erfolgreichen Mädchen schwer, ihre Fähigkeiten und Fertigkeiten zu schätzen, und musisch begabte Jungen, die nicht so gut im Sport sind, verfluchen ihr Talent eher, als dass sie es wertschätzen.

Vic aus unserem Beispiel wuchs in einem Vorort auf, wo viele gut ausgebildete Berufstätige mit ihren Familien lebten, die dem eigenen Erfolg und dem ihrer Kinder einen hohen Wert beimaßen. Diese Werte zeigten sich auch in Vics Familie und in der Schule, die er besuchte. Es war wichtig, etwas zu schaffen und hervorragende Leistungen zu bringen. Da Vic keine überdurchschnittlichen schulischen und sportlichen Erfolge vorzuweisen hatte, waren seine Eltern, Lehrer und Freunde enttäuscht und verhielten sich so, als sei Vic ein Versager.

Aufgrund dieser Reaktionen dachte Vic, er würde nicht genügen, obgleich seine Leistungen im Großen und Ganzen sehr gut waren. Da er glaubte, nicht gut genug zu sein, hatte er – wenig überraschend – Angst vor Situationen, in denen er Leistung zeigen musste. Vic fürchtete sich vor Turnieren, denn er könnte ja nicht gewinnen oder zu den Ersten gehören. Was er erreichte, bewies eigentlich nur seine Unzulänglichkeit.

Offensichtlich war Vics Kindheit nicht derart traumatisch wie die von Marissa. Jedoch übte auch bei ihm das Umfeld, in dem er aufwuchs, einen großen Einfluss darauf aus, wie er dachte – auch dann noch, als er längst erwachsen war.

ÜBUNG

Gedankenverbindungen

Mit Arbeitsblatt 3.1 können Sie üben, die Verbindungen zwischen Gedanken und Gefühlen, Verhalten und körperlichen Reaktionen zu erkennen.

ARBEITSBLATT 3.1

Gedankenverbindungen

Auf einem Elternabend saß die 34-jährige Sarah in der hinteren Reihe der Klasse. Sie hatte einige Fragen und Bedenken zum Unterricht ihres achtjährigen Sohns. Auch wollte sie mehr darüber erfahren, wie es um die Sicherheit in der Klasse stand. Sarah wollte sich schon melden, um ihre Fragen zu stellen, als ihr plötzlich durch den Kopf ging: „Was ist, wenn einige Leute meine Fragen blöd finden? Vielleicht sollte ich sie nicht hier in aller Öffentlichkeit stellen. Jemand könnte ja anderer Meinung sein als ich, und schon haben wir eine Debatte. Ich könnte am Ende als die Dumme dastehen."

Der Zusammenhang zwischen Gedanken und Gefühlen

Wie fühlt sich Sarah vor dem Hintergrund dieser Gedanken? Kreuzen Sie alle zutreffenden Gefühle an.

☐ 1. ängstlich / nervös

☐ 2. traurig

☐ 3. wütend

☐ 4. begeistert

Der Zusammenhang zwischen Gedanken und Verhalten

Wie, meinen Sie, wird sich Sarah vor dem Hintergrund dieser Gedanken verhalten?

☐ 1. Sie wird ihre Bedenken laut äußern.

☐ 2. Sie wird nichts sagen.

☐ 3. Sie wird offen äußern, wenn sie mit anderen Eltern nicht übereinstimmt.

Der Zusammenhang zwischen Gedanken und körperlichen Reaktionen

Welche physischen Reaktionen wird Sarah spüren? Kreuzen Sie alle zutreffenden Antworten an.

☐ 1. schneller Herzschlag

☐ 2. schweißige Hände

☐ 3. die Atmung verändert sich

☐ 4. Schwindel

Als Sarah diese Gedanken durch den Kopf gingen, wurde sie nervös, sagte nichts und spürte, wie ihr Herz schneller schlug, ihre Hände schwitzten und sich ihre Atmung beschleunigte. Haben Sie beim Ausfüllen des Arbeitsblatts angenommen, dass sie so reagieren würde? Nicht jeder reagiert gleich auf bestimmte Gedanken. Jedoch ist es wichtig anzuerkennen, dass Gedanken unsere Gefühle, unser Verhalten und unsere körperlichen Reaktionen beeinflussen können.

3.5 Ist positives Denken die Lösung?

Auch wenn unsere Gedanken uns derart beeinflussen, lautete die Lösung für die Probleme im Leben nicht positives Denken. Die meisten Menschen, die unter Angst leiden, depressiv oder aggressiv sind, werden Ihnen bestätigen, dass es gar nicht so einfach ist, „einfach positive Gedanken zu denken“. In der Tat sind positive Gedanken zu stark vereinfachend, denn sie führen nicht zu nachhaltigen Veränderungen, sondern bergen die Gefahr, wichtige Informationen zu übergehen.

Mit *Gedanken verändern Gefühle* hingegen lernen Sie, alle Informationen zu berücksichtigen und ein Problem aus vielen unterschiedlichen Blickwinkeln zu betrachten. Erst wenn man eine Situation von allen Seiten betrachtet – von den positiven, negativen und neutralen –, kann man lernen, die Dinge besser zu verstehen und neue Lösungen für die eigenen aktuellen Schwierigkeiten zu finden.

Stellen wir uns vor, Linda plant eine Dienstreise, bei der sie fliegen muss: Allein positive Gedanken wie etwa „Ich werde keine Panikattacke bekommen, alles wird gut“ werden nicht reichen, um sie auf mögliche Angstzustände vorzubereiten. Ganz im Gegenteil: Ist Linda nur ein ganz klein wenig ängstlich, könnte sie mit positivem Denken das Gefühl haben, sie hätte versagt. Weitaus besser wäre es, sich darauf einzustellen, dass sie die Angst während des Fluges übermannen könnte. Das gibt ihr die Möglichkeit, sich vorher zu überlegen, wie sie angemessen darauf reagieren kann. Halten wir uns dagegen nur das Positive vor Augen, können wir möglicherweise Ereignisse nicht realistisch vorausahnen, und kommt es dann schlimmer als erwartet, können wir nicht angemessen damit umgehen.

3.6 Ist seine Gedanken zu verändern der einzige Weg, um sich besser zu fühlen?

Sowohl in der KV als auch in *Gedanken verändern Gefühle* ist es zwar ein zentraler Teil, die eigenen Gedanken zu analysieren, zu hinterfragen und alternative Ansichten zu erwägen; dennoch ist es häufig ebenso wichtig, die eigenen körperlichen Reaktionen und / oder Verhaltensweisen zu verändern. Leiden Sie beispielsweise schon seit geraumer Zeit unter der Angst vor etwas, vermeiden Sie sehr wahrscheinlich alles, was diese Angst auslöst. Sie könnten alternativ aber auch diese Angst akzeptieren (kognitive Verschiebung), Entspannungstechniken erlernen (Veränderung der körperlichen Reaktion) und sich dem annähern, was Ihre Angst auslöst, um damit besser umgehen zu können (Verhaltensänderung). Normalerweise gelingt es nicht, Angststörungen zu überwinden, wenn nicht die eigenen Gedanken modifiziert und Vermeidungsverhalten bewältigt werden.

Auch eine Umgestaltung der Umwelt bzw. der Lebensumstände kann dazu beitragen, dass Sie sich besser fühlen. Hierzu können sie unterschiedliche Maßnahmen ergreifen: Sie könnten Ihren Stress reduzieren oder lernen, Nein zu unangemessenen Anforderungen von anderen zu sagen. Vielleicht möchten Sie auch mehr Zeit mit Menschen verbringen, die Ihnen guttun, oder sich mit Nachbarn zusammentun, um die Sicherheit im Wohnumfeld zu erhöhen – all das kann helfen. Manchmal geht es auch bei der Veränderung des Umfeldes oder der Lebensumstände darum, Diskriminierung oder Schikane am Arbeitsplatz zu thematisieren und zu bekämpfen.

Es gibt aber auch derart herausfordernde und bedrohliche Lebensumstände, dass allein das Denken zu ändern absolut nicht ausreicht. Wird jemand beispielsweise missbraucht, dann braucht dieser Mensch Hilfe, um die Situation zu verändern oder dieses Umfeld zu verlassen. Einfach die Denkweise zu verändern ist für Missbrauch keine angemessene Lösung, denn das Ziel ist, die Gewalt zu stoppen. Eine Veränderung des Denkens kann jemandem in dieser Situation vielleicht dazu motivieren, sich Hilfe zu suchen. Es kann aber keineswegs das Ziel sein, über eine Veränderung der Gedanken eine Akzeptanz der Situation zu erreichen.

Indem Sie die Aufgaben in diesem Buch bearbeiten, werden Sie lernen, Ihre Gedanken, Gefühle, Verhaltensweisen und körperlichen Reaktionen sowie das Umfeld bzw. Ihre Lebensumstände zu erkennen und zu verändern.

Zusammenfassung

- Gedanken helfen, unsere Gefühle zu identifizieren.
- Gedanken haben Einfluss darauf, wie wir uns verhalten und was wir tun bzw. unterlassen.
- Gedanken und Überzeugungen beeinflussen unsere körperlichen Reaktionen.
- Wichtige Erfahrungen (Umwelt) helfen uns, die Haltungen, Überzeugungen und Gedanken auszumachen, die wir in der Kindheit entwickeln und die uns häufig bis ins Erwachsenenalter beeinflussen.
- Dieses Buch hilft Ihnen dabei, alle verfügbaren Informationen zu betrachten; positives Denken allein reicht nicht.
- Eine Veränderung des Denkens ist zwar häufig von entscheidender Bedeutung; um eine Verbesserung der Gefühlslage zu erreichen, kann es aber auch nötig sein, das eigene Verhalten, Körperreaktionen und die Situation zu Hause und am Arbeitsplatz zu verändern.

4. Gefühle identifizieren und einstufen

Um die eigenen Gefühle verstehen und positiv beeinflussen zu können, ist es hilfreich, sie zunächst zu identifizieren. Manchmal ist es schwierig, eine Stimmungslage mit Worten zu beschreiben. Vielleicht sind Sie ständig müde und erkennen nicht, dass sie unter Depressionen leiden. Oder Sie sind häufig nervös und haben das Gefühl, die Kontrolle zu verlieren, ohne zu begreifen, dass Sie unter einer Angststörung leiden. Neben Depressionen und Angststörungen sind Wut, Scham und Schuld sehr weitverbreitete Gemütszustände, die einen beschäftigen (s. Kapitel 13 bis 15).

4.1 Gefühle identifizieren

Im Kasten unten ist ein breites Spektrum an Gemütszuständen aufgeführt, gleichwohl die Liste keinen Anspruch auf Vollständigkeit erhebt. In die leeren Felder können Sie noch weitere Gefühle oder Launen hinzufügen. Mithilfe dieser Aufstellung können Sie Ihre Stimmungen spezifizieren und dabei über die Qualitäten „schlecht" oder „gut" hinausgelangen. Beachten Sie bitte, dass sich Gefühle normalerweise mit einem einzigen Wort beschreiben lassen. Sobald Sie spezielle Gemütszustände identifiziert haben, können Sie sich ein Ziel zur Verbesserung dieser Stimmung setzen und Ihre Fortschritte beobachten. Wenn Sie einmal gelernt haben, verschiedene Gefühle zu differenzieren, fällt es Ihnen leichter herauszufinden, was Sie tun können, um eben diese Stimmungen zu verbessern. Zum Beispiel helfen Atemübungen bei Nervosität, jedoch nicht bei Depressionen.

Liste der Stimmungen und Gefühle				
deprimiert	unruhig	wütend	schuldig	beschämt
traurig	peinlich berührt	aufgeregt	ängstlich	gereizt
unsicher	stolz	fuchsteufelswild	panisch	frustriert
nervös	angewidert	verletzt	fröhlich	enttäuscht
aufgebracht	verängstigt	glücklich	liebevoll	erniedrigt
gramerfüllt	bemüht	bange	zufrieden	dankbar
____________	____________	____________	____________	____________

Wenn es Ihnen schwerfällt, Ihr derzeitiges Gefühl zu bestimmen, hören Sie auf Ihren Körper. Hochgezogene Schultern können ein Zeichen dafür sein, dass Sie ängstlich oder gereizt sind. Fühlt sich Ihr Körper schwer an, kann dies auf ein depressives Gefühl oder Enttäuschung hinweisen. Indem Sie Ihre körperlichen Reaktionen beobachten, erhalten Sie Hinweise darauf, wie Sie sich fühlen.

Sehr aufmerksam zu sein ist eine weitere Möglichkeit, um einen besseren Einblick in Ihre emotionale Verfassung zu bekommen. Können Sie vielleicht im Laufe des Tages drei unterschiedliche Stimmungen ausmachen? Oder Sie wählen einige Gemütszustände aus der obigen Liste aus und notieren, welche Situationen in der Vergangenheit dazu geführt haben, dass Sie sich so fühlten. Eine weitere Strategie besteht darin, sich an eine noch nicht so lange zurückliegende Situation zu erinnern, die bei Ihnen starke Emotionen auslöste, und in der Liste die entsprechenden Gefühle zu markieren.

Als Vic seine Therapie begann, wusste er, dass er ängstlich und depressiv war. Sobald er gelernt hatte, seine Stimmungen zu differenzieren, begriff er, dass häufig auch Wut dabei war. Das war für Vic hilfreich, denn so konnte er schauen, was es war, das ihn wütend machte, und konnte diese Themen in der Therapie angehen. Obwohl er schon seit drei Jahren nahezu durchgehend trocken war, berichtete er, dass er immer dann das Bedürfnis zu trinken hatte, wenn er fürchtete, „die Kontrolle zu verlieren“. Als er sich gemeinsam mit seinem Therapeuten genau anschaute, wann dieser Fall eintrat, stellte sich heraus, dass Vic in diesen Situationen sehr nervös oder wütend war. Dann spürte Vic, dass sein Herz schneller schlug, er an den Händen schwitzte und das Gefühl hatte, etwas Schreckliches würde gleich passieren. Diese Situationen nannte er „die Kontrolle verlieren“. Dann hatte er den Wunsch zu trinken, weil er meinte, der Alkohol würde ihm dabei helfen, die Kontrolle wiederzuerlangen.

Im Allgemeinen bezeichnete Vic seine Gemütszustände nicht genauer, häufig sprach er davon, er fühle sich „unwohl“ oder „wie betäubt“. Als er dann begriff, dass seine primären emotionalen Schwierigkeiten mit Wut oder Nervosität zu tun hatten, richtete er seine Aufmerksamkeit auf Situationen, in denen er wütend oder nervös wurde. Darüber hinaus gelang es Vic, seine Gefühle genau zu differenzieren, anstatt sie unter dem Begriff „Unwohlsein“ zusammenzufassen. Ihm wurde immer deutlicher, was er fühlte, wenn er nervös war. In dieser *Stimmung* hatte er folgenden *Gedanken:* „Ich verliere hier gerade die Kontrolle.“ Entsprach sein *Gefühl* der Wut, *dachte* er: „Das ist nicht fair, ich habe mehr Respekt verdient.“ Für ihn war es ein wichtiger Lernprozess, seine Gemütszustände zu identifizieren, denn jetzt verstand er besser, warum er wie reagierte.

Gefühle und Gedanken werden leicht verwechselt. Als Ben seine Therapie begann, fragte ihn sein Therapeut, was er fühlte (Gefühl). Er antwortete: „Ich habe das Gefühl, ich möchte alleine sein." Bei der genaueren Analyse der Situationen, in denen er alleine sein wollte, entdeckte Ben, dass er häufig dachte, dass andere (Verwandte oder Freunde) ihn nicht brauchten oder nicht mit ihm zusammen sein wollten. Außerdem wurde ihm klar, dass er voraussagte (dachte), dass er sich nicht amüsieren würde, wenn er andere Menschen träfe. Wenn Ben also *dachte,* „Sie wollen nicht mit mir zusammen sein" und „Wenn ich da hingehe, werde ich keinen Spaß haben", erkannte er, dass er traurig war *(Gefühl).* Der Gedanke „Ich habe das Gefühl, ich möchte alleine sein" war eng mit Bens Traurigkeit verknüpft. Um die eigenen Stimmungen zu erkennen, ist es wichtig, Gemütslagen von Gedanken unterscheiden zu können.

Ebenso wichtig ist es, Gefühle und Gedanken von Verhalten und situativen Faktoren (Umwelt) zu trennen. Verhalten und situative Faktoren lassen sich leicht mittels folgender Fragen identifizieren:
1. Mit wem war ich zusammen? (Situation)
2. Was habe ich gemacht? (Verhalten)
3. Wann passierte das? (Situation)
4. Wo war ich? (Situation)

Wie bereits erwähnt, lassen sich Gefühle im Allgemeinen mit einem Wort beschreiben. Haben Sie in einer Situation verschiedene Gefühle, beschreiben Sie jedes einzelne mit einem Wort. So löst vielleicht eine Situation bei Ihnen „Traurigkeit, Angst und Verlegenheit" aus. Jede dieser drei Emotionen wird mit einem Begriff beschrieben. Benötigen Sie mehr als ein Wort, um ein Gefühl zu umreißen, ist es gut möglich, dass es sich um einen Gedanken handelt. Gedanken sind die Worte oder Bilder, dazu gehören auch Erinnerungen, die Ihnen durch den Kopf gehen.

Es ist hilfreich, die Unterschiede zwischen Gedanken, Gefühlen, Verhaltensweisen, körperlichen Reaktionen und situativen Faktoren zu kennen. Wenn Ihnen das gelingt, können Sie herausfinden, welche Aspekte Ihrer Erfahrungen Sie verändern können, damit Sie sich besser fühlen.

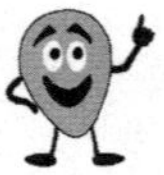

Zur Erinnerung

- Situationen und Verhaltensweisen können beschrieben werden, wenn Sie sich fragen:
  - Wer?
  - Was?
  - Wann?
  - Wo?
- Gefühle lassen sich mit einem Wort beschreiben.
- Gedanken sind Worte, Bilder und Erinnerungen, die Ihnen durch den Kopf gehen.

Um die Verknüpfungen zwischen Gemütszuständen und Situationen zu entdecken, machen Sie die Übung auf folgendem Arbeitsblatt 4.1.

ÜBUNG

Gefühle identifizieren

Um sich besser zu fühlen, ist es wichtig, die unterschiedlichen Aspekte der eigenen Erfahrung erkennen zu lernen: Situationen, Verhalten, Gemütszustände, körperliche Reaktionen und Gedanken. Arbeitsblatt 4.1 hilft Ihnen dabei, zwischen Ihren Gefühlen und den Situationen, in denen Sie sich befinden, zu unterscheiden. Erinnern Sie sich für diese Übung an besondere Situationen, die starke Gefühle in Ihnen ausgelöst haben.

ARBEITSBLATT 4.1 **Gefühle identifizieren**

Beschreiben Sie eine Situation, in der Sie kürzlich eine starke Stimmungsschwankung erlebt haben. Bestimmen Sie danach, welche Gefühle Sie in oder direkt nach dieser Situation hatten. Erforschen Sie auf diese Weise fünf verschiedene Anlässe.

1. **Situation:** ______________________

   Gefühle: ______________________

2. **Situation:** ______________________

   Gefühle: ______________________

3. **Situation:** ______________________

   Gefühle: ______________________

4. **Situation:** ______________________

   Gefühle: ______________________

5. **Situation:** ______________________

   Gefühle: ______________________

Vics Antwort auf diese Fragen lautet folgendermaßen:

Situation: Ich fahre morgens um 7.45 Uhr mit dem Wagen zur Arbeit. Ich bin allein.

Gefühle: Angst, Nervosität, Unsicherheit

Ben beschrieb seinen Anlass und seine Stimmung so:

Situation: Max rief an, um sich mit mir zum Mittagessen zu verabreden.

Gefühle: Trauer, Kummer

Wie man an diesen Beispielen sieht, hilft die Situation allein nicht immer, um zu erkennen, warum jemand sich wie gefühlt hat. Warum wird Ben traurig, wenn ihn jemand zum Mittagessen einladen möchte? Die Tatsache, dass eine starke Emotion ausgelöst wird, ist ein erster Hinweis darauf, dass hier etwas Wichtiges passiert. In späteren Kapiteln sehen wir, warum Ben und Vic – und Sie – diese speziellen Gefühle haben, um die es in Arbeitsblatt 4.1 geht.

4.2 Gefühle einstufen

Abgesehen davon, dass Sie Ihre Stimmungen genau identifizieren können, ist es wichtig, die Intensität der Gefühle einschätzen zu lernen. So können Sie beobachten, wie Ihre Stimmungsschwankungen verlaufen. Außerdem sehen Sie dann, welche Situationen oder Gedanken damit verbunden sind, und können schließlich auch die Veränderungen in der Intensität Ihrer Gefühle dazu nutzen, die Effektivität der gelernten Strategien zu beurteilen.

Um zu bestimmen, wie sich die Intensität der Gefühle verändert, ist eine Skala nützlich. Ben und sein Therapeut entwickelten folgende Skala für die Einstufung von Bens Gefühlen:

Hinsichtlich der Übung 4.1 stufte Ben seine Gefühle auf dieser Skala folgendermaßen ein:

Situation: *Max rief mich an, um sich mit mir zum Mittagessen zu verabreden.*

Gefühle: *Trauer, Kummer*

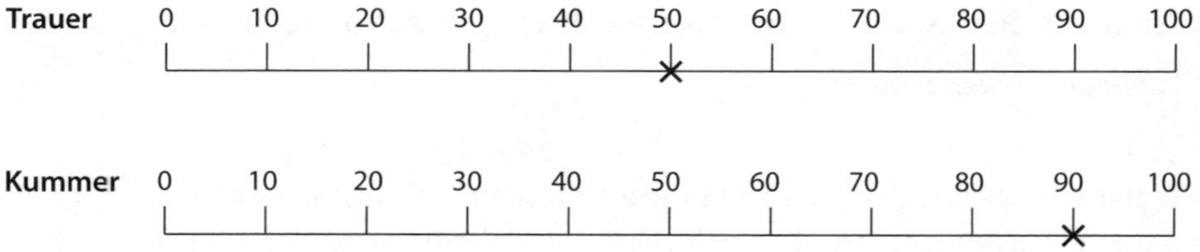

Diese Skalierungen zeigen, dass Ben ein hohes Maß an Kummer spürte (90) und unter mittelschwerer Trauer litt (50), während er mit Max telefonierte.

ÜBUNG

Gefühle einstufen

Mithilfe von Arbeitsblatt 4.2 können Sie üben, die Intensität Ihrer Gefühle zu bestimmen. Auf den Linien können Sie die Situation und Ihre jeweiligen Gefühle notieren, die Sie auf der Zeile darunter mittels der Skala einschätzen möchten.

ARBEITSBLATT 4.2 **Gefühle identifizieren und einstufen**

1. **Situation:** ____________________

Gefühl: ____________________

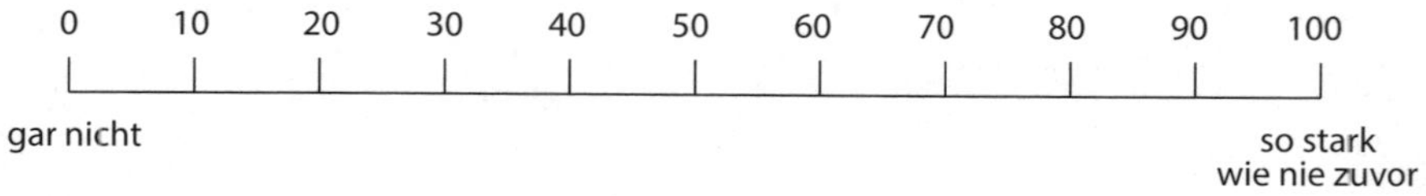

2. Situation: ______________________________

Gefühl: ______________________________

0 10 20 30 40 50 60 70 80 90 100

gar nicht … so stark wie nie zuvor

3. Situation: ______________________________

Gefühl: ______________________________

0 10 20 30 40 50 60 70 80 90 100

gar nicht … so stark wie nie zuvor

4. Situation: ______________________________

Gefühl: ______________________________

0 10 20 30 40 50 60 70 80 90 100

gar nicht … so stark wie nie zuvor

5. Situation: ______________________________

Gefühl: ______________________________

0 10 20 30 40 50 60 70 80 90 100

gar nicht … so stark wie nie zuvor

Viele Menschen empfinden es als hilfreich, ihre Gefühle wöchentlich oder mindestens zweimal monatlich zu identifizieren und auf einer Skala einzustufen. Wenn Sie unter Depressionen (Traurigkeit) und/oder Ängsten (Nervosität) leiden, können Sie die *Gedanken-verändern-Gefühle*-Bestandsaufnahme für Depressionen machen (Arbeitsblatt 13.1 auf Seite 252 f.) bzw. diejenige zu Angststörungen (Arbeitsblatt 14.1 auf Seite 283 f.). Bei anderen Gemütszustanden bietet Ihnen das Arbeitsblatt 15.2 (s. Seite 324) Unterstützung.

Nehmen Sie sich nun ein wenig Zeit, um diejenigen Gefühle, die Sie gern verändern möchten, in ihrer Intensität einzuschätzen. Es ist sinnvoll, diese Skalierung schon jetzt vorzunehmen, bevor Sie die anderen Kapitel lesen, denn dann haben Sie einen Überblick über Ihre Ausgangssituation.

Bei der Lektüre von *Gedanken verändern Gefühle* mag es ebenso hilfreich sein, auch die Veränderungen bei Ihren positiven Stimmungen aufzuzeichnen. Mit Arbeitsblatt 15.1 können Sie Ihre Glücksgefühle der letzten Woche einstufen. Für diesen und andere Zwecke, etwa das Einschätzen weiterer Gefühle, können Sie sich weitere Exemplare von Arbeitsblatt 15.2 ausdrucken (beiliegende CD-ROM). Oder Sie verwenden für verschiedene Gefühle unterschiedliche Farben und nutzen ein Blatt häufiger.

Im Verlauf der Arbeit mit diesem Buch skalieren Sie Ihre positiven Gefühle mithilfe von Arbeitsblatt 15.1 mindestens einmal im Monat. Sie können so herausfinden, welchen Einfluss die Arbeit mit diesem Buch darauf hat, wie glücklich oder ausgeglichen Sie sind.

Indem Sie die Veränderungen Ihrer Gefühle über die Zeit verfolgen, sehen Sie, wie *Gedanken verändern Gefühle* Ihnen hilft. Dann werden Sie feststellen, dass die negativen Gefühle in Häufigkeit und Intensität nachlassen und Ihr allgemeines Niveau an guten Gefühlen steigt.

4.3 Was tun, wenn Sie unter verschiedenen Stimmungen leiden?

Es ist ganz normal, mit vielen unterschiedlichen negativen Gefühlen zu tun zu haben. Manchmal ist es kompliziert, unser Gefühlsleben. Die gute Nachricht ist aber, dass *Gedanken verändern Gefühle* Ihnen grundsätzlich bei allen Stimmungsschwankungen hilft. All die Kompetenzen im Umgang mit Ihren Gefühlen, die Sie hier erlernen, können auf ein breites Spektrum an Stimmungen angewendet werden. Um schnell zu ersten Ergebnissen zu kommen, empfehlen wir Ihnen, sich zunächst auf das Gefühl zu konzentrieren, das Sie am meisten beschäftigt, und das entsprechende

Kapitel (s. Kapitel 13 bis 15) zu lesen. Am Ende jedes Kapitels finden Sie eine Empfehlung, welches Kapitel sich danach anbietet.

Nehmen wir an, Sie leiden sowohl unter Depressionen als auch unter Angst. Entscheiden Sie dann, für welches Gefühl Sie sich am dringendsten Erleichterung wünschen. Möchten Sie zunächst an der Depression arbeiten, lesen Sie Kapitel 13 mit den entsprechenden Übungen. Erst danach lesen Sie die anderen Kapitel, bis Sie spüren, wie die Depression an Intensität nachlässt. Erst dann lesen Sie Kapitel 14 zum Thema Angststörungen und folgen auch hier der vorgeschlagenen Kapitelreihenfolge, bis Ihre Ängste ebenfalls nachlassen. Es mag Sie überraschen, dass dieselben Kompetenzen, die Ihnen helfen, Ihre Depression zu überwinden, auch nützlich sind für den Umgang mit anderen Gefühlen, wie Wut, Schuld, Nervosität etc. Die Kenntnisse, die es Ihnen erleichtern, mit diesen Gefühlen zurechtzukommen, werden vermutlich gleichzeitig zu einer Verbesserung Ihrer Stimmung führen.

Sollte Ihnen dieses Buch von einem Therapeuten oder einem anderen Fachmann empfohlen worden sein, hat er oder sie Ihnen vielleicht vorgeschlagen, die Kapitel dieses Buches in einer ganz anderen Reihenfolge zu lesen. Es gibt zahlreiche Möglichkeiten, mit *Gedanken verändern Gefühle* zu arbeiten. Die Inhalte jedes Kapitels tragen zu einer Verbesserung Ihrer Stimmungen durch neue Erkenntnisse und Fertigkeiten bei, aber um dieses Ziel zu erreichen, müssen vielleicht nicht alle Leser alle Kapitel lesen.

Sie haben nun die ersten vier Kapitel gelesen und die dazugehörigen Arbeitsblätter ausgefüllt: Jetzt ist ein guter Zeitpunkt, für Ihr jeweiliges Anliegen passend mit der Lektüre fortzufahren. Anstatt gleich mit Kapitel 5 weiterzumachen, machen Sie mit dem Kapitel weiter, das die Stimmung behandelt, die Ihnen am meisten zu schaffen macht und bei der Sie den dringendsten Änderungsbedarf haben:

- Depression: Kapitel 13 (S. 249 ff.)
- Angststörung und Panikattacken: Kapitel 14 (S. 281 ff.)
- Wut, Schuld oder Scham: Kapitel 15 (S. 321 ff.)

Sobald Sie das jeweilige Kapitel gelesen und die Übungen gemacht haben, gibt es Vorschläge, welches Kapitel Sie als Nächstes bearbeiten sollten, um dieses Buch möglichst effektiv zu nutzen und sich so schnell wie möglich besser zu fühlen.

Zusammenfassung

- Starke Gefühle sind ein Zeichen dafür, dass etwas Wichtiges in Ihrem Leben geschieht.
- Gefühle lassen sich normalerweise mit einem einzelnen Wort beschreiben.
- Das Identifizieren dieser Gefühle hilft Ihnen dabei, sich Ziele zu setzen und Ihren Fortschritt nachzuvollziehen.
- Es ist wichtig, die beteiligten Gefühle in bestimmten Situationen zu erkennen (Arbeitsblatt 4.1).
- Die Einstufung (Skalierung) Ihrer Gefühle (Arbeitsblatt 4.2) erlaubt Ihnen, ihre Intensität festzuhalten und Ihre Fortschritte zu notieren sowie die Effektivität der gelernten Strategien zu beurteilen.
- Dieses Buch kann auf die individuellen Bedürfnisse des Lesers zugeschnitten werden, um bei den Gefühlen anzusetzen, die Sie am stärksten beschäftigen. Nachdem Sie dieses Kapitel gelesen haben, machen Sie mit dem Kapitel weiter, das die Stimmung thematisiert, die Sie am meisten beschäftigt. Am Ende jedes Kapitels wird die passende Reihenfolge der weiteren Kapitel vorgeschlagen.

5. Individuelle Ziele setzen und Verbesserungen feststellen

In Lewis Carrolls *Alice im Wunderland* gibt es die Stelle, an der Alice an einer Weggabelung steht und die Grinsekatze fragt, welche Straße sie einschlagen solle. Die Katze fragt zurück, wo sie hin wolle. Doch Alice ist nie zuvor im Wunderland gewesen und sagt: „Es kommt mir nicht darauf an, wohin –", und die Grinsekatze unterbricht sie fröhlich. „Dann kommt es auch nicht darauf an, welchen Weg du nimmst ..." „... wenn ich nur irgendwo *hinkomme*", spricht Alice den Satz zu Ende.

So, wie Alice noch nie zuvor im Wunderland war, haben Sie vielleicht noch nie Fertigkeiten erlernt, um mit Ihren Gefühlen umzugehen. Daher wissen Sie auch nicht, was Sie erwartet, wenn Sie die Lektüre beendet haben. Aber um das Buch optimal zu nutzen, ist es wichtig zu wissen, wohin Sie gehen wollen. Wenn Sie Ihre Ziele kennen, haben Sie klarere Vorstellungen davon, wie Sie dieses Buch nutzen wollen, und merken eher, welche Fortschritte Sie machen. Mit einem Ziel vor Augen fällt es Ihnen vielleicht auch leichter, das Neugelernte umzusetzen, weil Sie wissen, dass ein Ende in Sicht ist.

Was waren die Gründe, die dazu geführt haben, dieses Buch zu kaufen oder dass Ihnen jemand *Gedanken verändern Gefühle* empfohlen hat? Welche Veränderungen wünschen Sie sich als Ergebnis der Lektüre? Was soll danach anders sein?

Im Arbeitsblatt 5.1 können Sie Ihre Ziele festhalten, damit Sie sie nicht vergessen. Außerdem hilft es Ihnen nachzuvollziehen, welche Fortschritte Sie machen. Wären Sie gern weniger deprimiert? Möchten Sie glücklicher sein oder weniger nervös? Wünschen Sie sich weniger Panikattacken? Möchten Sie Ihre Beziehungen verbessern oder Ihren Alkohol- bzw. Drogenkonsum einschränken? Geht es darum, Orte zu besuchen, die Sie zurzeit meiden? Vielleicht möchten Sie sich auch bewusster über Ihre Ziele oder den Sinn des Lebens werden? Versuchen Sie, Ihre Ziele so genau wie möglich zu beschreiben, und verwenden Sie dazu Begriffe, die es ermöglichen, Ihren Fortschritt zu bewerten. „Ich möchte meine Beziehungen verbessern" ist beispielsweise ein gutes Ziel, aber die Formulierung „Ich möchte häufiger positive und erfreuliche Gespräche mit meinen Kindern führen" ist sinnvoller, denn so lässt sich leichter ermessen, ob Sie Ihrem speziellen Ziel schon ein Stück näher gekommen sind. Die Skalen zum Einschätzen Ihrer Gefühle helfen jeweils dabei, Verbesserungen Ihrer Stimmung festzuhalten, sollte dies Ihr Ziel sein.

ÜBUNG

Ziele definieren

Halten Sie in Arbeitsblatt 5.1 zwei Veränderungen Ihrer Gemütslage fest, die Sie durch die Arbeit mit diesem Buch und den neu erlernten Fertigkeiten erreichen möchten. Jedes dieser Ziele sollte beobachtbar und messbar sein, sollte z. B. eine Stimmungs- oder Verhaltensänderung sein. Haben Sie mehr als zwei Ziele, notieren Sie sie darunter oder auf einem weiteren Blatt Papier.

ARBEITSBLATT 5.1 **Ziele definieren**

1. ______________________________

____

____

2. ______________________________

____

____

Viele Menschen haben gemischte Gefühle, wenn es darum geht, ihr Leben zu verändern oder viel Zeit zu investieren, um sich etwas Neues anzueignen. Beispielsweise litt Anna häufig unter Angstzuständen und Panikattacken. Sie stellte fest: Wenn sie einfach zu Hause blieb, hatte sie weniger Angst. So gewöhnte sie sich immer mehr daran, nicht mehr hinauszugehen. Sie kam sogar mit ihrem Arbeitgeber überein, dass sie meistens von zu Hause aus arbeiten konnte, somit brauchte sie kaum noch das Haus zu verlassen. Jedoch vermisste Anna, sich mit ihren Freunden zu treffen, was ihr früher immer viel Freude gemacht hatte. Die Ziele, die sie auf Arbeitsblatt 5.1 niederlegte, bestanden darin, ihre Ängste zu reduzieren und, wann immer ihr danach war, problemlos aus dem Haus zu gehen. Diese Ziele brachten sowohl Vorteile (sie konnte mehr unternehmen) als auch Nachteile mit sich (sie musste dann ihre Komfortzone verlassen).

Bei näherem Hinsehen begriff Anna, dass aus dem Haus zu gehen ihr weit mehr Vorteile bot als nur die Reduzierung ihrer Angst. Es bedeutete, dass sie ihre Familie und Freunde häufiger treffen und draußen spaziergehen konnte, wie sie es früher gern getan hatte. Außerdem boten sich ihr dann bessere berufliche Perspektiven. Beim Abwägen der Vor- gegen die Nachteile, entschied sich Anna für die Vorteile, die überwogen. Dies motivierte sie dazu, sich zu verändern. Hin und wieder schaute sie sich die Liste der Vor- und Nachteile noch einmal an, insbesondere dann, wenn sie einen schwierigeren Schritt vor sich hatte. In Arbeitsblatt 5.2 können Sie gegeneinander abwägen, welche Vor- und Nachteile die in Arbeitsblatt 5.1 genannten Ziele und die damit verbundenen Veränderungen mit sich bringen.

ÜBUNG

Vor- und Nachteile

Welche Vor- und Nachteile bringt es mit sich, wenn Sie Ihre Ziele erreichen bzw. nicht erreichen? Haben Sie mehr als zwei Ziele, können Sie sich dieses Arbeitsblatt häufiger ausdrucken.

ARBEITSBLATT 5.2

Die Vor- und Nachteile, wenn ich meine Ziele (nicht) erreiche

Ziel Nr. 1 ____________________

	Dieses Ziel erreichen	Dieses Ziel nicht erreichen
Vorteile		
Nachteile		

Ziel Nr. 2 ____

	Dieses Ziel erreichen	Dieses Ziel nicht erreichen
Vorteile		
Nachteile		

Gibt es beides, sowohl Vor- als auch Nachteile, wenn Sie Ihre Ziele erreichen bzw. nicht erreichen? Bieten die Vorteile, wenn Sie sie erreichen, und die Nachteile, wenn Sie es nicht tun, genügend Anreize, die Fertigkeiten zu entwickeln, um näher an Ihr Ziel zu kommen?

Glücklicherweise verfügen die meisten Menschen über genügend Wissen, positive Qualitäten und Fähigkeiten, sodass sie hoffen können, ihre Ziele zu erreichen. Wenn Anna beispielsweise sich etwas vorgenommen hatte, arbeitete sie hartnäckig an ihrem Vorhaben, bis sie erreicht hatte, was sie wollte. Dabei wurde sie von ihrer Familie und lieben Freunden unterstützt. Die meiste Zeit in ihrem Leben hatte sie angstfrei das Haus verlassen und ein ganz normales Leben führen können. All das würde höchstwahrscheinlich dazu beitragen, ihre Ziele zu erreichen und die Angstzustände und Panik zu reduzieren und ein angstfreies Leben führen zu können.

ÜBUNG

Was hilft mir, mein Ziel zu erreichen?

Schreiben Sie in dem folgenden Arbeitsblatt nieder, über welche Qualitäten, Stärken, Erfahrungen und Werte Sie verfügen, die Ihnen helfen können, Ihre Ziele zu erreichen. Welche Erfolge haben Sie in der Vergangenheit erlebt und welche Hindernisse haben Sie überwunden? Welche Fertigkeiten und Fähigkeiten, wie Humor, Spiritualität / Glaube oder die Bereitschaft, Neues zu lernen, helfen Ihnen, schwierige Phasen zu überstehen? Welche Menschen können Sie auf Ihrem Weg zum Ziel unterstützen? Wie steht es um Ihre körperliche Stärke und Ihr Durchhaltevermögen oder schlicht um die Entschlossenheit, diesen Plan umzusetzen? Notieren Sie hier alles, was Ihnen einfällt, um Sie Ihrer Zielvorstellung (s. Arbeitsblatt 5.1 und 5.2) ein Stück näherzubringen:

ARBEITSBLATT 5.3 **Was hilft mir, mein Ziel zu erreichen?**

Sie können diese Seiten so kennzeichnen, dass Sie sie im Prozess leicht wiederfinden. Das gilt für Arbeitsblatt 5.2 zu den Vor- und Nachteilen des Erreichens Ihrer Ziele, ebenso wie für die Ressourcen in Arbeitsblatt 5.3.

ÜBUNG

Anzeichen für eine Verbesserung

Über die Einstufung Ihrer Stimmungen hinaus ist es sinnvoll, aktiv nach Hinweisen zu suchen, die auf eine Verbesserung hindeuten. Was meinen Sie, was wird anders sein, wenn Sie beginnen, sich besser zu fühlen? Auf Arbeitsblatt 5.4 können Sie notieren, welche Anzeichen für eine Verbesserung auf Sie zutreffen.

ARBEITSBLATT 5.4 Anzeichen für eine Verbesserung

Markieren Sie alle der folgenden Anzeichen dafür, dass Sie sich allmählich besser fühlen:

- ☐ Ich schlafe besser.
- ☐ Ich unterhalte mich häufiger mit anderen.
- ☐ Ich bin entspannter.
- ☐ Ich lächle häufiger.
- ☐ Ich schaffe meine Arbeit.
- ☐ Ich wache und stehe zu einer normalen Zeit auf.
- ☐ Ich unternehme Dinge, die ich bisher vermieden habe.
- ☐ Ich kann besser mit Meinungsverschiedenheiten umgehen.
- ☐ Ich verliere seltener die Beherrschung.
- ☐ Anderen zufolge scheint es mir besser zu gehen.
- ☐ Ich bin zuversichtlicher.
- ☐ Ich vertrete meinen Standpunkt.
- ☐ Ich schaue optimistischer in die Zukunft.
- ☐ Ich kann jeden Tag mehr genießen.
- ☐ Ich erlebe Wertschätzung und Dankbarkeit.
- ☐ Meine Beziehungen zu anderen laufen besser.

Notieren Sie hier zwei oder drei weitere Hinweise, nach denen Sie Ausschau halten können und die Ihnen zeigen, dass Sie positiver gestimmt und Ihrem Ziel ein Stückchen näher gerückt sind.

___

___

___

Es ist hilfreich, auch auf kleine positive Anzeichen zu achten, die signalisieren, dass sich Ihr Zustand verbessert. Ebenso wie Ihre Probleme mit der Zeit ganz allmählich schlimmer werden können, fangen auch positive Veränderungen zunächst ganz klein an, bevor sie wachsen und an Bedeutsamkeit gewinnen. Wenn Sie bereits früh Verbesserungen bemerken, fällt es Ihnen leichter, weiterzumachen und die Methoden aus *Gedanken verändern Gefühle* anzuwenden.

Zusammenfassung

- Sich Ziele für Ihre Stimmungen und Ihr Verhalten zu setzen hilft Ihnen herauszufinden, wo Sie hinwollen und welche Fortschritte Sie machen.
- Häufig fällt es schwer, etwas zu verändern, denn normalerweise bringen Veränderungen immer Vor- und Nachteile mit sich. Erinnern Sie sich immer an die Gründe, warum Sie eine Veränderung anstreben, das hilft, die Motivation aufrechtzuerhalten.
- Menschen, die Sie unterstützen, Ihre individuellen Kompetenzen und Erfahrungen, Ihre Werte, Stärken und die Motivation, neue Fertigkeiten zu erlernen, helfen Ihnen, Ihr Ziel zu erreichen.
- Es ist entscheidend, auf die ersten Anzeichen zu achten, die auf eine Verbesserung Ihres Zustands hinweisen. Beispiele dafür haben Sie auf Arbeitsblatt 5.4 notiert. Häufig beginnt eine positive Veränderung ganz im Kleinen und wird mit der Zeit größer.

6. | Situationen, Gefühle und Gedanken

Mitten in Kalifornien trainierte ein Tennistrainer an einem warmen Frühlingstag mit einem Schüler die Kunst des Aufschlags. Während der Schüler immer wieder den Ball in die Luft warf und über das Netz spielte, richtete der Trainer seine Aufmerksamkeit ausschließlich auf jede Kleinigkeit bei Bewegung und Schlag. Nie verbesserte er den Schüler, sondern gab ihm nach jedem Aufschlag lediglich eine Rückmeldung darüber, wo sich sein Schläger befand, wie hoch er den Ball warf, in welchem Winkel der Schläger auf den Ball traf und mit welchen Bewegungen er den Schläger durchzog.

Um einen Punkt zu erzielen, muss im Tennis der Ball im Aufschlagfeld des Gegners landen. Dennoch schaute der Trainer kein einziges Mal, wo der Ball nach dem Aufschlag gelandet war. Stattdessen beschränkte sich sein Feedback ausschließlich darauf, jede einzelne Bewegung des Schülers beim Aufschlag zu verbessern. Der Trainer war davon überzeugt: Sobald der Schüler die einzelnen Teilbewegungen gelernt hatte, würde er in der Lage sein, sie so zu kombinieren, dass der Ball zuverlässig im richtigen Feld landete.

Ebenso wie der Tennistrainer sich auf die Entwicklung bestimmter Fertigkeiten konzentriert, lehren Musiklehrer ihre Schüler, ihr Spiel zu verbessern, indem sie Noten, Rhythmen und Spielmethoden erlernen. Routinierte Handwerker zeigen ihren Auszubildenden, wie man einzelne Arbeitsschritte am Werkstück durchführt. Jedes dieser Beispiele zeigt, dass man *spezifische Fertigkeiten* lehren und den Lernenden dazu ermuntern muss, so lange zu üben, bis diese Fertigkeiten in Fleisch und Blut übergegangen sind. Auf diese Weise haben wir alle durch Üben eine Kompetenz erlernt, sei es Autofahren, ein Baby zu wickeln oder Kochen.

Glücklicherweise gibt es auch Fertigkeiten, die Sie lernen können, um Ihre Stimmungslagen zu verbessern und ihr Leben zum Positiven zu verändern. Einige davon werden in einem siebenspaltigen „Gedankenprotokoll“ zusammengefasst (s. Abbildung 6.1). In den nächsten Wochen werden Sie Teile des Gedankenprotokolls häufig nutzen, um schließlich die Fertigkeiten zu meistern, die man braucht, um ein ganzes Arbeitsblatt auszufüllen – wie ein Tennisschüler, der seinen Aufschlag übt.

GEDANKEN

1. Situation	2. Gefühle / Stimmungen	3. Automatische Gedanken (Bilder)
Wer? Was? Wann? Wo?	a. Wie haben Sie sich gefühlt? b. Stufen Sie jedes Gefühl ein, von 0 bis 100 %.	a. Was ist Ihnen durch den Kopf gegangen, kurz bevor sich dieses Gefühl eingestellt hat? Was noch? Welche Bilder? b. Kreisen Sie den *heißen Gedanken*[1] ein.

Als Marissas Therapeut ihr zum ersten Mal das Gedankenprotokoll zeigte, fühlte sie sich wie erdrückt und war deprimiert. Diese Reaktion nutzte der Therapeut, um ihr dabei zu helfen, ihr erstes Protokoll auszufüllen (Abbildung 6.2, S. 78 f.). In den ersten beiden Spalten werden die Situation und Marissas Gefühle beschrieben. Wie Sie Situationen und Gefühle voneinander unterscheiden, haben Sie in Kapitel 4 gelernt. Mithilfe ihres Therapeuten füllte Marissa Spalte 3 „Automatische Gedanken / Bilder“ aus. Dabei entdeckten sie, dass bestimmte Gedanken ihre Gefühle begleiteten.

Der nächste Schritt bestand darin, um denjenigen Gedanken einen Kreis zu ziehen, der am engsten mit dem Gefühl der Überforderung verbunden war („Das ist mir zu schwer.“) Danach wurden in den Spalten 4 und 5 die Fakten notiert, die den Gedanken belegten bzw. nicht belegten. In Spalte 6 notierte Marissa mit Unterstützung ihres Therapeuten alternative Einschätzungen der Situation, basierend auf den Ergeb-

1 Der Begriff „heiße Gedanken“ wird ausführlicher in Kapitel 7.2 erläutert. Aber auch anhand der folgenden Beispiele in diesem Kapitel können Sie erkennen, was darunter zu verstehen ist.

PROTOKOLL

4. Fakten, die diesen heißen Gedanken stützen	5. Fakten, die diesen heißen Gedanken widerlegen	6. Alternative bzw. ausgewogene Gedanken a. Schreiben Sie einen alternativen bzw. ausgewogenen Gedanken auf. b. Schätzen Sie jedes Mal ein, wie sehr Sie an den alternativen bzw. ausgewogenen Gedanken glauben (trifft zu 0–100 %).	7. Schätzen Sie nun die Stimmungen ein Schätzen Sie die Stimmungen aus Spalte 2 erneut ein (trifft zu 0–100 %); ebenso neu hinzugekommene Stimmungen.

Abbildung 6.1: Beispiel für ein Gedankenprotokoll © 1983 Christine A. Padesky

nissen in Spalten 4 und 5. Marissas Einschätzung, wie zutreffend diese alternativen Sichtweisen seien, beliefen sich auf 90, 60 und 70 Prozent.

Wie man in Spalte 7 sieht, führte das Ausfüllen dieses Gedankenprotokolls dazu, dass Marissas Gefühl der Überforderung von 95 Prozent auf 40 Prozent sank und der Grad ihrer Depression von 85 Prozent auf 80 Prozent.

In den nächsten Kapiteln werden wir Ihnen zeigen, wie Sie mit dem Werkzeug Gedankenprotokoll Ihre Stimmungslage positiv beeinflussen können. Sie lernen, ihre automatischen Gedanken und Bilder aufzudecken (s. Kapitel 7). Kapitel 8 zeigt Ihnen, wie Sie Fakten für Ihre automatischen Gedanken finden, und in Kapitel 9 lernen Sie, wie sie diese Fakten nutzen können, um Ihre Gedanken und Einschätzungen flexibler zu gestalten. Im Weiteren geht es darum, wie Sie die ersten drei Spalten des Gedankenprotokolls ausfüllen können, indem Sie auf die Fertigkeiten zurückgreifen, die Sie bereits haben.

GEDANKEN

1. Situation Wer? Was? Wann? Wo?	2. Gefühle / Stimmungen a. Wie haben Sie sich gefühlt? b. Stufen Sie jedes Gefühl ein, von 0 bis 100 %.	3. Automatische Gedanken (Bilder) a. Was ist Ihnen durch den Kopf gegangen, kurz bevor sich dieses Gefühl eingestellt hat? Was noch? Welche Bilder? b. Kreisen Sie den heißen Gedanken ein.
Dienstagmorgen, 9.30 Uhr In der Psychotherapiepraxis, ich schaue mir das Gedankenprotokoll an.	Überfordert 95 % Deprimiert 85 %	(Das ist mir zu schwer.) Das begreife ich nie. Bild / Erinnerung: Ich habe Zeugnisse bekommen und schlechte Zensuren, meine Eltern schreien mich an. Ich werde das nie können. Es gibt nichts, was mir helfen kann. Diese Therapie bringt eh nichts. Ich bin dazu verdammt, mich immer elend zu fühlen.

PROTOKOLL

4. Fakten, die diesen heißen Gedanken stützen	5. Fakten, die diesen heißen Gedanken widerlegen	6. Alternative bzw. ausgewogeneGedanken a. Schreiben Sie einen alternativen bzw. ausgewogenen Gedanken auf. b. Schätzen Sie jedes Mal ein, wie sehr Sie an den alternativen bzw. ausgewogenen Gedanken glauben (trifft zu 0–100 %).	7. Schätzen Sie nun die Stimmungen ein Schätzen Sie die Stimmungen aus Spalte 2 erneut ein (trifft zu 0–100 %); ebenso neu hinzugekommene Stimmungen.
Ich schaue mir dieses Gedankenprotokoll an, und weiß nicht, was ich damit machen soll. Ich war nie gut in der Schule. Ich weiß nicht, was sie mit „Fakten" meinen	In der Firma habe ich ein Computerprogramm gelernt, das kompliziert ist. Einige der vorherigen Arbeitsblätter schienen auch schwierig zu sein, bis mein Therapeut mir dabei half, sie auszufüllen. Dann war es leichter. Mein Therapeut erklärt mir, dass ich mich nur um die ersten beiden Spalten kümmern soll. Ich kann meinen Therapeuten fragen, bis ich gelernt habe, sie allein auszufüllen.	Auch wenn das jetzt schwierig wirkt, habe ich schon früher komplizierte Sachen gelernt. 90 % Mein Therapeut hilft mir beim Ausfüllen. 60 % Wenn ich übe, wird es vielleicht klarer und damit einfacher: 70 %	überfordert 40 % deprimiert 80 %

Abbildung 6.2: Marissas erstes Gedankenprotokoll

Spalte 1: Situation

In Kapitel 4 haben Sie bereits gelernt, Situationen mit den Fragen Wer? Was? Wann? Wo? zu beantworten. Wenn Sie die erste Spalte des Gedankenprotokolls ausfüllen, seien Sie so präzise wie möglich. Begrenzen Sie die „Situation“ auf eine bestimmte Zeitspanne, das kann alles zwischen wenigen Sekunden bis zu 30 Minuten sein. „Den ganzen Dienstag“ ist beispielsweise nicht genau genug. Auch wenn den ganzen Dienstag lang bei Ihnen nur ein Gefühl vorherrschte, gibt es im Laufe eines ganzen Tages doch zu viele verschiedene Situationen und Gedanken. Wissenschaftlern zufolge haben wir zwischen 50.000 und 70.000 Gedanken pro Tag – und niemand will sie alle im Gedankenprotokoll aufführen! Indem Sie die Situation auf einen bestimmten Zeitpunkt eingrenzen, dann nämlich, wenn ein Gefühl sehr stark ist, können Sie sich auf die wichtigsten Gedanken konzentrieren, um dieses Gefühl zu verstehen. Dafür ist Marissas Beschreibung ihrer Situation ein gutes Beispiel: „Dienstagmorgen, 9.30 Uhr; in der Psychotherapiepraxis, ich schaue mir das Gedankenprotokoll an“.

Spalte 2: Gefühle / Stimmungen

In die „Gefühls“-Spalte eines Gedankenprotokolls kommen die Gefühle und Stimmungen, die Sie in der beschriebenen Situation erlebt haben. Listen Sie sie auf und stufen Sie sie außerdem einer Skala von 0–100 % ein.

In der Regel lassen sich Gefühle mit einem Wort beschreiben. Wie Sie aus Kapitel 4 wissen, können Sie mehr als nur eine Stimmung in einer bestimmten Situation wahrnehmen. Jedes Gefühl, dass Sie in der Situation hatten, die Sie beschreiben, sollten Sie notieren und einschätzen. Wenn es Ihnen schwerfällt, das betreffende Gefühl zu benennen, können Sie zurück zu Seite 57 zur Liste der Gefühle gehen. Bietet sich für die Beschreibung Ihres Zustands eher ein ganzer Satz als ein einziges Wort an, ist es vermutlich ein Gedanke und kein Gefühl. Wenn dies so ist, schreiben Sie diesen Satz in Spalte 3 („automatische Gedanken / Bilder“), suchen Sie weiter nach einem einzelnen Begriff für Ihre Stimmung und tragen Sie ihn in Spalte 2 ein.

Leser, die unter Angst oder Panikattacken leiden, notieren vielleicht auch ihre körperlichen Reaktionen und schätzen sie ein (s. Kapitel 14). Da es für diese physischen Reaktionen keine Extraspalte gibt, schreiben Sie sie in die untere Hälfte der „Gefühle“-Spalte. Dazu ziehen Sie einfach eine Trennlinie und fügen die „körperlichen Reaktionen“ unterhalb der Linie hinzu (s. Abbildung 6.5 auf Seite 83). Körperliche Reaktionen können im Allgemeinen mit einem oder zwei Worten beschrieben werden (z. B. „Herzrasen 85 %“).

Spalte 3: Automatische Gedanken bzw. Bilder

Schreiben Sie in dieser Spalte nieder, was Ihnen in der fraglichen Situation durch den Kopf gegangen ist. Hier sollten nur die Gedanken notiert werden, die genau in dem Moment präsent waren. Gedanken können sich entweder in Worten oder in Bildern zeigen. Geht es um visuelle Vorstellungen oder Erinnerungen, können Sie sie beschreiben oder aufmalen. Marissa zum Beispiel beschrieb einen Gedanken als Bild, das sie vor sich sah: Sie kam mit einem schlechten Zeugnis nach Hause (s. Abbildung 6.2). In Kapitel 7 gehen wir detaillierter darauf ein, wie Sie Ihre Gedanken besser identifizieren können.

Marissa brachte ihr Gedankenprotokoll (s. Abbildung 6.3), in dem sie schon die ersten drei Spalten ausgefüllt hatte, zur nächsten Sitzung mit.

Ein weiteres Beispiel illustriert, wie Vic sein Gedankenprotokoll ausgefüllt hat. Dort geht es um eine Auseinandersetzung mit seiner Frau (s. Abbildung 6.4).

Abbildung 6.5 gibt die ersten drei Spalten von Lindas Protokoll über eine Panikattacke wieder. In der unteren Hälfte der 2. Spalte hat sie ihre körperlichen Reaktionen aufgeführt.

Ben brachte sein Gedankenprotokoll (s. Abbildung 6.6) kurz nach Beginn seiner Therapie mit zur Sitzung, auch er hatte die ersten drei Spalten bereits ausgefüllt.

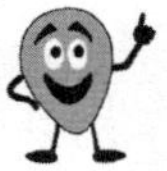

Zur Erinnerung

- In der ersten Spalte für „Situation“ notieren Sie die Antworten auf die Fragen Wer? Was? Wann? Wo?
- Stimmungen lassen sich mit einem Wort beschreiben und auf einer Skala von 0 bis 100 einordnen (Spalte 2).
- Körperliche Reaktionen notieren und stufen Sie am Ende der zweiten Spalte ein. Das ist insbesondere hilfreich für Personen, die unter Ängsten, Wutgefühlen oder gesundheitlichen Beschwerden leiden.
- In der dritten Spalte für „Automatische Gedanken bzw. Bilder“ geht es um Gedanken, Überzeugungen, bildhafte Vorstellungen, Erinnerungen und die Bedeutungen, die Sie einer bestimmten Situation beimessen.

1. Situation Wer? Was? Wann? Wo?	**2. Gefühle / Stimmungen** a. Wie haben Sie sich gefühlt? b. Stufen Sie jedes Gefühl ein, von 0 bis 100 %.	**3. Automatische Gedanken (Bilder)** a. Was ist Ihnen durch den Kopf gegangen, kurz bevor sich dieses Gefühl eingestellt hat? Was noch? Welche Bilder? b. Kreisen Sie den heißen Gedanken ein.
Mittwoch, 14.45 Uhr Mein Chef kommt vorbei, um zu schauen, wie weit ich mit der Lohnbuchhaltung bin.	deprimiert 90 % nervös 95 % ängstlich 97 %	Ich habe das Projekt noch nicht abgeschlossen. Was fertig ist, ist nicht in Ordnung. Ich versage. Ich werde gefeuert. Ich werde mich schämen, wenn ich meiner Familie sagen muss, dass ich meinen Job verloren habe.

Abbildung 6.3: Marissas zweites Gedankenprotokoll (Spalten 1–3)

1. Situation Wer? Was? Wann? Wo?	**2. Gefühle / Stimmungen** a. Wie haben Sie sich gefühlt? b. Stufen Sie jedes Gefühl ein, von 0 bis 100 %.	**3. Automatische Gedanken (Bilder)** a. Was ist Ihnen durch den Kopf gegangen, kurz bevor sich dieses Gefühl eingestellt hat? Was noch? Welche Bilder? b. Kreisen Sie den heißen Gedanken ein.
Freitag, 18 Uhr Judy und ich konnten uns nicht einigen, welchen Film wir im Kino sehen wollten.	wütend 99 % verletzt 95 % traurig 70 %	Sie berücksichtigt niemals, was ich möchte. Immer machen wir, was sie will. Immer muss sie das letzte Wort haben. Ich hasse dieses Gefühl. Ich hasse es, immer so wütend zu sein. Ich bin kurz davor, zu explodieren. Das ist mir alles zu viel. Ich brauche einen Drink.

Abbildung 6.4: Vics erstes Gedankenprotokoll (Spalten 1–3)

1. Situation Wer? Was? Wann? Wo?	2. Gefühle / Stimmungen a. Wie haben Sie sich gefühlt? b. Stufen Sie jedes Gefühl ein, von 0 bis 100 %.	3. Automatische Gedanken (Bilder) a. Was ist Ihnen durch den Kopf gegangen, kurz bevor sich dieses Gefühl eingestellt hat? Was noch? Welche Bilder? b. Kreisen Sie den heißen Gedanken ein.
Es ist nachmittags gegen 14.30 Uhr. Ich bin alleine im Einkaufszentrum, wo ich seit ca. 45 Minuten Einkäufe erledige.	Angst 100 % Panik 100 % Körperliche Reaktionen Herzrasen 100 % Schwitzen 80 % Benommenheit 90 % Enge im Brustkorb 80 %	Vielleicht setzt gleich meine Atmung aus. Ich bekomme nicht genügend Luft. Ich bekomme eine Herzattacke. Ich verliere die Kontrolle. Ich sterbe. (eingekreist) Ich muss ins Krankenhaus gebracht werden. Bild: Ich sehe mich, wie ich auf dem Boden liege und nicht mehr atmen kann.

Abbildung 6.5: Lindas Gedankenprotokoll (Spalten 1–3)

1. Situation Wer? Was? Wann? Wo?	2. Gefühle / Stimmungen a. Wie haben Sie sich gefühlt? b. Stufen Sie jedes Gefühl ein, von 0 bis 100 %.	3. Automatische Gedanken (Bilder) a. Was ist Ihnen durch den Kopf gegangen, kurz bevor sich dieses Gefühl eingestellt hat? Was noch? Welche Bilder? b. Kreisen Sie den heißen Gedanken ein.
25. Mai. Ich mache mich fertig, um zu meiner Tochter zu fahren. Dort findet um 15 Uhr eine Geburtstagsfeier statt.	traurig 85 % reumütig 80 %	Geburtstage sind immer so traurig. Ich habe zwei erwachsene Kinder, die mit ihren Familien in einer anderen Stadt leben. Ich sehe sie nicht annähernd so häufig, wie ich es gern täte. An Geburtstagen sollte die ganze Familie zusammenkommen. Nie werden wir wieder so eine Familie sein. Mein Leben wird nie wieder so gut sein, wie es einmal war. (eingekreist)

Abbildung 6.6: Bens Gedankenprotokoll (Spalten 1–3)

ÜBUNG

Situationen, Gefühle und Gedanken differenzieren

Arbeitsblatt 6.1 hilft Ihnen, die unterschiedlichen Aspekte einer Erfahrung zu unterscheiden. Notieren Sie auf der rechten Seite, ob es sich bei dem Stichwort in der linken Spalte um einen Gedanken, ein Gefühl oder eine Situation handelt. Die ersten drei Begriffe sind beispielhaft bereits benannt.

ARBEITSBLATT 6.1 Situationen, Stimmungen und Gedanken differenzieren

	Situation, Stimmung oder Gedanke?
1. nervös	Stimmung
2. zu Hause	Situation
3. Das werde ich nicht schaffen.	Gedanke
4. traurig	
5. mit einem Freund telefonieren	
6. reizbar	
7. Ich fahre in meinem Wagen.	
8. Dieses Gefühl wird nie verschwinden.	
9. am Arbeitsplatz	
10. Ich werde verrückt.	
11. wütend	
12. Ich bin nichts wert.	
13. 16 Uhr	
14. Es wird etwas Schreckliches passieren.	

	Situation, Stimmung oder Gedanke?
15. Nichts klappt.	
16. entmutigt	
17. Ich werde niemals darüber hinwegkommen.	
18. im Restaurant	
19. Ich habe die Kontrolle verloren.	
20. Ich bin ein Versager.	
21. im Gespräch mit meiner Mutter	
22. Sie ist rücksichtslos.	
23. deprimiert	
24. Ich bin ein Loser.	
25. schuldig	
26. bei meinem Sohn zu Hause	
27. Ich bekomme einen Herzanfall.	
28. Man hat mich ausgenutzt.	
29. Ich liege wach im Bett und kann nicht einschlafen.	
30. Das wird nicht funktionieren.	
31. Ich schäme mich.	
32. Ich werde alles, was ich habe, verlieren.	
33. Panik	

Es folgen nun die Antworten zu Arbeitsblatt 6.1. Lesen Sie die entsprechenden Abschnitte dieses Kapitels durch, vergleichen Sie Ihre Antworten mit den unten stehenden und klären Sie ggf. Unterschiede.

1. nervös .... Gefühl
2. zu Hause .... Situation
3. Das werde ich nicht schaffen. .... Gedanke
4. traurig .... Gefühl
5. mit einem Freund telefonieren .... Situation
6. reizbar .... Gefühl
7. Ich fahre in meinem Wagen. .... Situation
8. Dieses Gefühl wird nie verschwinden. .... Gedanke
9. am Arbeitsplatz .... Situation
10. Ich werde verrückt. .... Gedanke
11. wütend .... Gefühl
12. Ich bin nichts wert. .... Gedanke
13. 16 Uhr .... Situation
14. Es wird etwas Schreckliches passieren. .... Gedanke
15. Nichts klappt .... Gedanke
16. entmutigt .... Gefühl
17. Ich werde niemals darüber hinwegkommen. .... Gedanke
18. im Restaurant .... Situation
19. Ich habe die Kontrolle verloren .... Gedanke
20. Ich bin ein Versager. .... Gedanke
21. im Gespräch mit meiner Mutter .... Situation
22. Sie ist rücksichtslos. .... Gedanke
23. deprimiert .... Gefühl
24. Ich bin ein Loser. .... Gedanke
25. schuldig .... Gefühl
26. bei meinem Sohn zu Hause .... Situation
27. Ich bekomme einen Herzanfall .... Gedanke
28. Man hat mich ausgenutzt. .... Gedanke
29. Ich liege wach im Bett und kann nicht einschlafen. .... Situation
30. Das wird nicht funktionieren .... Gedanke

31. Ich schäme mich. .... Gefühl
32. Ich werde alles, was ich habe, verlieren. .... Gedanke
33. Panik .... Gefühl

Wenn es Ihnen schwergefallen sein sollte, zwischen Situationen, Gefühlen und Gedanken zu unterscheiden, schauen Sie sich noch einmal die Kapitel 3 und 4 an. Können Sie einmal diese Aspekte klar voneinander trennen, werden Sie besser in der Lage sein, die Ihnen wichtigen Veränderungen vorzunehmen. Manchmal ist es nämlich einfacher, eine Situation oder einen Gedanken zu verändern, als ein Gefühl direkt zu bearbeiten.

Zusammenfassung

- Gedankenprotokolle helfen dabei, Fertigkeiten zu entwickeln, die zur Verbesserung von Stimmungslagen und Beziehungen beitragen und zu positiven Veränderungen in Ihrem Leben führen.
- In den ersten drei Spalten des Gedankenprotokolls werden Gefühle von der Situation unterschieden und von körperlichen Reaktionen und Gedanken, die Sie in der Situation hatten.
- Das Gedankenprotokoll ist ein Werkzeug, das Ihnen dabei hilft, neue Denkweisen zu entwickeln, damit Sie sich besser fühlen.
- Auch hier gilt: Nur Übung macht den Meister. Nur durch Anwendung wird das Gedankenprotokoll ein verlässliches Werkzeug, um Ihr Wohlbefinden zu verbessern.

7. Automatische Gedanken

Marissa war an ihrem Schreibtisch beschäftigt, als ihr Vorgesetzter vorbeikam, um ihr Hallo zu sagen. Im Gespräch merkte er an: „Ach, übrigens, ich wollte Sie zu dem guten Bericht beglückwünschen, den Sie gestern geschrieben haben." Kaum hatte der Vorgesetzte den Satz beendet, wurde Marissa nervös und bekam Angst. Dieses Gefühl wurde sie den Rest des Vormittags nicht los.

Nach dem Abendessen räumte Vic die Teller in die Geschirrspülmaschine, als seine Frau sagte: „Ich habe heute den Wagen zum Ölwechsel in die Werkstatt gebracht." Irritiert sah Vic auf: „Ich habe dir doch gesagt, dass ich das am Samstag mache." Seine Frau gab zurück: „Nun, das erzählst du mir schon seit zwei Wochen, also habe ich mich darum gekümmert." „Toll!", schrie Vic und warf ein Geschirrtuch durch die Küche. „Warum kümmerst du dich nicht gleich um einen neuen Ehemann!" Er schnappte sich seinen Mantel und knallte beim Rausgehen die Tür hinter sich zu.

Wenn Sie beginnen, über Ihre Gefühle Protokoll zu führen, werden Sie feststellen, dass Sie – ähnlich wie Marissa – hin und wieder etwas fühlen, was der Situation anscheinend nicht angemessen ist. Die meisten Menschen werden nicht nervös, wenn man ihnen ein Kompliment macht. Bei anderen Gelegenheiten reagieren sie vielleicht impulsiv und übertrieben. Von außen betrachtet scheint Vic hier überzureagieren, doch für ihn ist diese Reaktion in der Situation vollkommen angemessen.

Wie können wir unsere Gefühle besser verstehen? Können wir die dazugehörigen Gedanken identifizieren, ergeben unsere Gefühle normalerweise absolut Sinn. Unsere Gedanken können wir nämlich als Hinweise zum Verständnis unserer Gefühle nutzen. In Marissas Fall stellt sich ihre rätselhafte Reaktion folgendermaßen dar:

Situation	Hinweis: Gedanken	Gefühle / Stimmungen
Ich bekomme ein Lob von meinem Vorgesetzten.	???	nervös 80 % ängstlich 90 %

Wie kann das einen Sinn ergeben? Marissa war von ihrer Reaktion verwirrt, bis sie mit ihrem Therapeuten darüber sprach.

Therapeut: Was hat in dieser Situation bei Ihnen Angst ausgelöst?

Marissa: Ich weiß nicht. Vielleicht einfach nur, dass mein Vorgesetzter auf meine Arbeit aufmerksam geworden ist, nehme ich an.

Therapeut: Was ist daran so schrecklich?

Marissa: Na ja, ich liefere nicht immer gute Arbeit ab.

Therapeut: Was könnte passieren?

Marissa: Irgendwann wird mein Vorgesetzter einen Fehler entdecken.

Therapeut: Und was würde dann passieren?

Marissa: Er wird ärgerlich sein.

Therapeut: Was wäre das Schlimmste, das passieren kann?

Marissa: Darüber habe ich noch nicht nachgedacht, aber ich – ich glaube, sie könnten mich rausschmeißen.

Therapeut: Der Gedanke macht Angst. Und dann, was könnte dann passieren?

Marissa: Mit einem schlechten Arbeitszeugnis wird es schwer, einen neuen Job zu finden.

Therapeut: Das erklärt also, warum Sie ängstlich waren. Können Sie mir noch einmal zusammenfassen, was Sie herausgefunden haben?

Marissa: Vielleicht habe ich durch das Lob gemerkt, dass mein Vorgesetzter meine Arbeit wahrnimmt. Ich weiß, dass ich Fehler mache, also habe ich mir Sorgen gemacht, was passieren könnte, wenn mein Chef einen Fehler entdeckt. Ich nehme an, ich habe daraus voreilig den Schluss gezogen, dass ich meinen Job verlieren könnte und nie wieder einen neuen bekomme. So betrachtet hört sich das ein bisschen albern an.

Achten Sie darauf, wie Marissa mithilfe ihres Therapeuten ihre Gedanken entschlüsselt hat, um ihre emotionale Reaktion zu verstehen.

Situation	Hinweis: Gedanken	Gefühle / Stimmungen
Ich bekomme ein Lob von meinem Vorgesetzten.	Mein Vorgesetzter ist auf meine Arbeit aufmerksam geworden. Wenn er einen Fehler findet, kündigt er mir und ich werde keinen neuen Job finden.	nervös 80 % ängstlich 90 %

Die meisten von uns würde es nervös und ängstlich machen, wenn wir meinen, wir könnten unseren Arbeitsplatz verlieren und keinen neuen bekommen. Jetzt ergeben Marissas Gefühle Sinn. Wie man sieht, ist das Erkennen der Gedanken, die mit Gefühlen einhergehen, ein wichtiger Schritt, um Emotionen zu verstehen.

Vielleicht raten Sie, wie Vics automatische Gedanken lauteten, als er so wütend auf seine Frau wurde, weil sie einen Ölwechsel vornehmen ließ.

Situation	Hinweis: Gedanken	Gefühle / Stimmungen
Judy hat einen Ölwechsel machen lassen. Judy sagt: Das erzählst du mir schon seit zwei Wochen, also habe ich mich darum gekümmert.		wütend 95 %

Notieren Sie in der Spalte „Hinweis: Gedanken" alles, was Ihnen einfällt, das Vics starke Reaktion und seine Wut erklären könnten.

Nachdem Vic das Haus verlassen hatte, wurde ihm klar, dass er nicht wütend war, weil seine Frau den Wagen zum Ölwechsel gebracht hatte. Ganz im Gegenteil, seine Woche war sehr anstrengend gewesen und es war für ihn eine große Hilfe, dass sie ihm das abgenommen hatte. Seine Wut hing mit den *Gedanken* zusammen, die er sich über seine Frau und den Ölwechsel gemacht hatte. Vic dachte: „Sie ist wütend auf mich, weil ich das noch nicht erledigt habe. Sie sieht gar nicht, wie sehr ich mich anstrenge, alles hinzubekommen. Sie kritisiert mich. Sie glaubt, ich sei nicht gut genug. Egal wie sehr ich mich auch anstrenge, sie ist nie zufrieden mit mir."

Aufgrund dieser Ansichten können wir Vics Reaktionen nachvollziehen. Solche Gedanken nennt man „automatische Gedanken", weil sie im Laufe des Tages wie von selbst auftauchen. Wir nehmen uns nicht vor, bestimmte Gedanken zu haben. In der Tat ist es uns häufig gar nicht bewusst, dass wir überhaupt automatische Gedanken haben. Eines der Ziele der KV besteht darin, solche automatischen Gedanken bewusst zu machen.

Sich über etwas bewusst zu sein ist der erste Schritt zur Veränderung und zu einer effektiveren Problemlösung. Sobald Vic Klarheit über seine Gedanken hatte, standen ihm verschiedene Möglichkeiten offen, etwas zu verändern. Stellten seine Gedanken die Situation beispielsweise verzerrt oder nicht korrekt dar, könnte er an einem besseren Verständnis der Situation arbeiten. Würden seine Gedanken jedoch zutreffend sein, könnte Vic seine Frau direkt darauf ansprechen, um ihr seine Gefühle darzulegen, und sie dann bitten, seine Bemühungen mehr wertzuschätzen.

7.1 Wie werden wir uns unserer automatischen Gedanken bewusst?

Da wir ununterbrochen denken und uns Dinge vorstellen, haben wir ständig automatische Gedanken. Wir haben Tagträume über unsere Freunde oder das Wochenende oder denken darüber nach, noch Besorgungen machen zu müssen. All dies sind automatische Gedanken. Im Bestreben, uns besser zu fühlen, sind diejenigen automatischen Gedanken wichtig, die uns dabei helfen, unsere intensiven Gefühle zu verstehen. Diese Gedanken können aus Worten bestehen („Man wird mir kündigen."), aus Bildern oder visuellen Vorstellungen. Marissa hat sich vielleicht vorgestellt, wie sie als Obdachlose an einer Straßenecke sitzt. Oder es können auch Erinnerungen sein: Marissa fiel blitzartig wieder ein, wie sie von ihrer Lehrerin in der 5. Klasse mit einem Lineal auf die Hand geschlagen wurde, weil sie einen Fehler gemacht hatte.

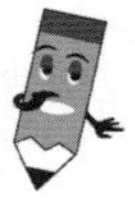

Tipps

Um automatische Gedanken zu identifizieren, achten Sie darauf, was Ihnen im Kopf herumgeht, wenn Sie intensiv etwas fühlen oder auf etwas extrem reagieren.

Um zu üben, automatische Gedanken zu erkennen, schreiben Sie nun auf, was Ihnen einfällt, wenn Sie sich die folgenden Situationen vorstellen.

Situation: Sie sind in einem Einkaufszentrum und wollen sich etwas Schönes kaufen. Vor Wochen haben Sie es dort entdeckt und Geld gespart, um es sich leisten zu können. Als Sie in dem betreffenden Geschäft sind, erfahren Sie von einem Verkäufer, dass der Artikel aus dem Sortiment genommen wurde.

Automatische Gedanken: ______________________________

____

____

____

____

____

Situation: Für ein Nachbarschaftsfest haben Sie etwas zu essen vorbereitet. Sie sind ein wenig nervös, weil Sie ein neues Rezept ausprobiert haben. Nach zehn Minuten kommen einige Nachbarn auf Sie zu, um Ihnen zu sagen, dass Ihr Gericht köstlich ist.

Automatische Gedanken: ______________________________

____

____

____

____

____

In diesen Situationen haben verschiedene Personen ganz unterschiedliche automatische Gedanken. Bei dem Beispiel mit dem Essen denken einige: „Oh, gut, das Essen ist okay“, und sind erleichtert oder ein bisschen stolz. Andere denken: „Diese Leute versuchen einfach nur nett zu mir zu sein. Wahrscheinlich schmeckt es furchtbar“, und schämen sich oder sind peinlich berührt. In jeder Situation gibt es viele verschiedene Möglichkeiten, die Vorfälle zu interpretieren. Je nachdem wie Sie ein Ereignis interpretieren, beeinflusst dies Ihre Gefühle.

Wir haben sogar verschiedene automatische Gedanken, die in bestimmten Situationen auftauchen. Im folgenden Tipp-Kasten finden Sie Fragen, die Ihnen helfen, Ihre automatischen Gedanken zu identifizieren. Nicht jede Frage ist in jeder Situation hilfreich, aber wenn Sie sich mit diesen Fragen beschäftigen, werden Sie den meisten Ihrer automatischen Gedanken auf die Schliche kommen. Welche Frage am besten zu welchem Gefühl passt, beschreibt ein Hinweis am Ende der Frage.

Tipps

Mit diesen Fragen spüren Sie automatische Gedanken auf

- An was habe ich gedacht, kurz bevor ich dieses Gefühl bei mir feststellte? (allgemeiner Gemütszustand)
- Welche Bilder oder Erinnerungen kommen bei mir in dieser Situation hoch? (allgemeiner Gemütszustand)
- Was sagt das über mich aus? Mein Leben? Meine Zukunft? (Depression)
- Was könnte passieren, wovor habe ich Angst? (Angst)
- Was ist das Schlimmste, was passieren könnte? (Angst)
- Was sagt das darüber aus, wie die andere(n) Person(en) über mich denkt(en)? (Wut, Scham)
- Was sagt das über die anderen Personen im Allgemeinen aus? (Wut)
- Habe ich gegen eine Regel verstoßen? Habe ich jemanden verletzt oder etwas getan, das ich nicht hätte tun sollen? Was halte ich von mir selbst, da ich das getan habe oder glaube, es getan zu haben? (Schuld, Scham)

Stellen Sie sich diese Fragen so lange, bis Sie die automatischen Gedanken erkennen und Ihre emotionalen Reaktionen besser verstehen. Um alle automatischen Gedanken zu enttarnen, ist es vielleicht nötig, sich einige dieser Fragen zwei- oder dreimal zu stellen. Um Bilder oder Erinnerungen aufzuspüren, können Sie Ihre Gedanken einfach schweifen lassen und schauen, was Ihnen einfällt, wenn Sie an eine Situation denken, die intensive Gefühle bei Ihnen ausgelöst hat.

Sie brauchen nicht alle Fragen zu beantworten. Manchmal reicht es schon, sich mit einer oder zwei Frage(n) zu beschäftigen, um die betreffenden Gedanken zu entdecken. Beantworten Sie so viele der obigen Fragen wie nötig, um die Gedanken zu identifizieren, die mit Ihrem Unbehagen verknüpft sind.

Beginnen Sie mit allgemeinen Fragen

Normalerweise fangen wir mit den ersten beiden Fragen aus den Tipps (s. o.) an (zum Thema „allgemeiner Gemütszustand"). Diese Fragen treffen auf jede Art von Emotion zu. Vielleicht wissen Sie anfangs noch nicht, an was Sie gedacht haben, kurz bevor Sie sich so gefühlt haben. Doch mit etwas Übung und genauer Beobachtung gelingt es vielen Menschen schon bei der ersten Frage, ihre typischen automatischen Gedanken zu enthüllen.

Vielleicht fragen Sie sich, was die zweite Frage mit Bildern und Erinnerungen zu tun hat. Es hat sich herausgestellt, dass die meisten von uns innere Bilder haben, wenn sie ein Gefühl intensiv erleben. Diese Bilder können aus visuellen Vorstellungen, einem Lied, bestimmten Worten, die einem einfallen, oder einer körperlichen Empfindung bestehen. Manchmal sind diese Bilder reine Fantasie (z. B. stellen Sie sich vor, Sie liegen am Boden und Leute starren auf sie herab) oder es sind tatsächlich Erinnerungen an Erfahrungen, die wir gemacht haben (z. B. die Erinnerung an den Tag, als Sie von Klassenkameraden ausgelacht wurden). Kommen Ihnen diese Bilder oder Erinnerungen in den Sinn, werden sie in der Regel sehr starke Emotionen bei Ihnen auslösen. Sie sind stärker als die Gefühle, die Sie mit rein verbalen Gedanken verbinden. Daher ist es sehr wichtig, diese Bilder und Erinnerungen wahrzunehmen und sie neben anderen Gedanken im Gedankenprotokoll niederzuschreiben bzw. aufzumalen.

Stellen Sie als Nächstes spezifische Fragen zu Ihren Gefühlen

Nachdem Sie die allgemeinen Fragen beantwortet haben, probieren Sie es vielleicht mit den spezifischeren Fragen aus dem Tipps-Kasten. Die Fragen zu Ihrer Stimmungslage sind mit „Angst", „Depression", „Wut", „Schuld" oder „Scham" gekennzeichnet und sie werden Ihnen helfen, leicht mit diesen Gefühlen verbundene automatische Gedanken aufzudecken. Beantworten Sie alle Fragen, die Ihnen sinnvoll erscheinen, wobei Ihnen die auf bestimmte Stimmungen abzielenden Fragen helfen, jene Gedanken zu identifizieren, die mit diesen Stimmungen einhergehen.

Depression

Wenn wir traurig oder deprimiert sind, tendieren wir dazu, uns sehr kritisch zu betrachten oder unser Leben und unsere Zukunft nur negativ zu sehen (vgl. Kapitel 13). Wenn Sie unter Gefühlen wie Depressionen oder ähnlichen Gemütslagen leiden, traurig, entmutigt oder enttäuscht sind, stellen Sie sich die folgenden Fragen: „Was sagt das über mich aus?" „Was heißt das für mein Leben?" „Was bedeutet das für meine Zukunft?" Diese Fragen decken die automatischen Gedanken auf, die mit negativen Gefühlen verknüpft sind.

Angst

In Kapitel 14 beschreiben wir, wie wir bei Angst dazu neigen, uns das Schlimmste mit all seinen Folgen vorzustellen. Wir überschätzen die Gefahr und unterschätzen unsere Fähigkeit, mit Widerständen umzugehen. Manchmal beginnen diese ängstlichen Gedanken mit „Was ist, wenn …?“ und enden damit, dass man ein furchtbares Ende voraussieht. In diesem Fall ist es sinnvoll, nicht nur die Frage „Was ist, wenn …?“ zu beantworten, sondern auch die Antwort zu notieren, die bei Ihnen die größte Sorge auslöst. Denken Sie beispielsweise „Was ist, wenn ich im Laden eine Panikattacke bekomme?“, schreiben Sie Folgendes nieder: „Wenn ich im Laden eine Panikattacke bekomme, dann kollabiere ich. Ich sehe vor meinem inneren Auge, wie die Rettungssanitäter kommen und mich auf einer Bahre wegtragen. Alle starren mich an, und es ist mir wahnsinnig peinlich.“ Wenn Sie also spüren, dass Sie beispielsweise ängstlich, nervös oder angespannt sind, ist es hilfreich, sich zu fragen: „Wovor habe ich Angst, dass es passiert? Was ist das Schlimmste, was eintreten könnte?“ Bei der Beschäftigung mit diesen Fragen ist es auch förderlich, sich zu überlegen, was Ihre eigenen schlimmsten Reaktionen auf diese Situation sein könnten (z. B. die Kontrolle zu verlieren und schreiend aus dem Zimmer zu rennen).

Wut

Wenn wir wütend, nachtragend oder reizbar sind, dann drehen sich unsere Gedanken meistens um andere Menschen und dass sie uns etwas angetan oder uns verletzt haben. Wir glauben – zu Recht oder Unrecht –, dass die anderen unfair, ungerecht, respektlos sind oder uns irgendwie schlecht behandeln. Daher regen die Tipps auf Seite 94 zu folgenden Fragen an: „Was sagt das darüber aus, was die andere(n) Person(en) über mich denkt(en)?“ und „Was sagt das über andere Personen und Menschen im Allgemeinen aus?“ In Kapitel 15 gehen wir detaillierter auf die Gedanken ein, die normalerweise mit Wut verknüpft sind.

Schuld oder Scham

Schuld oder Scham sind gewöhnlich mit dem Gedanken verbunden, etwas falsch gemacht zu haben. Diese Gefühle werden in Kapitel 15 genauer beschrieben. Mit Schuld und Scham gehen eine Reihe von Gedanken und Verhaltensweisen einher. Nehmen wir an, Sie haben jemanden enttäuscht oder glauben nur, das getan zu haben. Vielleicht haben Sie gegen eine Regel verstoßen oder gegen einen Wert, der Ihnen wichtig ist. Möglicherweise haben Sie auch Ideen, die diesen Werten widersprechen. Mithilfe der Fragen aus den Tipps von Seite 94 kommen Sie diesen Gedanken auf die Spur: „Habe ich einen Regelverstoß begangen? Jemanden verletzt oder etwas nicht getan, was ich hätte tun sollen? Was halte ich von mir, da ich das getan habe oder glaube, es getan zu haben?“ Geht es um Scham, ist es hilfreich sich zu fragen: „Was denkt(en) die andere(n) Person(en) über mich? Was bedeutet das? Was würde(n) sie über mich denken, wenn sie das von mir wüsste(n)?“

Zusammenfassung: Automatische Gedanken identifizieren

Suchen Sie den Zusammenhang zwischen Ihrem Gefühl und Ihren Gedanken, stellen Sie sich die zwei allgemeinen Fragen (s. Tipps auf Seite 94) und die zwei oder drei spezifischen Fragen für die entsprechende Gefühlslage, die Sie zu ergründen versuchen. Darüber hinaus kann es manchmal sinnvoll sein, sich auch die anderen Fragen zu anderen Gefühlen zu stellen. Beispielsweise litt Aniya unter sozialer Angst. Sie fühlte sich in der Gesellschaft anderer extrem unsicher. Auf die Frage „Was ist das Schlimmste, was geschehen könnte?“, lautete ihre Antwort: „Ich habe keine Ahnung, was ich sagen soll, und dann sehe ich blöd aus.“ Durch die Frage zur Depression „Was sagt das über mich aus?“, entdeckte Aniya, dass sie dachte „Niemand wird mich jemals lieben.“ Wie Aniya können Sie die Gefühlsbezeichnungen am Ende jeder Frage als Leitfaden nutzen, aber auch die Fragen, die sich auf andere Gefühle beziehen, können für die Entdeckung weiterer wichtiger automatischer Gedanken wichtig sein.

ÜBUNG

Gedanken mit Gefühlen verknüpfen

Arbeitsblatt 7.1 hilft Ihnen, eine Verbindung zwischen Gedanken und den bereits beschriebenen spezifischen Gefühlen herzustellen. Ergänzen Sie die Tabelle mit den jeweils passenden Gefühlen (Depression, Angst, Wut, Schuld, Scham). Die beiden ersten Zeilen sind schon beispielhaft ausgefüllt.

ARBEITSBLATT 7.1 Gedanken mit Gefühlen verknüpfen

	Depression / Angst / Wut / Schuld / Scham
1. Ich bin zu blöd, ich werde das nie begreifen.	Depression
2. Sie werden mich feuern, weil ich so spät dran bin.	Angst
3. Sie ist so ungerecht.	
4. Ich hätte nicht so gemein sein dürfen.	

	Depression / Angst / Wut / Schuld / Scham
5. Wenn die Leute das über mich wüssten, würden sie mich nicht mögen.	
6. Wenn ich meinen Vortrag halte, werden die Leute über mich lachen.	
7. Ich darf so etwas nicht denken.	
8. Er betrügt und beleidigt mich.	
9. Es hat keinen Sinn, es weiterhin zu versuchen.	
10. Wenn etwas schiefläuft, komme ich nicht damit zurecht.	

Unten finden Sie die Lösung zu Arbeitsblatt 7.1. Greifen Sie auf die entsprechenden Abschnitte in diesem Kapitel oder auf Kapitel 13, 14 und 15 zurück, um nachzuvollziehen, warum diese bestimmten Gedanken zu den aufgeführten Gefühlen in Beziehung stehen.

1. Ich bin zu blöd, ich werde das nie begreifen. .... Depression
2. Sie werden mich feuern, weil ich so spät dran bin. .... Angst
3. Sie ist so ungerecht. .... Wut
4. Ich hätte nicht so gemein sein dürfen. .... Schuld
5. Wenn die Leute das über mich wüssten, würden sie mich nicht mögen.... Scham
6. Wenn ich meinen Vortrag halte, werden die Leute über mich lachen. .... Angst
7. Ich darf so etwas nicht denken. .... Schuld
8. Er betrügt und beleidigt mich. .... Wut
9. Es hat keinen Sinn, es weiterhin zu versuchen. .... Depression
10. Wenn etwas schiefläuft, komme ich nicht damit zurecht. .... Angst

Da Sie nun wissen, wie Gedanken und Gefühle miteinander verbunden sind, können Sie in der folgenden Übung schauen, wie dieser Zusammenhang in Ihrem Leben praktisch aussieht.

ÜBUNG

Situationen, Gefühle und Gedanken differenzieren

Denken Sie an einen Moment, in dem Sie heute oder gestern ein intensives Gefühl hatten (Depression, Angst, Wut, Schuld oder Scham). Wenn es ein bestimmtes Gefühl gibt, das Sie mit diesem Buch bearbeiten möchten, wählen Sie die Situation aus, in der Sie es spürten. Notieren Sie Ihre Erfahrungen in Arbeitsblatt 7.2, indem Sie die Situation, Ihre Gefühle und Gedanken so detailliert wie möglich beschreiben. Diese Übung dient dazu, die verschiedenen Aspekte einer Erfahrung zu definieren, zu unterscheiden und zu verstehen. Dies ist ein wichtiger Schritt auf dem Weg zum Umgang mit Ihren Gefühlen.

ARBEITSBLATT 7.2 Situationen, Gefühle und Gedanken differenzieren

1. Situation	2. Gefühle / Stimmungen	3. Automatische Gedanken (Bilder)
Wer war dabei? Was haben Sie gemacht? Wann geschah das? Wo passierte das?	Beschreiben Sie jedes Gefühl mit einem Wort. Stufen Sie die Intensität jedes Gefühls ein (0–100 %).	**Beantworten Sie die ersten allgemeinen Fragen und gehen Sie dann zu einigen oder allen spezifischen Fragen über, die ein spezielles Gefühl betreffen.** Was ging mir durch den Kopf, bevor ich anfing, mich so zu fühlen? (allgemeiner Gefühlszustand) Welche Bilder oder Erinnerungen löst diese Situation bei mir aus? (allgemeiner Gefühlszustand) Was sagt das über mich aus? Über mein Leben? Über meine Zukunft? (Depression) Was, fürchte ich, könnte passieren? (Angst) Was ist das Schlimmste, das geschehen könnte? (Angst) Was sagt es darüber aus, was der andere über mich denkt? (Wut, Scham) Was sagt das über die andere Person oder die Leute im Allgemeinen aus? (Wut) Habe ich gegen Regeln verstoßen, andere verletzt oder etwas nicht getan, was ich hätte tun sollen? Was halte ich von mir selbst, da ich das getan habe oder glaube, es getan zu haben? (Schuld, Scham)

Haben Sie festgestellt, dass an der Situation, die Sie beschrieben haben, mehr als ein Gefühl beteiligt war? Häufig fühlen wir Verschiedenes gleichzeitig. Man kann davon ausgehen, dass mit jeder Stimmung verschiedene Gedanken verknüpft sind. Deshalb ist es sinnvoll, diejenige Stimmung in Spalte 2 zu kennzeichnen oder einzukreisen, die Sie am meisten beschäftigt. Beantworten Sie dann die jeweiligen Fragen zu dieser Stimmung, um die damit einhergehenden Gedanken zu entdecken. Automatische Gedanken zu identifizieren ist ein interessanter Prozess, der Ihnen hilft, Ihre Gefühle in bestimmten Situationen besser zu verstehen. Je mehr Aufmerksamkeit Sie Ihren Gedanken widmen, desto leichter fällt es Ihnen zu erkennen, welche unterschiedlichen Gedanken in einer Situation eine Rolle spielen.

In den drei ersten Spalten des Gedankenprotokolls wird eine emotionale Situation aus Ihrem Leben quasi unter ein psychologisches Mikroskop gelegt. Sie lernen, ein Scheibchen Ihrer persönlichen Erfahrung genauer anzuschauen. Dieser präzise Blick darauf, was in dieser Situation geschieht und in Ihnen abläuft, ist notwendig, bevor Sie sich der zweiten Hälfte des Gedankenprotokolls zuwenden. Diese hilft Ihnen herauszufinden, was Sie verändern müssen, um ihre Gemütslage zu verbessern.

Mit Arbeitsblatt 7.3 üben Sie weiter, Ihre automatischen Gedanken zu erkennen. Weil sie das Sprungbrett für Veränderungen sind, um die es in den folgenden Kapiteln geht, ist es entscheidend, dass Sie diese Gedanken sofort erkennen. Bevor Sie weiterlesen, füllen Sie Arbeitsblatt 7.3 für eine weitere Situation aus, die bei Ihnen das eine oder andere Gefühl ausgelöst hat, das Sie beschäftigt.

ÜBUNG

Automatische Gedanken erkennen

Wenn Sie mehr als ein Gefühl in Spalte 2 notiert haben, markieren Sie dasjenige, das Sie sich genauer anschauen möchten. Mithilfe der Fragen in Spalte 3 erkennen Sie die Gedanken, die mit diesem Gefühl verknüpft sind. Denken Sie daran, Sie müssen nicht jede Frage aus Spalte 3 beantworten. Gehen Sie auf die beiden allgemeinen Fragen ein oder auf all diejenigen, die zu Ihrem spezifischen Gefühl passen.

ARBEITSBLATT 7.3 **Automatische Gedanken erkennen**

1. Situation	2. Gefühle / Stimmungen	3. Automatische Gedanken (Bilder)
Wer war dabei? Was haben Sie gemacht? Wann geschah das? Wo passierte das?	Beschreiben Sie jedes Gefühl mit einem Wort. Stufen Sie die Intensität jedes Gefühls ein (0–100 %). Kreisen Sie das Gefühl ein, das Sie sich genauer anschauen möchten.	Was ging mir durch den Kopf, bevor ich anfing, mich so zu fühlen? (allgemeiner Gefühlszustand) Welche Bilder oder Erinnerungen löst diese Situation bei mir aus? (allgemeiner Gefühlszustand) Was sagt das über mich aus? Über mein Leben? Über meine Zukunft? (Depression) Was, fürchte ich, könnte passieren? (Angst) Was ist das Schlimmste, das geschehen könnte? (Angst) Was sagt das darüber aus, was der andere über mich denkt? (Wut, Scham) Was sagt über die andere Person oder die Leute im Allgemeinen aus? (Wut) Habe ich gegen Regeln verstoßen, andere verletzt oder etwas nicht getan, was ich hätte tun sollen? Was halte ich von mir selbst, da ich das getan habe oder glaube, es getan zu haben? (Schuld, Scham)

7.2 Heiße Gedanken

Stellen Sie sich vor, sie betreten einen Raum und schalten eine Lampe an, die auf dem Tisch steht, doch nichts passiert. Vielleicht stellen Sie fest, dass der Stecker nicht steckt oder Sie zuvor einen Schalter an der Wand betätigen müssen. In dem Moment, in dem Sie den Stecker in die Steckdose stecken bzw. Sie den Schalter drücken, fließt ein elektrischer Strom und die Lampe geht an.

Leitungen, durch die elektrischer Strom fließt, nennt man „heiße“ Leiter. In Anlehnung daran bezeichnet man automatische Gedanken, die mit intensiven Gefühlen am stärksten verknüpft sind, als „heiße“ Gedanken. Es sind die Gedanken, die die emotionale Spannung „transportieren“. Daher ist es wichtig, sie zu identifizieren und genau zu untersuchen, um – wenn wir uns besser fühlen wollen – entscheiden zu können, ob wir sie verändern müssen.

Schauen wir uns zum Thema automatische Gedanken Vics Gedankenprotokoll an (s. Abbildung 7.1). Vic ging es darum, automatische Gedanken und Bilder zu erkennen, um seine Nervosität besser einordnen zu können (s. Spalte 2).

Um seine automatischen Gedanken zu identifizieren, beantwortete Vic die beiden allgemeinen Fragen aus den Tipps „Mit diesen Fragen spüren Sie automatische Gedanken auf“ (s. Seite 94). Diese Fragen sind in Abbildung 7.1 durch Unterstreichung hervorgehoben. Darüber hinaus beschäftigte sich Vic auch mit den beiden speziellen Fragen zum Thema Angst, denn er hatte das Gefühl, dass seine Nervosität mit Angst zu tun haben könnte. Auch diese Fragen sind unterstrichen.

Zunächst beschrieb Vic die Situation, erst dann identifizierte er seine Gefühle und schätzte sie ein. Er kreiste „nervös“ ein, weil es ihm hauptsächlich um diese Emotion ging. Weil verschiedene Gedanken mit unterschiedlichen Gefühlen zusammenhängen, ist es sinnvoll, als Erstes dasjenige Gefühl einzukreisen oder irgendwie zu markieren, über das man zunächst etwas erfahren will. Um seinen Gedanken auf die Spur zu kommen, beantwortete Vic zunächst die allgemeinen und danach die speziellen Fragen zum Thema Angst, denn Angst und Nervosität hängen zusammen.

1. Situation Wer? Was? Wann? Wo?	2. Gefühle / Stimmungen a. Beschreiben Sie jedes Gefühl mit einem Wort. b. Stufen Sie jedes Gefühl ein, von 0 bis 100 %. c. Kreisen Sie das Gefühl ein, das Sie näher untersuchen wollen.	3. Automatische Gedanken (Bilder) a. Was ging Ihnen durch den Kopf, bevor Sie anfingen, dieses Gefühl zu spüren? Welche Gedanken hatten Sie sonst noch? Welche Bilder? b. Kreisen Sie den heißen Gedanken ein.
Ich gebe meiner Vorgesetzten meinen Monatsbericht. Sie liest ihn sich durch, während sie in meinem Büro steht. Dienstag, 16.30 Uhr	nervös 90 % (eingekreist) gereizt 60 %	(Allgemeine Frage) Was ging mir durch den Kopf, bevor ich nervös wurde? Warum liest sie das hier? (Antwort, die mich nervös macht: Sie sucht nach einem Fehler und wird mich kritisieren.) (Allgemeine Frage) Welche Bilder oder Erinnerungen kommen bei mir in dieser Situation hoch? Die Erinnerung, dass mein Vater kritisiert, wie ich den Rasen gemäht habe. Sein Gesicht ist rot und er sieht mich wirklich wütend an. (Spezielle Frage: Angst) Wovor habe ich Angst? Was könnte passieren? Sie wird mit meinen Verkaufszahlen unzufrieden sein. Ich wette, die Umsätze der anderen Vertreter sind in diesem Monat höher. (Spezielle Frage: Angst) Was ist das Schlimmste, was passieren könnte? Mir wird gekündigt oder ich bekomme weniger Provision.

Abbildung 7.1: Vics Gedankenprotokoll (Spalte 1–3)

Um herauszufinden, welcher Gedanke für Vic der „heißeste", d.h. emotional am stärksten aufgeladen war, schaute er sich jeden einzelnen Gedanken an, um feststellen zu können, welcher bei ihm Nervosität auslöst. Bei seinem ersten Gedanken „Warum liest sie das hier?" schätzte er seine Nervosität mit nur 10 Prozent ein. Als er jedoch die Frage beantwortete, die ihn am stärksten verunsicherte „Sie sucht nach einem Fehler und wird mich kritisieren", schnellte dieser Wert nach oben. Folgende Tabelle gibt Vics Skalierungen insgesamt wieder:

Gedanke	Gefühl
Warum liest sie das hier?	nervös 10 %
Sie sucht nach einem Fehler und wird mich kritisieren.	nervös 50 %
Die Erinnerung, dass mein Vater kritisiert, wie ich den Rasen gemäht habe. Sein Gesicht ist rot und er sieht mich wirklich wütend an.	nervös 40 %
Sie wird mit meinen Verkaufszahlen unzufrieden sein.	nervös 40 %
Ich wette, die Umsätze der anderen Vertreter sind in diesem Monat höher.	nervös 80 %
Mir wird gekündigt oder ich bekomme weniger Provision.	nervös 90 %

Wie man sieht, löste Vics erster Gedanke „Warum liest sie das hier?" keine große Nervosität aus, d.h., er ist nicht sonderlich drängend oder heiß. Bei den folgenden drei Gedanken war das schon anders, er war stärker verunsichert, die Gedanken waren also heißer. Seine beiden letzten Gedanken „Ich wette, die Umsätze der anderen Vertreter sind in diesem Monat höher" und „Mir wird gekündigt oder ich bekomme weniger Provision" lösen bei Vic eine extrem hohe Nervosität aus und waren folglich seine heißesten Gedanken. Um Ihre heißen Gedanken aufzuspüren und die eigenen emotionalen Reaktionen zu verstehen, ist es hilfreich, sich wie Vic einige Fragen zu beantworten.

Doch es gibt noch einen weiteren wichtigen Gedanken in Vics Protokoll. Beachten Sie, dass eine Kindheitserinnerung scheinbar eng mit seiner Reaktion auf seine Vorgesetzte verknüpft war. Später lernte Vic, nach Ähnlichkeiten und Unterschieden zwischen dem Verhalten seiner Vorgesetzten und dem seines Vaters zu schauen. Indem er sich diese Erinnerung bewusst machte und die Unterschiede zwischen seinen Erfahrungen in der Kindheit und als Erwachsener erkannte, lernte Vic, angemessener sowohl auf seine Vorgesetzte als auch auf seine Frau zu reagieren.

ÜBUNG

Heiße Gedanken erkennen

Jetzt können Sie Ihre heißen Gedanken identifizieren. Für jeden Ihrer automatischen Gedanken haben Sie auf Arbeitsblatt 7.3 (s. Seite 101) eingeschätzt, in welchem Maße (auf einer Skala von 0 bis 100 Prozent) jeder einzelne zu der Emotion beigetragen hat, die sie eingekreist haben. Notieren Sie die Prozentzahl neben jedem Gedanken. Aufgrund dieser Einstufung entscheiden Sie, welches der heiße Gedanke ist – oder sind es gleich mehrere? Der heißeste Gedanke ist der mit dem höchsten Prozentsatz. Helfen Ihnen diese Gedanken herauszufinden, warum Sie dieses bestimmte Gefühl hatten? Kreisen Sie auf Arbeitsblatt 7.3 den oder die heißen Gedanken für jenes Gefühl ein, das Sie in Spalte 2 markiert haben. Sind keine der aufgeführten Gedanken heiß, kehren Sie zu den Tipps auf Seite 94 zurück, um zusätzliche automatische Gedanken zu identifizieren.

Die Fertigkeiten, die Sie in diesem Kapitel erlernen, sind sehr wichtig. Daher finden Sie hier am Ende ein besonderes Gedankenprotokoll. Arbeitsblatt 7.4 unterscheidet sich von Blatt 7.3 insofern, als dass es eine vierte Spalte gibt, in die Sie quasi den Temperaturgrad jedes Ihrer automatischen Gedanken eintragen können. Ganz unten in Spalte 3 finden Sie hilfreiche Fragen und Hinweise, die nochmals darauf eingehen, welche Informationen in die Spalte mit den automatischen Gedanken gehören.

Verwenden Sie Arbeitsblatt 7.4 so lange, bis sie Ihre automatischen Gedanken problemlos erkennen und herausfinden, welches die heißen, mit Ihren Gefühlen verbundenen Gedanken sind. Bevor Sie zum nächsten Kapitel übergehen, stellen Sie sicher, dass Sie dieses Protokoll problemlos ausfüllen und Ihre heißen Gedanken identifizieren können. Wir empfehlen, dieses Arbeitsblatt mindestens einmal am Tag eine Woche lang auszufüllen. (Auf den folgenden Seiten finden Sie vier Exemplare von Arbeitsblatt 7.4. Wenn Sie weitere Exemplare benötigen, nutzen Sie die beiliegende CD-ROM.)

Vor den nächsten Schritten sollten Sie unbedingt in der Lage sein, Ihre heißen Gedanken zu erkennen und die Verbindung zwischen Gedanken und Gefühlen zu verstehen. Ist das der Fall, können Sie mit Kapitel 8 fortfahren. Dort erfahren Sie, wie Sie diese Gedanken auswerten und Veränderungen anstoßen können, die zu flexibleren Denkweisen führen.

Je mehr Gedankenprotokolle Sie ausfüllen, desto schneller werden Sie sich besser fühlen. Dieses Protokoll ist kein Test, es ist eine Übung, um Ihre Gedanken zu erkennen und Ihre Denkmuster zu entdecken, die sich auf Ihre Gefühle auswirken. Je mehr Sie üben, desto leichter wird es Ihnen fallen, das Gedankenprotokoll zu schreiben. Mit wachsender Kompetenz steigt auch die Wahrscheinlichkeit, dass es Ihnen besser geht und Sie mehr Kontrolle über Ihr Leben gewinnen. Sobald Sie Arbeitsblatt 7.4 routiniert ausfüllen können, machen Sie weiter mit Kapitel 8.

ARBEITSBLATT 7.4 Heiße Gedanken erkennen

1. Situation	2. Gefühle/ Stimmungen	3. Automatische Gedanken (Bilder)	Wie intensiv ist der heiße Gedanke?
Mit wem waren Sie zusammen? Was haben Sie gemacht? Wann fand das statt? Wo waren Sie?	Beschreiben Sie jedes Gefühl mit einem Wort. Schätzen Sie die Intensität jedes Gefühls ein (0–100 %). Kreisen Sie das Gefühl ein, dass Sie näher untersuchen möchten.	**Beantworten Sie einige oder alle Fragen:** Was ging mir durch den Kopf, bevor ich anfing, mich so zu fühlen? (allgemeiner Gefühlszustand) Welche Bilder oder Erinnerungen löst diese Situation bei mir aus? (allgemeiner Gefühlszustand) Was sagt das über mich aus? Über mein Leben? Über meine Zukunft? (Depression) Was, fürchte ich, könnte passieren? (Angst) Was ist das Schlimmste, das geschehen könnte? (Angst) Was sagt das darüber aus, was der andere über mich denkt? (Wut, Scham) Was sagt das über die andere Person oder die Leute im Allgemeinen aus? (Wut) Habe ich gegen Regeln verstoßen, andere verletzt oder etwas nicht getan, was ich hätte tun sollen? Was halte ich von mir selbst, da ich das getan habe oder glaube, getan zu haben? (Schuld, Scham)	Schätzen Sie jeden Gedanken in Spalte 3 ein, wie stark Ihr Gefühl allein von diesem Gedanken abhängt (0–100 %).

ARBEITSBLATT 7.4 **Heiße Gedanken erkennen**

1. Situation	2. Gefühle / Stimmungen	3. Automatische Gedanken (Bilder)	Wie intensiv ist der heiße Gedanke?
Mit wem waren Sie zusammen? Was haben Sie gemacht? Wann fand das statt? Wo waren Sie?	Beschreiben Sie jedes Gefühl mit einem Wort. Schätzen Sie die Intensität jedes Gefühls ein (0–100 %). Kreisen Sie das Gefühl ein, dass Sie näher untersuchen möchten.	**Beantworten Sie einige oder alle Fragen:** Was ging mir durch den Kopf, bevor ich anfing, mich so zu fühlen? (allgemeiner Gefühlszustand) Welche Bilder oder Erinnerungen löst diese Situation bei mir aus? (allgemeiner Gefühlszustand) Was sagt das über mich aus? Über mein Leben? Über meine Zukunft? (Depression) Was, fürchte ich, könnte passieren? (Angst) Was ist das Schlimmste, das geschehen könnte? (Angst) Was sagt das darüber aus, was der andere über mich denkt? (Wut, Scham) Was sagt das über die andere Person oder die Leute im Allgemeinen aus? (Wut) Habe ich gegen Regeln verstoßen, andere verletzt oder etwas nicht getan, was ich hätte tun sollen? Was halte ich von mir selbst, da ich das getan habe oder glaube, getan zu haben? (Schuld, Scham)	Schätzen Sie jeden Gedanken in Spalte 3 ein, wie stark Ihr Gefühl allein von diesem Gedanken abhängt (0–100 %).

ARBEITSBLATT 7.4 Heiße Gedanken erkennen

1. Situation	2. Gefühle/ Stimmungen	3. Automatische Gedanken (Bilder)	Wie intensiv ist der heiße Gedanke?
Mit wem waren Sie zusammen? Was haben Sie gemacht? Wann fand das statt? Wo waren Sie?	Beschreiben Sie jedes Gefühl mit einem Wort. Schätzen Sie die Intensität jedes Gefühls ein (0–100 %). Kreisen Sie das Gefühl ein, dass Sie näher untersuchen möchten.	**Beantworten Sie einige oder alle Fragen:** Was ging mir durch den Kopf, bevor ich anfing, mich so zu fühlen? (allgemeiner Gefühlszustand) Welche Bilder oder Erinnerungen löst diese Situation bei mir aus? (allgemeiner Gefühlszustand) Was sagt das über mich aus? Über mein Leben? Über meine Zukunft? (Depression) Was, fürchte ich, könnte passieren? (Angst) Was ist das Schlimmste, das geschehen könnte? (Angst) Was sagt das darüber aus, was der andere über mich denkt? (Wut, Scham) Was sagt das über die andere Person oder die Leute im Allgemeinen aus? (Wut) Habe ich gegen Regeln verstoßen, andere verletzt oder etwas nicht getan, was ich hätte tun sollen? Was halte ich von mir selbst, da ich das getan habe oder glaube, getan zu haben? (Schuld, Scham)	Schätzen Sie jeden Gedanken in Spalte 3 ein, wie stark Ihr Gefühl allein von diesem Gedanken abhängt (0–100 %).

ARBEITSBLATT 7.4 **Heiße Gedanken erkennen**

1. Situation	2. Gefühle/ Stimmungen	3. Automatische Gedanken (Bilder)	Wie intensiv ist der heiße Gedanke?
Mit wem waren Sie zusammen? Was haben Sie gemacht? Wann fand das statt? Wo waren Sie?	Beschreiben Sie jedes Gefühl mit einem Wort. Schätzen Sie die Intensität jedes Gefühls ein (0–100 %). Kreisen Sie das Gefühl ein, dass Sie näher untersuchen möchten.	**Beantworten Sie einige oder alle Fragen:** Was ging mir durch den Kopf, bevor ich anfing, mich so zu fühlen? (allgemeiner Gefühlszustand) Welche Bilder oder Erinnerungen löst diese Situation bei mir aus? (allgemeiner Gefühlszustand) Was sagt das über mich aus? Über mein Leben? Über meine Zukunft? (Depression) Was, fürchte ich, könnte passieren? (Angst) Was ist das Schlimmste, das geschehen könnte? (Angst) Was sagt das darüber aus, was der andere über mich denkt? (Wut, Scham) Was sagt das über die andere Person oder die Leute im Allgemeinen aus? (Wut) Habe ich gegen Regeln verstoßen, andere verletzt oder etwas nicht getan, was ich hätte tun sollen? Was halte ich von mir selbst, da ich das getan habe oder glaube, getan zu haben? (Schuld, Scham)	Schätzen Sie jeden Gedanken in Spalte 3 ein, wie stark Ihr Gefühl allein von diesem Gedanken abhängt (0–100 %).

Stimmungsbarometer

Sie lernen gerade, Ihre automatischen Gedanken zu erkennen. Deshalb ist es jetzt an der rechten Zeit, noch einmal Ihre Gefühle zu identifizieren. Dazu können Sie die folgenden Arbeitsblätter nutzen:

- **Depression / Traurigkeit:** *Gedanken-verändern-Gefühle*-Bestandsaufnahme für Depression
  Arbeitsblatt 13.1 auf Seite 252 und Arbeitsblatt 13.2 auf Seite 253
- **Angstzustände / Nervosität:** *Gedanken-verändern-Gefühle*-Bestandsaufnahme für Angst
  Arbeitsblatt 14.1 auf Seite 283 und Arbeitsblatt 14.2 auf Seite 284
- **Andere Gefühle / Zufriedenheit:** Meine Gefühle messen und nachverfolgen
  Arbeitsblatt 15.1 auf Seite 322 f. und Arbeitsblatt 15.2 auf Seite 324

Zusammenfassung

- Automatische Gedanken sind Gedanken, die sich im Laufe des Tages spontan ganz von selbst einstellen.
- Wann immer wir intensive Gefühle haben, gibt es auch automatische Gedanken, die uns Hinweise zum Verständnis unserer emotionalen Reaktionen geben.
- Automatische Gedanken zeigen sich in Worten, Bildern oder Erinnerungen.
- Um automatische Gedanken zu erkennen, achten Sie darauf, was in Ihnen vorgeht, wenn Sie ein Gefühl intensiv erleben.
- Mit jedem Gefühl sind bestimmte Gedankenarten verknüpft. In diesem Kapitel finden Sie Vorschläge, mit welchen Fragen Sie diese Gedanken identifizieren können.
- Heiße Gedanken sind die am stärksten mit Emotionen aufgeladenen automatischen Gedanken. In einem Gedankenprotokoll liefern sie in der Regel die wertvollsten Hinweise.

8. Welche Fakten untermauern das?

8.1 Vic: Sich Zeit nehmen und genau hinschauen

An einem Donnerstagabend standen Vic und seine Frau Judy in der Küche und besprachen, was sie für das Wochenende geplant hatten. Als Vic erzählte, er wolle am Samstagmorgen mit seinem Freund Jim zu einem AA-Treffen gehen, veränderte sich Judys Gesichtsausdruck. Sie schien unglücklich. Vic spürte, wie plötzlich eine Woge der Wut in ihm aufstieg, als er dachte: „Sie regt sich darüber auf, dass ich die Zeit nicht mit ihr und den Kindern verbringe. Es ist ungerecht, dass sie nicht erkennt, dass mein Entzugsprogramm auch wichtig ist. Wenn Sie mich so gern hätte wie die Kids, würde sie sich freuen, dass ich dorthin gehe. Ich bin ihr egal."

Vic explodierte: „Wenn es dir egal ist, ob ich trocken bleibe oder nicht, ist es mir auch wurscht!" Er schlug mit der Faust auf den Tisch und rauschte wutentbrannt davon. Judy rief ihm noch nach: „Wie kannst du von mir erwarten, dass es mir wichtig ist, wenn du dich so verhältst! Was ist eigentlich mit dir los?"

Als Vic aus der Ausfahrt bog, schwirrten ihm viele Gedanken durch den Kopf: „Sie hat nie verstanden, wie wichtig mir die Anonymen Alkoholiker sind. Sie hat keine Ahnung, wie schwer es ist, nicht zu trinken. Was strenge ich mich eigentlich noch an, wenn es ihr sowieso egal ist, ob ich trocken bleibe? Ich halte diese Wut nicht aus. Wenn ich etwas trinke, geht es mir bestimmt besser."

Vic hielt vor einem Spirituosenladen und schaltete den Motor aus. Er ließ den Kopf auf das Lenkrad sinken und atmete tief durch. Als seine Wut langsam verrauchte, erinnerte er sich daran, was sein Therapeut ihm gesagt hatte: Das nächste Mal, wenn er ein intensives Gefühl erlebte oder den Drang zu trinken verspürte, sollte er das als Chance sehen, seine Gedanken mithilfe eines Protokolls zu analysieren. Auch wenn Vic jetzt den dringenden Wunsch hatte, etwas zu trinken, hatte er seinem Therapeuten versprochen, es zumindest einmal zu versuchen. Vic fand einen Zettel im Wagen und schrieb sein Gedankenprotokoll nieder (s. Abbildung 8.1).

GEDANKEN

1. Situation Wer? Was? Wann? Wo?	2. Gefühle / Stimmungen a. Wie haben Sie sich gefühlt? b. Stufen Sie jedes Gefühl ein, von 0 bis 100 %. c. Kreisen Sie das Gefühl ein, das Sie näher untersuchen möchten.	3. Automatische Gedanken (Bilder) a. Was ist Ihnen durch den Kopf gegangen, kurz bevor sich dieses Gefühl eingestellt hat? Was noch? Welche Bilder? b. Kreisen Sie den heißen Gedanken ein.
Donnerstag, 20.30 Uhr. Judy sieht mich komisch an, als ich ihr erzähle, dass ich am Samstag zum AA-Meeting gehe.	wütend 90 %	Sie ist genervt, dass ich zum AA-Meeting am Samstag gehe. Ihr ist mein Entzug nicht so wichtig. Ich bin ihr egal. Sie hat keine Ahnung, wie schwer es ist, nicht zu trinken. Ich halte diese Wut nicht aus. Wenn ich etwas trinke, geht es mir bestimmt besser.

PROTOKOLL

4. Fakten, die diesen heißen Gedanken stützen	5. Fakten, die diesen heißen Gedanken widerlegen	6. Alternative bzw. ausgewogene Gedanken a. Schreiben Sie einen alternativen bzw. ausgewogenen Gedanken auf. b. Schätzen Sie jedes Mal ein, wie sehr Sie an den alternativen bzw. ausgewogenen Gedanken glauben (trifft zu 0–100 %).	7. Schätzen Sie nun die Stimmungen ein Schätzen Sie die Stimmungen aus Spalte 2 erneut ein (trifft zu 0–100 %); ebenso neu hinzugekommene Stimmungen.
Sie unterstützt mich nicht bei den AA. Sie nölt herum, dass ich Sachen erledigen soll. Sie scheint nicht anzuerkennen, wie sehr ich mich anstrenge. Immer guckt sie so kritisch, wie heute Abend auch. Sie hat mich angeschrien, als ich das Haus verließ.	Sie ist die ganzen Jahre, die ich getrunken habe, bei mir geblieben. Sie ist ein Jahr lang zu den AA-Treffen für Angehörige gegangen. Als ich heute von der Arbeit kam, freute sie sich, mich zu sehen. Wenn wir nicht streiten, sagt sie mir, dass sie mich liebt, und sie ist nett zu mir.		
Ich hasse es, mich so zu fühlen. Wenn ich mich früher so gefühlt habe, habe ich etwas getrunken, das hat mich immer entspannt. Alkohol wirkt schnell.	Wenn die Wirkung des Alkohols nachlässt, fühle ich mich noch schlechter. Als mich im letzten Monat die Wut wirklich packte, habe ich nichts getrunken, weil ich mit Jim zusammen war. Und nach einer Stunde ging es mir eh besser. Obwohl ich jetzt wirklich wütend bin, weiß ich, dass das nicht ewig anhält. Ich habe den Entzug überlebt, und das war viel schlimmer als meine Wut.		

Abbildung 8.1: Vics Gedankenprotokoll

So wie Sie es in Kapitel 7 gelernt haben, füllte auch Vic die ersten drei Spalten des Protokolls aus: Er beschrieb die Situation, erkannte seine Gefühle, schätzte sie ein und notierte verschiedene Gedanken, die damit einhergingen. Anstatt festzulegen, wie heiß jeder seiner automatischen Gedanken war, überlegte Vic, wie wütend ihn jeder Gedanke machte, und kreiste denjenigen ein, der ihn am intensivsten störte: „Ich bin ihr egal." Und er kreiste noch einen automatischen Gedanken ein: „Ich halte diese Wut nicht aus. Wenn ich etwas trinke, geht es mir bestimmt besser." Vic begriff, dass ihn diese Gedanken zum Trinken verführten, und er wusste, dass er es später bereuen würde.

Als Vic die beiden stärksten heißen Gedanken identifiziert hatte, fiel ihm ein, was ihm sein Therapeut gesagt hatte: Die wichtigsten Fragen in den Spalten 4 und 5 im KV-Gedankenprotokoll lauten: „Was ist der Beweis?" Daraufhin überlegte Vic, was seine Vermutung stützte, dass er Judy gleichgültig sei und dass er einen Drink brauche, um mit seinem Zorn umgehen zu können.

Seine Wut setzte da ein, als er begann, den Gesichtsausdruck seiner Frau zu interpretieren. Sie schien genervt zu sein, dass er am Samstag zu seinem AA-Meeting wollte. Daher nahm er an, es bedeute, dass sie sich weder für seinen Entzug noch für ihn selbst interessiere. Nachdem er sich die Fakten angeschaut hatte, die für oder gegen seine Schlussfolgerung sprachen, war Vic besser in der Lage, seine Gedanken einzuschätzen und auf sie zu reagieren. Wie man in der unteren Hälfte in den Spalten 4 und 5 sieht, hinterfragt Vic seinen Gedanken, dass er ohne Alkohol die Wut nicht aushalten könnte.

Vic erinnerte sich an die Erklärung seines Therapeuten, dass es in den Spalten 4 und 5 um die Frage ging „Wo ist der Beweis?" (s. Abb. 8.1). Diese beiden Spalten sollen Ihnen helfen, Informationen zu sammeln, die Ihre heißen Gedanken aus Spalte 3 („automatische Gedanken") be- bzw. widerlegen. Anhand der Fakten aus den Spalten 4 und 5 können Sie Ihre heißen Gedanken einschätzen.

Um die beiden Beweis-Spalten auszufüllen, ist es hilfreich, wenn Sie Ihre Gedanken als Annahmen oder Hypothesen betrachten. Wenn Sie nur für einen Moment außer Acht lassen, dass Sie diesen Gedanken für wahr halten, wird es Ihnen leichter fallen, Fakten zu finden, die dafür oder dagegen sprechen.

Als Vic vor dem Spirituosenladen in seinem Auto saß, wog er die dafür- und die dagegensprechenden Fakten gegeneinander ab, dass er Judy gleichgültig war und dass er einen Drink brauchte. Er versuchte, sich an Fakten, Daten und Erfahrungen zu halten, um seine Gedanken zu hinterfragen.

ÜBUNG

Fakten vs. Interpretationen

Arbeitsblatt 8.1 hilft Ihnen, zwischen Fakten und Interpretationen zu unterscheiden. „Fakten“ sind Sachverhalte, denen in einer bestimmten Situation jeder zustimmen würde, etwa: „Es war Donnerstagabend“ oder: „Judys Gesichtsausdruck veränderte sich“. „Interpretationen“ hingegen sind je nach Sichtweise unterschiedlich. Tragen Sie in die rechte Spalte von Arbeitsblatt 8.1 ein, ob es sich bei dem, was zwischen Vic und Judy passiert (die Aussagen in der linken Spalte) um eine Tatsache oder eine Interpretation handelt. Die beiden ersten Zeilen haben wir als Anhaltspunkt für Sie bereits ausgefüllt. Vielleicht lesen Sie noch einmal die Beschreibung jenes Abends am Beginn dieses Kapitels (s. Seite 111), bevor Sie entscheiden, ob es sich um eine Tatsache oder eine Interpretation handelt.

ARBEITSBLATT 8.1 **Fakten vs. Interpretationen**

1. Sie sieht mich immer so kritisch an.	Interpretation
2. Judys Gesichtsausdruck veränderte sich.	Fakt
3. Ich bin wütend (Vic).	
4. Judy ist es egal, ob ich nüchtern bleibe oder nicht.	
5. Die Kinder sind ihr wichtiger als ich.	
6. Judy hat mich angeschrien, als ich das Haus verließ.	
7. Judy blieb all die Jahre, die ich getrunken habe, bei mir.	
8. Sie unterstützt mich nicht bei den Anonymen Alkoholikern.	
9. Ich halte es nicht aus, so wütend zu sein.	
10. Du kannst nicht erwarten, dass du mir wichtig bist, wenn du dich so verhältst (Judy).	

Die Antworten für Arbeitsblatt 8.1 finden Sie hier:

1. Sie sieht mich immer so kritisch an. .... Interpretation
2. Judys Gesichtsausdruck veränderte sich. .... Fakt
3. Ich bin wütend (Vic). .... Fakt
4. Judy ist es egal, ob ich nüchtern bleibe oder nicht. .... Interpretation
5. Die Kinder sind ihr wichtiger als ich. .... Interpretation
6. Judy hat mich angeschrien, als ich das Haus verließ. .... Fakt
7. Judy blieb all die Jahre, die ich getrunken habe, bei mir. .... Fakt
8. Sie unterstützt mich nicht bei den Anonymen Alkoholikern. .... Interpretation
9. Ich halte es nicht aus, so wütend zu sein. .... Interpretation
10. Du kannst nicht erwarten, dass du mir wichtig bist, wenn du dich so verhältst (Judy). .... Interpretation

In die Fakten-Spalten eines Gedankenprotokolls sollten Sie hauptsächlich objektive Sachverhalte oder Tatsachen schreiben. So wie es Vic passiert ist, werden Sie wahrscheinlich zunächst Fakten mit Interpretationen verwechseln. In seinem Gedankenprotokoll schrieb er beispielsweise: „Sie sieht mich immer so kritisch an, wie heute Abend." Dass ihr veränderter Gesichtsausdruck bedeutet, sie kritisiert ihn, ist eine Interpretation. Da Judy nicht sagt, was sie denkt und fühlt, als sie ihn ansieht, kann Vic nicht sicher sein, ob dieser Blick kritisch ist oder nicht. Auch könnte die Aussage „Sie sieht mich immer so kritisch an, wie heute Abend" vielleicht die Häufigkeit ein wenig übertreiben, mit der Judy ihn missbilligend ansieht.

Ist es Ihnen gelungen, in Arbeitsblatt 8.1 die Unterschiede zwischen Fakten und Interpretationen zu erkennen? Zu Beginn dieses Kapitels sind alle Tatsachen beschrieben. Jeder, der Vic und Judy zugesehen hat, wird vermutlich zustimmen, dass Folgendes passiert ist: (2) Judys Gesichtsausdruck veränderte sich, (3) Vic wurde wütend, (6) Judy brüllte Vic an, als er das Haus verließ, und (7) in all den vielen Jahren, die Vic trank, blieb Judy bei ihm.

Bei einer Interpretation lesen wir Dinge in eine Situation hinein. Es ist unsere Einschätzung des Geschehenen und die Gedanken, die uns zu anderen Personen durch den Kopf gehen – ob sie nun der Realität entsprechen oder nicht. Beispielsweise war es gut möglich, dass es (4) Judy egal war, ob Vic nüchtern blieb oder nicht, oder dass ihr (5) die Kinder wichtiger waren als er. Da Judy aber nichts dergleichen wirklich gesagt hat, können wir es nicht sicher wissen, es sei denn, wir fragen sie. Ebenso konnte sich Judy nicht sicher sein, ob (10) es Vic egal war, was sie davon hielt, wenn er sich so benahm. Dies wiederum war ihre Interpretation und musste nicht unbedingt zutreffen. Manchmal ist es nötig, weitere Informationen zu sammeln, bevor wir sagen können, ob etwas eine Tatsache oder eine Interpretation ist. Beispielsweise könnte Vic seine Frau direkt fragen, ob sie ihn dabei unterstützt, regelmäßig die AA-Meetings aufzusuchen (8). Außerdem könnte er aufschieben, etwas zu trinken, um herauszufinden, ob er das Gefühl der Wut nicht vielleicht doch länger aushält als gedacht (9).

Die Spalten 4 „Fakten, die den heißen Gedanken stützen" und 5 „Fakten, die den heißen Gedanken widerlegen" dienen dazu, die Richtigkeit Ihrer Gedanken zu überprüfen. Wenn Sie diese Spalten ausfüllen, versuchen Sie, so sachlich wie möglich zu bleiben. Doch auch wenn Sie in Spalte 4 Dinge eintragen, die keine Tatsachen sind, ist dies nützlich, wenn Sie Belege für Spalte 5 finden. Diese Spalte ist die wichtigste im Gedankenprotokoll, weil Sie darin aufgefordert werden, nach Fakten zu suchen, die Ihre Annahmen widerlegen. *Wenn wir ein intensives Gefühl erleben, fällt es uns manchmal schwer, Beweise zu finden, die unseren Überzeugungen widersprechen. Dennoch liegt das Geheimnis, die Intensität unserer negativen Gefühle zu mindern, genau darin, nach Fakten Ausschau zu halten, die für und gegen unsere Schlussfolgerungen sprechen.*

Wenn Sie sie sorgsam ausfüllen, helfen Ihnen die vier ersten Spalten des Gedankenprotokolls, sich darüber klar zu werden, was eigentlich vor sich geht, wenn Sie intensive Gefühle erleben. Erst in Spalte 5 geht es darum, die Dinge anders zu betrachten. Deshalb ist das Ausfüllen von Spalte 5 vermutlich auch der schwierigste Schritt. Manchmal fällt Lesern gar nichts ein, wenn sie Spalte 5 ausfüllen sollen. In den Tipps auf Seite 118 listen wir einige Fragen auf, die Ihnen mit Spalte 5 helfen werden. Bis es Ihnen wirklich leichtfällt, diese Spalte auszufüllen, müssen Sie möglicherweise einige Wochen üben. Mit jedem Gedankenprotokoll, das Sie ausfüllen, wird es Ihnen besser gelingen, Fakten zu finden, die Ihre Gedanken widerlegen.

8.2 Ben: Bei genauerer Betrachtung

An Bens Beispiel können wir zeigen, wie wichtig es ist, überprüfbare Fakten zu nutzen, um unsere Interpretationen und Schlussfolgerungen zu hinterfragen. Ungefähr drei Monate, nachdem Ben seine Therapie begonnen hatte, verbrachte er einen Tag bei seiner Tochter und ihrer Familie. Als er am Abend nach Hause zurückkehrte, war er sehr traurig. Ben beschloss, ein Gedankenprotokoll anzufertigen, um herauszufinden, warum er so deprimiert war und was er machen könnte, um seinen Gemütszustand zu verbessern.

Nachdem er einige automatische Gedanken aufgelistet hatte, wurde Ben klar, dass sie alle „heiß“ waren. Der Gedanke, der jedoch am stärksten mit seinem Gefühl verknüpft war, war der, dass er von seinen Kindern und Enkeln nicht mehr so sehr gebraucht wurde. Diese Idee kreiste Ben als heißeste ein (s. Abbildung 8.2 auf Seiten 120 f.).

Bei negativen automatischen Gedanken beziehen wir uns normalerweise immer auf Informationen, die unsere Annahmen bestätigen. Bevor Ben sein Gedankenprotokoll ausfüllte, drehten sich seine Gedanken um die Ereignisse, die seine Schlussfolgerung „Die Kinder und die Enkel brauchen mich nicht mehr“ stützten (Spalte 4). Da Ben immer nur daran dachte, dass er für seine Familie überflüssig sei, wurde er immer trauriger. Wenn wir depressiv sind, ist es normal, dass wir uns auf negative Ereignisse konzentrieren.

Doch Spalte 5 zwang Ben dazu, sich aktiv zu überlegen, welche Ereignisse seiner Annahme entgegenstanden. Als er Hinweise fand, dass er immer noch von seiner Familie gebraucht und geliebt wurde, ging es ihm besser. Obgleich seine Kinder nun erwachsen waren und auch die Enkelkinder selbstständiger wurden, fielen ihm einige Situationen ein, in denen er immer noch eine wichtige Rolle in ihrem Leben einnahm.

Solange sich Ben nur auf die Dinge konzentrierte, die seine negativen Gedanken bestätigten, konnte er nicht erkennen, wie wichtig er seiner Familie war. Durch Spalte 5 wurde Ben ermutigt, sich aktiv an Dinge zu erinnern und Informationen und Erfahrungen zu berücksichtigen, die seinen ursprünglichen negativen Gedanken widerlegten.

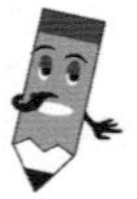

Tipps: Wie finden Sie Fakten, die Ihren heißen Gedanken widerlegen?

- Gibt es Erlebnisse oder andere Hinweise, dass dieser Gedanke nicht immer vollständig zutrifft?
- Wenn mein bester Freund oder jemand, den ich liebe, diesen Gedanken hätte, was würde ich ihm sagen?
- Wenn mein bester Freund, oder jemand, dem ich wichtig bin, wüsste, dass ich diesen Gedanken habe, was würde er mir sagen? Welche Tatsachen (Informationen oder Erfahrungen) würde er mir vor Augen halten, um zu beweisen, dass mein Gedanke nicht hundertprozentig zutrifft?
- Gibt es auch nur die kleinsten Hinweise darauf, dass mein heißer Gedanke nicht der Realität entspricht, etwas, das ich vielleicht ignoriere oder als unwichtig abtue?
- Gibt es irgendwelche Stärken oder Kompetenzen, die ich habe und die ich außer Acht lasse? Gibt es vielleicht Hinweise darauf, dass aus dieser Situation etwas Positives resultiert?

- Bin ich schon einmal in einer ähnlichen Situation gewesen? Was ist damals passiert? Wie unterscheidet sich diese Situation von den vorherigen? Was habe ich aus vergangenen Erfahrungen gelernt, das mir jetzt helfen könnte, diese Situation anders zu bewerten?
- Wenn ich nicht dieses Gefühl spüre, denke ich dann anders über diese Art von Situation? Wie? Auf welche Tatsachen konzentriere ich mich dann?
- Wenn ich mich in der Vergangenheit so gefühlt habe, woran habe ich dann gedacht, damit es mir besser geht?
- Wenn ich in fünf Jahren auf diese Situation zurückblicke, werde ich sie dann anders einschätzen? Werde ich mich auf andere Aspekte meiner Erfahrung konzentrieren?
- Ziehe ich in Spalten 3 und 4 voreilig Schlüsse, die nicht vollkommen von den Tatsachen gestützt werden?
- Gebe ich mir für etwas die Schuld, was ich nicht vollständig kontrollieren konnte? Welche Fakten kann ich aufschreiben, die ein etwas faireres, mitfühlenderes oder freundlicheres Licht auf meine Verantwortung werfen?

Finden Sie Fakten dafür, dass Sie mit Ihrer Sichtweise nicht ganz richtig liegen (Spalte 5), wird sich Ihr Gemütszustand wahrscheinlich verbessern, wie bei Ben. Wenn Ihr Gefühl jedoch sehr stark ist und Sie von etwas absolut überzeugt sind, kann es schwerfallen, Fakten zu finden, die Ihre Meinung widerlegen. Die Fragen im Kasten „Tipps" erinnern Sie daran, dass man eine Situation aus vielen verschiedenen Perspektiven betrachten kann. So können Sie leichter Fakten finden, die Ihren heißen Gedanken widerlegen.

Sie brauchen nicht alle in den Tipps (Seite 118) gestellten Fragen zu beantworten. Doch wenn sie anfangen, Spalte 5 auszufüllen, können einige der Fragen dabei hilfreich sein. Mit mehr Routine erkennen Sie, welche der Fragen für Sie am hilfreichsten sind und in welche Richtung Ihre heißen Gedanken gehen.

GEDANKEN

1. Situation Wer? Was? Wann? Wo?	2. Gefühle / Stimmungen a. Wie haben Sie sich gefühlt? b. Stufen Sie jedes Gefühl ein, von 0 bis 100 %. c. Kreisen Sie das Gefühl ein, das Sie näher untersuchen möchten.	3. Automatische Gedanken (Bilder) a. Was ist Ihnen durch den Kopf gegangen, kurz bevor sich dieses Gefühl eingestellt hat? Was noch? Welche Bilder? b. Kreisen Sie den heißen Gedanken ein.
5. November, 21 Uhr Ich fahre mit meiner Frau nach Hause. Wir haben den Tag bei meiner Tochter mit unserem Schwiegersohn und zwei unserer Enkel verbracht.	traurig 80 %	Für alle wäre der Tag schöner gewesen, wenn wir nicht gekommen wären. Sie haben mich den ganzen Tag lang nicht beachtet. Die Kinder und Enkel brauchen mich nicht mehr.

8.3 Marissa: Versetz' dich in die Lage des anderen ...

Zu Beginn ihrer Therapie fiel es Marissa schwer, die Frage „Was ist der Beweis?" zu beantworten. Ihr ausgefülltes Gedankenprotokoll (s. Abbildung 8.3 auf S. 122 f.) brachte sie ihrem Therapeuten mit.

Auf sich allein gestellt, konnte Marissa keine Fakten dafür finden, dass ihr heißer Gedanke nicht hundertprozentig zutraf. Doch im Gespräch mit ihrem Therapeuten

PROTOKOLL

4. Fakten, die den heißen Gedanken stützen	5. Fakten, die den heißen Gedanken widerlegen	6. Alternative bzw. ausgewogene Gedanken a. Notieren Sie einen alternativen Gedanken. b. Schätzen Sie ein, wie sehr Sie von jedem Gedanken überzeugt sind (0–100%).	7. Schätzen Sie nun die Stimmungen ein Schätzen Sie die Stimmungen aus Spalte 2 erneut ein (trifft zu 0–100 %); ebenso neu hinzugekommene Stimmungen.
Früher habe ich gern Nicole die Schuhe zugebunden, doch jetzt kann sie das alleine. Meine Tochter und mein Schwiegersohn haben ihr eigenes Leben, und sie brauchen nichts mehr von mir. Amy, die 15-Jährige, ist um 19 Uhr zu ihren Freundinnen gefahren. Bill, mein Schwiegersohn, hat für das Wohnzimmer ein Regal und Schränke gebaut. Vor drei Jahren hätte er mich noch um Rat und Hilfe bei so einem großen Projekt gebeten.	Bill fragte mich um Rat für den Ausbau am Haus. Meine Tochter bat mich, mir einige Pflanzen im Garten anzuschauen, die schlecht aussehen. Ich konnte ihr erklären, dass sie einfach mehr gegossen werden müssen. Im Laufe des Tages habe ich Nicole häufiger zum Lachen gebracht. Amy schien an meinen Geschichten Spaß über ihre Mutter als Teenager zu haben. Nicole ist auf meinem Schoß eingeschlafen.		

Abbildung 8.2: Bens Gedankenprotokoll

machte sie Fakten aus, die sie in Spalte 5 eintragen konnte. Die Fragen, die der Therapeut stellte, ähnelten übrigens den Tipps auf Seite 118.

Therapeut: Wenn ich Ihr Gedankenprotokoll richtig verstehe, war Ihr heißer Gedanke: „Diese Emotionen tun so weh, dass ich mich umbringen muss, weil ich den Schmerz nicht mehr ertrage.“ Sie haben Fakten ausfindig gemacht, die diesen Gedanken unterstützen, doch Sie fanden keine, die ihn widerlegen.

MARISSA: Genau.

THERAPEUT: War es in der Vergangenheit schon einmal so, dass Sie das Gefühl hatten, dass der Schmerz so unerträglich war, dass Sie sich töten wollten?

MARISSA: Dutzende Male.

THERAPEUT: Wenn Sie sich in der Vergangenheit so gefühlt haben, was haben Sie dann getan oder an was haben Sie gedacht, damit es Ihnen besser ging?

MARISSA: Es ist komisch, aber manchmal hilft es mir, wenn ich über meinen Schmerz spreche. Dann fühle ich mich besser.

THERAPEUT: Reden hilft also manchmal. Abgesehen davon, mit jemandem zu sprechen, sind Ihnen sonst noch Gedanken gekommen, die dazu geführt haben, dass es Ihnen besser geht?

GEDANKEN

1. Situation Wer? Was? Wann? Wo?	**2. Gefühle / Stimmungen** a. Wie haben Sie sich gefühlt? b. Stufen Sie jedes Gefühl ein, von 0 bis 100 %. c. Kreisen Sie das Gefühl ein, das Sie näher untersuchen möchten.	**3. Automatische Gedanken (Bilder)** a. Was ist Ihnen durch den Kopf gegangen, kurz bevor sich dieses Gefühl eingestellt hat? Was noch? Welche Bilder? b. Kreisen Sie den heißen Gedanken ein.
Samstag, 21.30 Uhr, allein zu Haus.	depressiv 100 % (eingekreist) enttäuscht 95 % leer 100 % verwirrt 90 % unwirklich 95 %	Ich will ganz taub sein, damit ich nichts mehr fühle. Ich mache keine Fortschritte. Ich bin so verwirrt, dass ich nicht mehr klar denken kann. Ich weiß nicht mehr, was real ist und was nicht. Diese Gefühle sind so schmerzhaft, dass ich mich umbringen muss, weil ich sie nicht länger ertragen kann. (eingekreist) Nichts hilft. Das Leben ist nichts wert. Ich bin so eine Versagerin.

Marissa: Wenn ich mich ganz schlimm fühle, dann versuche ich mich zu erinnern, dass ich mich schon einmal so furchtbar gefühlt habe und dass ich es immer überstanden habe.

Therapeut: Oh, das ist gut zu wissen. Gibt es im Moment etwas, was darauf hindeutet, dass Suizid nicht der einzige Ausweg ist?

Marissa: Was meinen Sie damit?

Therapeut: Ich frage mich, ob Sie eine leise Hoffnung haben, dass irgendetwas außer Selbstmord Ihren Schmerz erleichtern kann.

Marissa: Na, ich nehme an, ich lerne gerade umzudenken, aber ich bin mir nicht sicher, ob das hilft.

Therapeut: Ein Teil von Ihnen zweifelt daran, ob Ihnen eine KV helfen kann, der andere hat aber Hoffnung.

Marissa: Ich zweifele mehr, als dass ich hoffe.

PROTOKOLL

4. Fakten, die den heißen Gedanken stützen	**5. Fakten, die den heißen Gedanken widerlegen**	**6. Alternative bzw. ausgewogene Gedanken** a. Notieren Sie einen alternativen Gedanken. b. Schätzen Sie ein, wie sehr Sie von jedem Gedanken überzeugt sind (0–100%).	**7. Schätzen Sie nun die Stimmungen ein** Schätzen Sie die Stimmungen aus Spalte 2 erneut ein (trifft zu 0–100 %).
Ich halte das nicht mehr aus. Ich will sterben. Der einzige Weg aus diesem Kummer ist, mich umzubringen. Niemand hat mir bisher helfen können.			

Abbildung 8.3: Marissas teilweise ausgefülltes Gedankenprotokoll

Therapeut: Wenn Sie das in Prozenten ausdrücken sollten: Zu wie viel Prozent zweifeln Sie und zu wie viel Prozent hoffen Sie?

Marissa: Ich zweifele zu 90 bis 95 Prozent und hoffe zu 5 bis 10 Prozent.

Therapeut: Wir werden im Laufe der Therapie schauen, wie sich diese Einschätzungen ändern. Wenn Sie Ihrer besten Freundin Kate erzählen würden, „Diese Gefühle sind so schmerzhaft, dass ich mich umbringen muss, weil ich sie nicht länger ertragen kann", was würde sie Ihnen dann antworten?

Marissa: Das würde ich ihr nie erzählen. Falls aber doch, dann würde sie mir wahrscheinlich sagen, dass ich viele Möglichkeiten habe, dass es eine Menge gibt, auf das ich mich freuen kann, und dass ich in der Welt viel zu geben habe. Doch ich würde ihr nicht glauben.

GEDANKEN

1. Situation Wer? Was? Wann? Wo?	**2. Gefühle / Stimmungen** a. Wie haben Sie sich gefühlt? b. Stufen Sie jedes Gefühl ein, von 0 bis 100 %. c. Kreisen Sie das Gefühl ein, das Sie näher untersuchen möchten.	**3. Automatische Gedanken (Bilder)** a. Was ist Ihnen durch den Kopf gegangen, kurz bevor sich dieses Gefühl eingestellt hat? Was noch? Welche Bilder? b. Kreisen Sie den heißen Gedanken ein.
Samstag, 21.30 Uhr allein zu Haus.	depressiv 100 % enttäuscht 95 % leer 100 % verwirrt 90 % unwirklich 95 %	Ich will ganz taub sein, damit ich nichts mehr fühle. Ich mache keine Fortschritte. Ich bin so verwirrt, dass ich nicht mehr klar denken kann. Ich weiß nicht mehr, was real ist und was nicht. Diese Gefühle sind so schmerzhaft, dass ich mich umbringen muss, weil ich sie nicht länger ertragen kann. Nichts hilft. Das Leben ist nichts wert. Ich bin so eine Versagerin.

THERAPEUT: Könnte sie Ihnen etwas sagen, Sie ihr möglichweise glauben würden?

MARISSA: Sie würde mich wahrscheinlich darauf hinweisen, dass es einige Dinge im Leben gibt, die mir Freude machen. Und dass ich an den meisten Tagen auch Momente habe, an denen es mir besser geht und ich diese Qual nicht so spüre. Sie würde mich daran erinnern, dass es Dinge gibt, die ich lustig finde, und dass ich manchmal lache.

THERAPEUT: Wenn Kate Ihnen erzählen würde, dass es ihr emotional so schlecht geht, und sie glaubt, Selbstmord wäre die einzige Lösung: Was würden Sie ihr antworten?

PROTOKOLL

4. Fakten, die den heißen Gedanken stützen	5. Fakten, die den heißen Gedanken widerlegen	6. Alternative bzw. ausgewogene Gedanken a. Notieren Sie einen alternativen Gedanken. b. Schätzen Sie ein, wie sehr Sie von jedem Gedanken überzeugt sind (0–100%).	7. Schätzen Sie nun die Stimmungen ein Schätzen Sie die Stimmungen aus Spalte 2 erneut ein (trifft zu 0–100 %); ebenso neu hinzugekommene Stimmungen.
Ich halte das nicht mehr aus. Ich will sterben. Der einzige Weg aus diesem Kummer ist, mich umzubringen. Niemand hat mir bisher helfen können.	Manchmal hilft es mir, wenn ich mit meinem Therapeuten spreche. Dieser Zustand hält nicht ewig an, aber ich erlebe ihn immer wieder. Dieses Gedankenprotokoll ist etwas Neues, das vielleicht helfen kann, aber ich habe meine Zweifel. An einigen Tagen geht es mir ein wenig besser.		

Abbildung 8.4: Marissas Gedankenprotokoll mit allen Fakten

MARISSA: Ich würde sie ermuntern, es immer weiter mit anderen Lösungen zu versuchen. Für Kate muss es Hoffnung geben. Aber für mich sehe ich keine.

THERAPEUT: Wir kommen gleich dazu, wie sinnvoll Hoffnung für Sie ist. Lassen Sie uns aber zuvor die Dinge in Spalte 5 eintragen, über die wir gerade gesprochen haben.

In Abbildung 8.4 sehen Sie, welche Antworten Marissa mithilfe ihres Therapeuten gefunden hat.

Es ist wichtig, die Fakten aufzuschreiben, die Sie mittels der Fragen aus den Tipps von Seite 118 finden. Als sie diese Fakten mit ihrem Therapeuten durchsprach, war Marissa recht hoffnungslos. Doch nachdem sie sie im Gedankenprotokoll schriftlich niederlegt hatte, stellte sie fest, dass ihre Depression ein wenig der Hoffnung wich, denn auf einen Blick hatte sie alles vor sich. Ebenso hilft es Ihnen, wenn Sie die Fakten aufschreiben, anstatt nur darüber nachzudenken.

GEDANKEN

1. Situation Wer? Was? Wann? Wo?	**2. Gefühle / Stimmungen** a. Wie haben Sie sich gefühlt? b. Stufen Sie jedes Gefühl ein, von 0 bis 100 %. c. Kreisen Sie das Gefühl ein, das Sie näher untersuchen möchten.	**3. Automatische Gedanken (Bilder)** a. Was ist Ihnen durch den Kopf gegangen, kurz bevor sich dieses Gefühl eingestellt hat? Was noch? Welche Bilder? b. Kreisen Sie den heißen Gedanken ein.
Sonntagabend, im Flugzeug, das startbereit auf der Startbahn steht	Angst 98 %	Mir wird schlecht. Mein Herz fängt an, schneller und kräftiger zu schlagen. Ich fange an zu schwitzen. Ich bekomme einen Herzanfall. Ich werde es nie schaffen, früh genug aus diesem Flugzeug und ins Krankenhaus zu kommen. Ich sterbe.

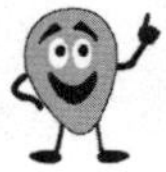

Zur Erinnerung

- Um Spalte 5 des Gedankenprotokolls auszufüllen, stellen Sie sich die Fragen aus den Tipps von Seite 118.
- Schreiben Sie alle Fakten nieder, die Ihren heißen Gedanken widerlegen, beschäftigen Sie sich nur in Gedanken mit ihnen.

8.4 Linda: Herzanfall oder Angst?

Im Verlauf ihrer Behandlung gelang es Linda immer besser, Spalte 5 im Gedankenprotokoll auszufüllen. Ihre Fertigkeit, die Fragen zu beantworten, führte dazu, dass die Symptome sich nicht mehr zu einer Panikattacke auswuchsen. Doch als Linda

PROTOKOLL

4. Fakten, die den heißen Gedanken stützen	**5. Fakten, die den heißen Gedanken widerlegen**	**6. Alternative bzw. ausgewogene Gedanken** a. Notieren Sie einen alternativen Gedanken. b. Schätzen Sie ein, wie sehr Sie von jedem Gedanken überzeugt sind (0–100%).	**7. Schätzen Sie nun die Stimmungen ein** Schätzen Sie die Stimmungen aus Spalte 2 erneut ein (trifft zu 0–100 %); ebenso neu hinzugekommene Stimmungen.
Ich habe Herzrasen. Ich schwitze. Das könnten zwei Anzeichen für einen Herzanfall sein.			

Abbildung 8.5: Lindas unvollständig ausgefülltes Gedankenprotokoll

GEDANKEN

1. Situation Wer? Was? Wann? Wo?	2. Gefühle / Stimmungen a. Wie haben Sie sich gefühlt? b. Stufen Sie jedes Gefühl ein, von 0 bis 100 %. c. Kreisen Sie das Gefühl ein, das Sie näher untersuchen möchten.	3. Automatische Gedanken (Bilder) a. Was ist Ihnen durch den Kopf gegangen, kurz bevor sich dieses Gefühl eingestellt hat? Was noch? Welche Bilder? b. Kreisen Sie den heißen Gedanken ein.
Sonntagabend, im Flugzeug, das startbereit auf der Startbahn steht	Angst 98 %	Mir wird schlecht. Mein Herz fängt an, schneller und kräftiger zu schlagen. Ich fange an zu schwitzen. Ich bekomme einen Herzanfall. Ich werde es nie schaffen, früh genug aus diesem Flugzeug und ins Krankenhaus zu kommen. Ich sterbe.

PROTOKOLL

4. Fakten, die den heißen Gedanken stützen	5. Fakten, die den heißen Gedanken widerlegen	6. Alternative bzw. ausgewogene Gedanken a. Notieren Sie einen alternativen Gedanken. b. Schätzen Sie ein, wie sehr Sie von jedem Gedanken überzeugt sind (0–100%).	7. Schätzen Sie nun die Stimmungen ein Schätzen Sie die Stimmungen aus Spalte 2 erneut ein (trifft zu 0–100 %); ebenso neu hinzugekommene Stimmungen.
Ich habe Herzrasen. Ich schwitze. Das könnten zwei Anzeichen für einen Herzanfall sein.	Herzrasen kann durch Angst ausgelöst werden. Mein Arzt hat mir gesagt, dass das Herz ein Muskel ist. Nutzt man einen Muskel, wird er stärker und ein schneller Herzschlag muss nicht unbedingt gefährlich sein. Eine hohe Herzrate muss nicht gleichbedeutend mit einem Herzanfall sein. Mir ist das schon früher passiert, in Flughäfen, in Flugzeugen oder wenn ich ans Fliegen dachte. In der Vergangenheit hat sich mein Herzschlag normalisiert, wenn ich eine Zeitschrift gelesen habe, langsam und bewusst geatmet oder Gedankenprotokolle ausgefüllt habe. Auch weniger pessimistische Gedanken haben geholfen.		

Abbildung 8.6: Lindas Gedankenprotokoll – mit allen Fakten

einmal im Flugzeug saß und auf den Start wartete, bekam sie plötzlich Angst. Sie beschloss, ihre Gefühle in einem Gedankenprotokoll niederzuschreiben. So hoffte sie, die Gedanken, die eng mit ihren Angstgefühlen verknüpft waren, zu identifizieren und eingehender betrachten zu können.

Wie Abbildung 8.5 zeigt, beschrieb Linda die Situation, ihre Stimmungslage und ihre automatischen Gedanken. Sobald sie ihren heißen Gedanken ausgemacht hatte („Ich bekomme einen Herzanfall"), notierte sie die Fakten, die diesen Gedanken stützten in Spalte 4. Danach suchte Linda nach Fakten, die das Gegenteil ihres heißen Gedankens bewiesen. Während sie in ihrem Sitz auf den Start wartete, überlegte Linda, was ihre beste Freundin wohl zu ihr sagen würde, säße sie neben ihr. Linda wusste, dass ihre Freundin ihr erklären würde, dass ihr erhöhter Herzschlag wahrscheinlich von ihrer Nervosität und Angst herrührte und nicht unbedingt ein Anzeichen für einen bevorstehenden Herzanfall sein musste. Darüber hinaus erinnerte sich Linda daran, was ihr der Arzt gesagt hatte: Das Herz ist ein Muskel, und es schneller schlagen zu lassen ist auch eine gesundheitsfördernde Fitnessübung. Er erklärte ihr, dass eine beschleunigte Herzrate weder unbedingt gefährlich sei noch ein sicheres Anzeichen für einen Herzanfall. Bei einer gründlichen Untersuchung konnte er an Lindas Herzen nichts Ungewöhnliches feststellen.

Linda fragte sich natürlich auch, ob sie Erfahrungen gemacht hatte, die ihr zeigten, dass ihr heißer Gedanke nicht der Realität entsprach.

In der Tat stellte sie fest, dass sie auch schon früher eine erhöhte Herzrate hatte: in Flugzeugen, im Flughafen oder wenn sie nur ans Fliegen dachte. Obgleich sie auch damals überzeugt war, einen Herzanfall zu erleiden, wusste sie nun, dass sie eine Panikattacke, keine Herzattacke, hatte.

Schließlich überlegte Linda, was sie in der Vergangenheit gedacht oder gemacht hatte, damit es ihr besser ging. Sie erinnerte sich, dass es ihr geholfen hatte, eine Zeitschrift zu lesen, langsam und tief einzuatmen, ein Gedankenprotokoll und in Zusammenhang mit ihrem Herzen nicht ausschließlich Katastrophengedanken zu haben.

Mithilfe der Fragen aus den Tipps auf Seite 118 füllte Linda die fünfte Spalte aus (s. Abbildung 8.6). Diese Übung brachte ihr wertvolle Informationen, die ihrem heißen Gedanken wiedersprachen, sie erleide eine Herzattacke. Mit dieser Feststellung nahm ihre Angst ab.

ÜBUNG

Fakten entdecken, die den heißen Gedanken be- bzw. widerlegen

Wie Linda können Sie mithilfe der Fragen aus den Tipps von Seite 118 Fakten sammeln, die Ihren heißen Gedanken (s. Arbeitsblatt 7.4 auf S. 106) widerlegen. Schauen Sie sich dieses Arbeitsblatt noch einmal an. Wählen Sie zwei oder drei Gedanken aus, um sie auf den folgenden Seiten auf Arbeitsblatt 8.2 zu bearbeiten. Möchten Sie sich mit anderen Gedanken beschäftigen, erinnern Sie sich an zwei oder drei Situationen, in denen Sie kürzlich intensive Gefühle hatten, und schreiben Sie sie in Arbeitsblatt 8.2 nieder.

Kreisen Sie auf jedem Exemplar von Arbeitsblatt 8.2, das Sie ausfüllen, den heißen Gedanken ein, den Sie einer genaueren Untersuchung unterziehen wollen. Schreiben Sie in den Spalten 4 und 5 die dafür- und die dagegensprechenden Fakten, dass Ihr heißer Gedanke zutrifft.

Versuchen Sie, in Spalte 4 nur echte Fakten aufzuführen, die Ihren heißen Gedanken bestätigen, nicht Ihre Interpretation der Fakten. „Peter hat mich angestarrt" ist ein Beispiel für einen sachlichen Beweis. Die Aussage „Peter hat mich angestarrt und gedacht, ich bin verrückt", ist kein sachlicher Beweis, es sei denn, Peter hat tatsächlich gesagt: „Ich glaube, du bist verrückt". Wenn Peter nur wortlos starrte, dann handelt es sich um eine Annahme darüber, was er gedacht hatte. Diese Annahme kann zutreffen – oder auch nicht.

Wenn Sie Spalte 4 ausgefüllt haben, suchen Sie nach Fakten, die dafür sprechen, dass Ihr heißer Gedanke nicht zutrifft. Nutzen Sie dafür die Fragen aus den Tipps auf Seite 118. Notieren Sie in Spalte 5 alle Fakten, die Sie entdecken konnten. Mit diesen Informationen aus den beiden „Fakten"-Spalten können Sie nun den heißen Gedanken aus verschiedenen Perspektiven betrachten. Außerdem haben Sie jetzt Informationen, die Ihnen erlauben, eine alternative Sichtweise der Dinge zu entwickeln.

Bevor Sie zum nächsten Kapitel weitergehen, füllen Sie die ersten fünf Spalten in einem oder mehreren Gedankenprotokollen aus. Auf den folgenden Seiten finden Sie mehrere Vorlagen (und weitere auf der beiliegenden CD-ROM).

ARBEITSBLATT 8.2

GEDANKEN

1. Situation	2. Gefühle / Stimmungen	3. Automatische Gedanken (Bilder)
Wer war dabei? Was haben Sie gemacht? Wann geschah das? Wo passierte das?	Beschreiben Sie jedes Gefühl mit einem Wort. Stufen Sie die Intensität jedes Gefühls (0–100%) ein.	**Beantworten Sie die ersten allgemeinen Fragen und gehen Sie dann zu einigen oder allen spezifischen Fragen über, die ein spezielles Gefühl betreffen.** Was ging mir durch den Kopf, bevor ich anfing, mich so zu fühlen? (Allgemeiner Gefühlszustand) Welche Bilder oder Erinnerungen löst diese Situation bei mir aus? (Allgemeiner Gefühlszustand) Was sagt das über mich aus? Über mein Leben? Über meine Zukunft? (Depression) Was, fürchte ich, könnte passieren? (Angst) Was ist das Schlimmste, das geschehen könnte? (Angst) Was sagt das darüber aus, was der andere über mich denkt? (Wut, Scham) Was sagt über die andere Person oder die Leute im Allgemeinen aus? (Wut) Habe ich gegen Regeln verstoßen, andere verletzt oder etwas nicht getan, was ich hätte tun sollen? Was halte ich von mir selbst, da ich das getan habe, oder glaube, es getan zu haben? (Schuld, Scham)

Was sind die Fakten?

PROTOKOLL

4. Fakten, die den heißen Gedanken stützen	5. Fakten, die den heißen Gedanken widerlegen	6. Alternative / ausgewogene Gedanken	7. Schätzen Sie nun die Stimmungen ein
Kreisen Sie den heißen Gedanken in Spalte 3 ein. Notieren Sie echte Fakten, die diesen Schluss stützen. (Versuchen Sie, sich auf Tatsachen zu beschränken, es geht nicht um Interpretationen (s. Arbeitsblatt 8.1).	Beantworten Sie die Fragen aus den Tipps (s. Seite 118), um Gegenbeweise zu entdecken, die Ihren heißen Gedanken widerlegen.		

ARBEITSBLATT 8.2

GEDANKEN

1. Situation	2. Gefühle / Stimmungen	3. Automatische Gedanken (Bilder)
Wer war dabei? Was haben Sie gemacht? Wann geschah das? Wo passierte das?	Beschreiben Sie jedes Gefühl mit einem Wort. Stufen Sie die Intensität jedes Gefühls (0–100%) ein.	**Beantworten Sie die ersten allgemeinen Fragen und gehen Sie dann zu einigen oder allen spezifischen Fragen über, die ein spezielles Gefühl betreffen.** Was ging mir durch den Kopf, bevor ich anfing, mich so zu fühlen? (Allgemeiner Gefühlszustand) Welche Bilder oder Erinnerungen löst diese Situation bei mir aus? (Allgemeiner Gefühlszustand) Was sagt das über mich aus? Über mein Leben? Über meine Zukunft? (Depression) Was, fürchte ich, könnte passieren? (Angst) Was ist das Schlimmste, das geschehen könnte? (Angst) Was sagt das darüber aus, was der andere über mich denkt? (Wut, Scham) Was sagt über die andere Person oder die Leute im Allgemeinen aus? (Wut) Habe ich gegen Regeln verstoßen, andere verletzt oder etwas nicht getan, was ich hätte tun sollen? Was halte ich von mir selbst, da ich das getan habe, oder glaube, es getan zu haben? (Schuld, Scham)

Was sind die Fakten?

PROTOKOLL

4. Fakten, die den heißen Gedanken stützen	5. Fakten, die den heißen Gedanken widerlegen	6. Alternative/ ausgewogene Gedanken	7. Schätzen Sie nun die Stimmungen ein
Kreisen Sie den heißen Gedanken in Spalte 3 ein. Notieren Sie echte Fakten, die diesen Schluss stützen. (Versuchen Sie, sich auf Tatsachen zu beschränken, es geht nicht um Interpretationen (s. Arbeitsblatt 8.1).	Beantworten Sie die Fragen aus den Tipps (s. Seite 118), um Gegenbeweise zu entdecken, die Ihren heißen Gedanken widerlegen.		

ARBEITSBLATT 8.2

GEDANKEN

1. Situation	2. Gefühle / Stimmungen	3. Automatische Gedanken (Bilder)
Wer war dabei? Was haben Sie gemacht? Wann geschah das? Wo passierte das?	Beschreiben Sie jedes Gefühl mit einem Wort. Stufen Sie die Intensität jedes Gefühls (0–100%) ein.	**Beantworten Sie die ersten allgemeinen Fragen und gehen Sie dann zu einigen oder allen spezifischen Fragen über, die ein spezielles Gefühl betreffen.** Was ging mir durch den Kopf, bevor ich anfing, mich so zu fühlen? (Allgemeiner Gefühlszustand) Welche Bilder oder Erinnerungen löst diese Situation bei mir aus? (Allgemeiner Gefühlszustand) Was sagt das über mich aus? Über mein Leben? Über meine Zukunft? (Depression) Was, fürchte ich, könnte passieren? (Angst) Was ist das Schlimmste, das geschehen könnte? (Angst) Was sagt das darüber aus, was der andere über mich denkt? (Wut, Scham) Was sagt über die andere Person oder die Leute im Allgemeinen aus? (Wut) Habe ich gegen Regeln verstoßen, andere verletzt oder etwas nicht getan, was ich hätte tun sollen? Was halte ich von mir selbst, da ich das getan habe, oder glaube, es getan zu haben? (Schuld, Scham)

Was sind die Fakten?

PROTOKOLL

4. Fakten, die den heißen Gedanken stützen	5. Fakten, die den heißen Gedanken widerlegen	6. Alternative/ ausgewogene Gedanken	7. Schätzen Sie nun die Stimmungen ein
Kreisen Sie den heißen Gedanken in Spalte 3 ein. Notieren Sie echte Fakten, die diesen Schluss stützen. (Versuchen Sie, sich auf Tatsachen zu beschränken, es geht nicht um Interpretationen (s. Arbeitsblatt 8.1).	Beantworten Sie die Fragen aus den Tipps (s. Seite 118), um Gegenbeweise zu entdecken, die Ihren heißen Gedanken widerlegen.		

In Kapitel 9 erfahren Sie, was Sie zum Ausfüllen der letzten beiden Spalten des Gedankenprotokolls wissen müssen. Bevor Sie mit dem nächsten Kapitel weitermachen, üben Sie noch einmal, für oder gegen Ihre heißen Gedanken sprechende Fakten zu entdecken und füllen noch sechs oder sieben weitere Gedankenprotokolle mit Arbeitsblatt 8.2 aus (weitere Exemplare können Sie ausdrucken). Sie können mit den Gedanken arbeiten, die Sie in Arbeitsblatt 7.4 notiert haben, oder mit anderen. Je häufiger Sie üben, Fakten zu erkennen, die für oder gegen Ihre heißen Gedanken sprechen, desto schneller gewöhnen Sie sich an, flexibler zu denken und damit Ihren Gemütszustand zum Positiven zu beeinflussen.

Stimmungsbarometer

Jetzt wäre ein guter Zeitpunkt, noch einmal Ihre Stimmungen einzuschätzen. Wie bereits erwähnt, können Sie dazu die folgenden Tools und Tabellen nutzen, um Ihre Ergebnisse festzuhalten.

- **Depression / Traurigkeit:** *Gedanken-verändern-Gefühle*-Bestandsaufnahme für Depression
  Arbeitsblatt 13.1 auf Seite 252 und Arbeitsblatt 13.2 auf Seite 253
- **Angstzustände/Nervosität:** *Gedanken-verändern-Gefühle*-Bestandsaufnahme für Angst
  Arbeitsblatt 14.1 auf Seite 283 und Arbeitsblatt 14.2 auf Seite 284
- **Andere Gefühle / Zufriedenheit:** Die Intensität meiner Gefühle einstufen und beobachten
  Arbeitsblatt 15.1 auf Seite 322 f. und Arbeitsblatt 15.2 auf Seite 324

Zusammenfassung

- Wenn wir negative automatische Gedanken haben, kreist unser Denken meistens um Informationen und Erfahrungen, die unsere Annahmen bestätigen.
- Es ist hilfreich, sich seine heißen Gedanken als Hypothesen oder Mutmaßungen vorzustellen.
- Indem Sie Fakten sammeln, die Ihre heißen Gedanken be- oder widerlegen, können Sie die Intensität Ihrer beunruhigenden Gedanken vermindern.
- Es handelt sich um echte Fakten, keine Interpretationen.
- In Spalte 5 des Gedankenprotokolls werden Sie aufgefordert, aktiv nach Informationen zu suchen, die einen heißen Gedanken widerlegen.
- Es ist wichtig, alle Informationen niederzuschreiben, die gegen einen heißen Gedanken sprechen.
- Um Spalte 5 des Gedankenprotokolls auszufüllen, können Sie auf die Fragen aus den Tipps auf Seite 118 zurückgreifen.

9. Alternatives oder ausgewogenes Denken

Akiko war wegen ihrer Grippe zu Hause geblieben und bat ihre siebenjährige Tochter Yuki, etwas leiser zu spielen, weil sie sich hinlegen wollte. Eine Stunde später stand Akiko auf, um sich einen Tee zu machen. Als sie in die Küche kam, lagen überall auf dem Boden Stifte verstreut, Buntpapier lag zerfetzt herum, auf dem Tisch stand eine Flasche Klebstoff, die nicht zugedreht war, während eine Schere im Mülleimer gelandet war und sich neben dem Kühlschrank ein halb ausgetrunkenes Glas Milch befand.

Akiko war wütend über das Durcheinander und suchte Yuki. Die schlief im Wohnzimmer tief und fest vor dem laufenden Fernseher. Auf dem Kissen neben Yuki lag eine bunte Karte, die mit Herzen beklebt war: „Ich liebe dich, Mama! Bitte werde schnell wieder gesund!" Akiko schüttelte ihren Kopf bedächtig und lächelte. Sie deckte Yuki mit einer Decke zu und ging zurück in die Küche, um das Teewasser aufzustellen.

Manchmal sorgt eine kleine zusätzliche Information dafür, dass wir etwas hundertprozentig anders interpretieren und verstehen. Als Akiko die Küche betrat, war sie nicht darauf gefasst, ein großes Durcheinander anzutreffen. Sofort war sie ärgerlich darüber, dass Yuki ein solches angerichtet hatte – und das, wo Akiko doch krank war. Ihr heißer Gedanke, der mit ihrem Ärger zusammenhing, lautete: „Yuki ist so rücksichtslos, solch eine Unordnung zu machen, obwohl sie weiß, dass ich krank bin."

Als Akiko die wunderschöne Gute-Besserung-Karte sah, änderte sich ihr Gemütszustand schlagartig. Sie dachte: „Yuki machte sich Sorgen um mich und hat etwas gemacht, damit ich mich besser fühle – wie fürsorglich!" Daraufhin spürte Akiko für Yuki Wertschätzung und Zärtlichkeit. Weil sie die Bedeutung, die hinter dem Durcheinander lag, erkannte, veränderten sich ihre Haltung und Stimmung.

9.1 Vic: Neue Fakten sammeln

Zu Beginn von Kapitel 8 ging es um Vics Reaktion auf den veränderten Gesichtsausdruck seiner Frau, als er ihr mitteilte, dass er am Samstag an einem Meeting der Anonymen Alkoholiker teilnehmen wollte. Vics Interpretation von Judys Gesichtsausdruck war: „Sie ist wütend, dass ich die Zeit nicht mit ihr und den Kids verbringe." Seine Wut wurde durch weitere Gedanken angefacht: „Es ist nicht fair, dass sie nicht erkennt, wie wichtig der Entzug für mich ist", „Wenn ich ihr so wichtig wäre wie die Kinder, dann wäre sie froh darüber, dass ich zum AA-Treffen gehe" und „Ich bin ihr egal."

Vics Interpretation von Judys Mimik beeinflusste sowohl sein Verhalten als auch seine Emotionen. Er schrie Judy an, schlug mit der Faust auf den Tisch, stürmte hinaus und fuhr zu einem Spirituosengeschäft in der Nähe. Glücklicherweise füllte Vic ein Gedankenprotokoll aus, anstatt in den Laden zu gehen. Er suchte nach Fakten, die seinen heißen Gedanken „Ich bin ihr egal" stützten bzw. widerlegten (s. Abbildung 8.1).

Nachdem Vic alle Informationen in seinem Gedankenprotokoll niedergeschrieben hatte, wurde ihm klar, dass Judy sehr wohl auf ganz unterschiedliche Weise für ihn da war. Vielmehr fragte er sich, warum sie sich wohl darüber aufgeregt haben mochte, dass er zum AA-Meeting wollte. Vics Therapeut hatte ihn schon einmal darauf hingewiesen, dass er am Arbeitsplatz häufiger unter Situationen litt, in denen er Annahmen darüber machte, was sein Vorgesetzter dachte, und diese sich häufig als falsch erwiesen. Vic begann sich zu fragen, ob er vielleicht auch jetzt falsch mit seiner Annahme darüber lag, was Judy dachte.

Vic entschied sich dagegen, Alkohol zu kaufen, sondern rief stattdessen seinen Ansprechpartner bei den Anonymen Alkoholikern an. Nachdem Vic eine Weile mit ihm gesprochen hatte, riet sein Unterstützer ihm, zu einem AA-Meeting zu gehen, bevor er nach Hause zurückfuhr. Nach diesem Telefonat beschloss Vic, Judy anzurufen. Sie sprachen über ihre Auseinandersetzung und Vic fragte sie nach ihrer Reaktion, als er ihr von dem Plan erzählt hatte, am Samstag zu den AA zu gehen. Judys Antwort überraschte ihn. Als er den Samstag erwähnte, war ihr eingefallen, dass es der Geburtstag ihrer Schwester war und sie vergessen hatte, ihr eine Karte zu schreiben. Judy fürchtete, ihre Schwester könnte enttäuscht sein, wenn die Geburtstagskarte nicht rechtzeitig ankäme. Es war ihr gar nicht bewusst, dass sich ihr Gesichtsausdruck geändert hatte. Doch wenn es so war, dann lag es daran, dass ihr der Geburtstag eingefallen war, nicht an Vics Plänen! Wie in Abbildung 9.1 dargestellt, notierte er diese alternativen Erklärungen in Spalte 6 seines Gedankenprotokolls.

Vic war es peinlich, Judy zu erzählen, er habe ihren Blick so interpretiert, als sei sie wütend auf ihn, weil er plante, am Samstag zum AA-Meeting zu gehen. Außerdem habe ihn die Annahme aufgebracht gewesen, er sei ihr egal und es sei ihr gleichgültig, ob er trank oder nicht. Judy betonte, dass sie ihn bei seinem Entzugsprogramm unterstützen wolle, und erzählte ihm, dass sie sich Sorgen gemacht habe, als er weg war. Sie hatte gefürchtet, er habe getrunken und sei bei einem Autounfall ums Leben gekommen. Sie sagte ihm, wie sehr sie ihn liebe, obwohl es ihr zunehmend schwerfalle, mit seinem Jähzorn umzugehen. Vic entschuldigte sich aufrichtig. Er sagte, er arbeite an seiner Wut, sie solle Geduld mit ihm haben.

Sowohl Akikos Sinneswandel, als sie die Gute-Besserung-Karte fand, als auch Vics Erkenntnis, dass der Gesichtsausdruck seiner Frau nichts mit ihm zu tun hatte, zeigen, wie neue Informationen für eine neue Sicht auf eine irritierende Situation sorgen. Vic und Akiko entdeckten eine alternative Erklärung für ein Ereignis, das weniger negativ war als ursprünglich angenommen. Beiden ging es besser, nachdem sie die Fakten hatten und die betreffende Situation anders interpretierten.

In Kapitel 8 haben Sie geübt, wie Sie durch Fragen aktiv nach Fakten suchen können, die Ihre heißen Gedanken be- oder widerlegen (s. Tipps auf Seite 118). Aufgrund der so entdeckten Fakten stellt sich manchmal, heraus, dass die heißen Gedanken nicht die ganze Geschichte wiedergeben. Akiko sah, dass das Durcheinander, für das ihre siebenjährige Tochter gesorgt hatte, auf ihrer Liebe zu ihr und auf Sorge basierte. Vic fand heraus, dass der Gesichtsausdruck seiner Frau keine Reaktion auf ihn darstellte. Wenn die Fakten in den Spalten 4 und 5 des Gedankenprotokolls Ihren automatischen Gedanken nicht belegen, schreiben Sie eine Erklärungsalternative für die Situation in Spalte 6 (s. Abbildung 9.1).

Wie Sie sehen, stufte Vic seine Überzeugung zu den alternativen Gedanken als sehr hoch ein. Er war vollkommen davon überzeugt, dass Judys Mimik mit dem Geburtstag ihrer Schwester zu tun hatte und dass sie ihn fast vergessen hatte. Daher bewertete er die Richtigkeit dieses Gedankens mit 100 Prozent. Nach ihrem Gespräch war er sich auch sicher, dass Judy ihn bei der Teilnahme an den AA-Meetings unterstützte und sich wünschte, dass er weiterhin abstinent blieb. Seine Überzeugung hinsichtlich dieser alternativen Gedanken, nämlich dass er Judy gar nicht gleichgültig war, schätzte Vic mit 80 Prozent ein. Er glaubte sicher, dass sie ihn liebte, doch irgendwie zweifelte er immer noch ein bisschen daran. Bei der Beschäftigung mit den alternativen Interpretationsmöglichkeiten einer Situation sollten Sie alle Hinweise aus den Spalten 4 und 5 berücksichtigen.

Vics Ansicht wandelte sich nahezu vollständig. Statt zu glauben, er sei Judy gleichgültig, war er nun davon überzeugt, dass sie sich sehr wohl um ihn sorgte. Am Beispiel von Vic sieht man, dass Fakten manchmal dazu führen, dass sich Perspektiven ins Gegenteil verkehren. In anderen Situationen wird die Interpretation ausgewogener, je nachdem ob die Fakten den heißen Gedanken be- oder widerlegen.

Um zu einer ausgewogeneren Sichtweise zu gelangen, ist es sinnvoll, die Inhalte aus den Spalten 4 und 5 jeweils in einem Satz oder zwei Sätzen zusammenzufassen. Wo angemessen, können Sie die beiden Sätze mit „und" verbinden.

Ist jemand beispielsweise davon überzeugt „Ich bin ein schlechter Vater", gelangt er nach dem Ausfüllen des Gedankenprotokolls vielleicht zu einer ausgewogeneren

GEDANKEN

1. Situation Wer? Was? Wann? Wo?	**2. Gefühle / Stimmungen** a. Wie haben Sie sich gefühlt? b. Stufen Sie jedes Gefühl ein, von 0 bis 100 %. c. Kreisen Sie das Gefühl ein, das Sie näher untersuchen möchten.	**3. Automatische Gedanken (Bilder)** a. Was ist Ihnen durch den Kopf gegangen, kurz bevor sich dieses Gefühl eingestellt hat? Was noch? Welche Bilder? b. Kreisen Sie den heißen Gedanken ein.
Donnerstag, 20.30 Uhr Judy sieht mich komisch an, als ich ihr sage, dass ich am Samstag zu den AA gehe.	wütend 90 %	Sie ist wütend, dass ich am Samstag zu den AA gehe. Sie hält mein Entzugs-Programm für unwichtig. Ich bin ihr egal. Sie versteht nicht, wie schwer es ist, nicht zu trinken. Ich hasse es, immer so wütend zu sein. Nach einem Drink geht es mir besser.

Ansicht: „Ich habe als Vater einige Fehler gemacht, aber alle Eltern machen manchmal Fehler. Auch wenn ich nicht immer alles richtig gemacht habe, heißt das noch nicht, dass ich ein schlechter Vater bin. Ich liebe meine Kinder und ich glaube, dass die Dinge, die ich richtig gemacht habe, in der Überzahl sind." Im Gegensatz zu dem ursprünglichen heißen Gedanken „Ich bin ein schlechter Vater" ist diese Sichtweise ausgewogener, denn sie berücksichtigt auch die positiven Erfahrungen als Vater.

PROTOKOLL

4. Fakten, die den heißen Gedanken stützen	**5. Fakten, die den heißen Gedanken widerlegen**	**6. Alternative bzw. ausgewogene Gedanken** a. Notieren Sie einen alternativen Gedanken. b. Schätzen Sie ein, wie sehr Sie von jedem Gedanken überzeugt sind (0–100 %).	**7. Schätzen Sie nun die Stimmungen ein** Schätzen Sie die Stimmungen aus Spalte 2 erneut ein (trifft zu 0–100 %); ebenso neu hinzugekommene Stimmungen.
Sie unterstützt mich nicht bei den AA. Sie nölt herum, dass ich Sachen erledigen soll. Sie scheint nicht anzuerkennen, wie sehr ich mich anstrenge. Immer guckt sie so kritisch, wie heute Abend auch. Sie hat mich angeschrien, als ich das Haus verließ.	Sie ist die ganzen Jahre, die ich getrunken habe, bei mir geblieben. Sie ist ein Jahr lang zu AA-Treffen für Angehörige gegangen. Sie schien sich gefreut zu haben, als ich heute von der Arbeit kam. Sie sagt mir, dass sie mich liebe, und ist nett zu mir, wenn wir nicht streiten. Judy erklärte mir, dass ihr Gesichtsausdruck daran lag, dass sie sich an den Geburtstag ihrer Schwester erinnert hatte. Judy sagt, sie ist froh darüber, dass ich zu den AA gehe, und dass sie möchte, dass ich an den Treffen teilnehme.	Der Gesichtsausdruck rührte daher, dass sie sich an den Geburtstag ihrer Schwester erinnerte. 100 % Sie unterstützt mich, dass ich die AA-Meetings besuche, und möchte, dass ich trocken bleibe. 100 % Ich bin ihr gar nicht egal. 80 %	

Abbildung 9.1: Vics Gedankenprotokoll

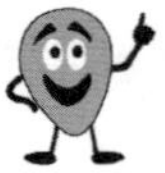

Zur Erinnerung

Alternative oder ausgewogene Gedanken

In Spalte 6 des Gedankenprotokolls fassen Sie die wichtigsten Fakten aus den Spalten 4 und 5 zusammen.

1. Sprechen die Fakten gegen Ihre(n) heißen Gedanken, notieren Sie eine alternative Sichtweise der Situation, die dieser Faktenlage entspricht.
2. Stützen die Fakten nur teilweise Ihre(n) heißen Gedanken, formulieren Sie einen ausgewogeneren Gedanken, der die stützenden und widersprüchlichen Fakten berücksichtigt.
3. Stellen Sie sicher, dass dieser alternative oder ausgewogenere Gedanke mit den Fakten aus den Spalten 4 und 5 übereinstimmt.
4. Stufen Sie auf einer Skala zwischen 0 und 100 Prozent ein, wie sehr Sie der neuen ausgewogenen Sichtweise glauben.

Wenn Sie sich die Fakten in den Spalten 4 und 5 anschauen, kommen alternative oder ausgewogenere Ansichten von ganz allein. Durch Betrachten der Tatsachen, die Ihren heißen Gedanken sowohl be- als auch widerlegen, gewinnen Sie eine breitere Perspektive auf die fragliche Situation. Häufig sind ausgewogenere oder alternative Betrachtungsweisen positiver als der ursprüngliche heiße Gedanke. Allerdings wird hier nicht einfach ein negativer Gedanke durch einen positiven ersetzt. Positives Denken tendiert dazu, die negativen Informationen zu ignorieren, und kann deswegen ebenso schädlich sein wie negatives Denken. Wenn es beispielsweise darum geht, dass man in einer Situation als Elternteil einige Fehler gemacht hat, würde man den Gedanken „Ich bin ein schlechter Vater“ nicht durch den Satz „Ich bin ein toller Vater“ austauschen. Alternatives oder ausgewogenes Denken berücksichtigt sowohl negative als auch positive Informationen. Es ist der Versuch, die Bedeutung *aller* zur Verfügung stehenden Informationen zu verstehen, wodurch sich vielleicht Ihre Interpretation eines Ereignisses ändert. Die folgenden Tipps helfen Ihnen, durch Fragen zu einer alternativen oder ausgewogenen Ansicht zu gelangen:

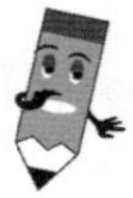

Tipps

Fragen, die alternative oder ausgewogene Gedanken fördern

- Gibt es aufgrund der Fakten, die Sie in den Spalten 4 und 5 gesammelt haben, eine alternative Sichtweise oder einen ausgewogenen Ansatz, die Situation zu interpretieren?
- Ergibt sich aufgrund dieser Fakten eine alternative Sichtweise, gehört sie in Spalte 6. Ist dies nicht der Fall, schreiben sie einen ausgewogenen Gedanken nieder.

- Um zu einem ausgewogenen Gedanken zu kommen, notieren sie einen Satz, der alle Fakten zusammenfasst, die Ihren heißen Gedanken (Spalte 4) bestätigen, und einen weiteren, der ihn widerlegt (Spalte 5). Wenn Sie die beiden Aussagen mit „und" verbinden, entsteht dann eine ausgewogene Aussage, die alle Ihnen verfügbaren Informationen berücksichtigt?
- Wenn jemand, den Sie gern haben, in dieser Situation wäre, sich diese Gedanken machen würde und diese Informationen zur Verfügung hätte, welche alternative Sichtweise der Situation würden Sie ihm darlegen?
- Wenn jemand, der Sie gern hat, wüsste, dass Sie diese heißen Gedanken haben, was würde er Ihnen sagen? Wie könnten Sie diese Situation alternativ interpretieren?
- Wenn sich ein heißer Gedanke bestätigt – was wäre das Schlimmste, was dabei herauskommen könnte? Wenn sich ein heißer Gedanke bestätigt – was wäre das Beste, was daraus folgen könnte? Wenn der heiße Gedanke sich bestätigt – was ist das wahrscheinlichste Resultat?

In Spalte 7 des Gedankenprotokolls werden Sie aufgefordert, die Gefühle, die Sie in Spalte 2 notiert haben, neu einzuschätzen. Haben Sie einen ausgewogenen bzw. alternativen Gedanken entwickelt, der für Sie überzeugend ist, werden Sie wahrscheinlich feststellen, dass die Intensität Ihrer negativen Gefühle nachlässt oder Ihre Stimmung sogar besser wird.

Die folgenden Beispiele illustrieren, wie Marissa, Ben und Linda alternative Gedanken entwickeln und in ihren Gedankenprotokollen die Spalten 6 und 7 ausfüllen. Es sind die Ergänzungen zu den Gedankenprotokollen aus Kapitel 8 (s. Abbildungen 8.2, 8.4 und 8.6).

9.2 Ben: Ausgewogene Gedanken

Wie bereits in Kapitel 8 erwähnt, füllte Ben ein Gedankenprotokoll aus, in dem es um seinen Besuch bei seiner Tochter ging (s. Abbildung 8.2). Als heißen Gedanken identifizierte er den automatischen Gedanken „Die Kinder und Enkel brauchen mich nicht mehr." Ben suchte dann nach Fakten, die diesen Gedanken be- und widerlegten. Nachdem er sie in die Spalten 4 und 5 eingetragen hatte, schaute er sich noch einmal die Fragen aus den Tipps (s. Seite 144) an, um zu einem ausgewogenen Alternativgedanken für Spalte 6 zu kommen.

Ben schaute sich nochmals die Spalten 4 und 5 an und stellte sich diese Fragen. Zunächst fiel es ihm schwer, die Situation aus einem anderen Blickwinkel zu betrachten. Er betrachtete die Fakten in Spalte 5, die seinen heißen Gedanken widerlegten, und kam zu dem Schluss, dass sich sein heißer Gedanke nicht vollständig bestätigen ließ. Er erkannte, dass es eine angemessene und ausgeglichene Sichtweise auf die Situation gab: „Auch wenn meine Kinder und Enkelkinder mich nicht mehr genauso

GEDANKEN

1. Situation Wer? Was? Wann? Wo?	**2. Gefühle / Stimmungen** a. Wie haben Sie sich gefühlt? b. Stufen Sie jedes Gefühl ein, von 0 bis 100 %. c. Kreisen Sie das Gefühl ein, das Sie näher untersuchen möchten.	**3. Automatische Gedanken (Bilder)** a. Was ist Ihnen durch den Kopf gegangen, kurz bevor sich dieses Gefühl eingestellt hat? Was noch? Welche Bilder? b. Kreisen Sie den heißen Gedanken ein.
5. November, 21 Uhr Ich fahre mit meiner Frau nach Hause. Wir haben den Tag bei meiner Tochter mit unserem Schwiegersohn und zwei der Enkel verbracht.	traurig 80 %	Für alle wäre der Tag schöner gewesen, wenn wir nicht gekommen wären. Sie haben mich den ganzen Tag lang nicht beachtet. Die Kinder und Enkel brauchen mich nicht mehr.

wie früher brauchen, scheinen sie doch gern mit mir zusammen zu sein und haben mich ein paarmal um meinen Rat gefragt. Sie schenkten mir Aufmerksamkeit, auch wenn nicht in dem Maße wie früher." Nachdem Ben diesen Alternativgedanken niedergeschrieben hatte, merkte er, dass sich die Intensität seiner Traurigkeit von 80 auf 30 Prozent verringerte. Sein vollständig ausgefülltes Gedankenprotokoll finden Sie in Abbildung 9.2.

PROTOKOLL

4. Fakten, die den heißen Gedanken stützen	**5. Fakten, die den heißen Gedanken widerlegen**	**6. Alternative bzw. ausgewogene Gedanken** a. Notieren Sie einen alternativen Gedanken. b. Schätzen Sie ein, wie sehr Sie von jedem Gedanken überzeugt sind (0–100 %).	**7. Schätzen Sie nun die Stimmungen ein** Schätzen Sie die Stimmungen aus Spalte 2 erneut ein (trifft zu 0–100 %); ebenso neu hinzugekommene Stimmungen.
Früher habe ich gern Nicole die Schuhe zugemacht, doch jetzt kann sie das alleine. Meine Tochter und mein Schwiegersohn haben ihr eigenes Leben und sie brauchen nichts mehr von mir. Amy, die 15-Jährige, ist um 19 Uhr zu ihren Freundinnen gefahren. Bill, mein Schwiegersohn, hat für das Wohnzimmer ein Regal und Schränke gebaut. Vor drei Jahren hätte er mich noch um Rat und Hilfe bei so einem großen Projekt gebeten.	Bill fragte mich um Rat für den Ausbau am Haus. Meine Tochter bat mich, mir einige sterbende Pflanzen, die schlecht aussehen, anzuschauen. Ich konnte ihr sagen, dass sie einfach mehr gegossen werden müssen. Im Laufe des Tages habe ich Nicole häufiger zum Lachen gebracht. Amy schien an meinen Geschichten über ihre Mutter als Teenager Spaß zu haben. Nicole ist auf meinem Schoß eingeschlafen.	Auch wenn meine Kinder und Enkelkinder mich nicht mehr auf dieselbe Art und Weise brauchen wie früher, scheinen sie doch gern mit mir zusammen zu sein und haben mich ein paarmal um meinen Rat gefragt. 85 % Sie schenkten mir Aufmerksamkeit, auch wenn nicht in dem Maße wie früher. 90 %	traurig 30 %

Abbildung 9.2: Bens Gedankenprotokoll

Ben hätte sich stattdessen einfach einen positiven Gedanken überlegen können, etwa: „Sie brauchen mich mehr denn je." Um seine Traurigkeit zu rationalisieren, hätte er sagen können: „Sie brauchen mich nicht mehr, na und?" Doch sowohl positives Denken als auch eine rationale Erklärung bergen möglicherweise Probleme. Positives Denken hätte in Bens Fall bedeutet, die Veränderungen, die in seiner Familie stattfanden, zu ignorieren, nämlich dass seine Kinder und Enkel einfach älter und reifer wurden. Dies zu rationalisieren hätte möglicherweise dazu geführt, dass er sich noch einsamer fühlte. Bens ausgewogener Gedanke ging jedoch aus Fakten hervor und erlaubte es ihm, seine Erfahrung so zu interpretieren, dass er weniger trauriger war und sich mit seiner Familie stärker verbunden fühlte.

Beachten Sie bitte außerdem, dass Ben seinen Alternativgedanken Glauben schenkte. Seine Überzeugung bezüglich dieser neuen Gedanken schätzte er mit 85 und 90 Prozent ein. Je glaubwürdiger Ihnen ein alternativer oder ausgewogener Gedanke erscheint, desto stärker wird er die Intensität Ihrer negativen Gefühle mindern beziehungsweise Ihre Stimmung vollständig verbessern. Notieren Sie hingegen in Spalte 6 der Einfachheit halber eine rationale Erklärung oder einen positiven Gedanken – etwas, das Sie selbst nicht glauben –, wird das Ihren Gefühlszustand nicht wesentlich verbessern.

9.3 Marissa: Alternative Gedanken

Wie bereits in Kapitel 8 dargestellt, beschrieb Marissa ein Erlebnis, das bei ihr Gefühle der Depression, Enttäuschung, Leere, Verwirrung und des Realitätsverlusts auslösten (s. Abbildungen 8.3 und 8.4). Sie erkannte zahlreiche automatische Gedanken und wählte als heißen Gedanken: „Diese Gefühle sind so schmerzhaft, dass ich mich umbringen muss, weil ich sie nicht länger ertragen kann." Beim Ausfüllen der Spalten 4 und 5 half ihr Therapeut. Um Spalte 6 auszufüllen, schaute Marissa sich die Fragen aus den Tipps auf Seite 144 an. Die Frage, die für Marissa große Relevanz hatte, lautete: „Wenn meine Freundin Kate in dieser Situation wäre, diese Gedanken hätte und ihr diese Informationen zur Verfügung ständen, welche alternativen Sichtweisen würde ich ihr darlegen?" Marissa kam zu dem Schluss, dass sie Kate Folgendes sagen würde: „Auch wenn es dir jetzt sehr schlecht geht, hat es dir in der Vergangenheit immer geholfen, mit jemandem zu reden, dem du wichtig bist. Du weißt, dass dieses Gefühl nicht ewig anhält und dass du dich irgendwann besser fühlen wirst. Selbstmord ist nicht die einzige Lösung – du lernst etwas Neues, wodurch du dich besser fühlst und dieses Gefühl länger anhält." Marissas vollständiges Gedankenprotokoll ist in Abbildung 9.3 wiedergegeben.

Als sie überlegte, welchen Rat sie Kate geben würde, fiel es Marissa leichter, sich Alternativen zum Suizid vorzustellen. So konnte sie zwischen sich und ihren Gedanken eine Distanz schaffen und eine andere Perspektive entwickeln. Sie stellte fest, dass es auch noch andere Wege gab, über ihren emotionalen Schmerz nachzudenken. Obgleich Marissa ihren alternativen Gedanken nur wenig Glauben schenkte, hatten sie trotzdem leicht positive Auswirkungen auf die Art, wie sie sich fühlte. Und diese winzige Veränderung hatte großen Einfluss auf Marissas Wunsch, sich das Leben zu nehmen. Ihrem Therapeuten zufolge hatte sie diese automatischen Gedanken und Gefühle schon seit Langem, daher waren schon kleine Veränderungen ermutigend und machten Hoffnung.

Eine wie starke Veränderung Ihrer Gefühle Sie wahrnehmen (s. Spalte 7), hängt davon ob, wie glaubwürdig Ihnen die alternativen oder ausgewogenen Gedanken erscheinen. Da Marissa ihren alternativen Gedanken nur wenig Glauben schenkte (Einstufungen von 10–20 Prozent), veränderte sich ihr Gefühl nur wenig. Wenn sie im Lauf der Zeit Erfahrungen macht, die ihren Alternativgedanken entsprechen, werden sich Marissas Gefühle deutlicher verändern, weil ihr dann die Hoffnung auf Besserung glaubwürdiger erscheint. Es ist wichtig, dass ausgewogene beziehungsweise alternative Gedanken auf den Fakten aus den Spalten 4 und 5 basieren. Je mehr die alternativen Sichtweisen mit realen Erlebnissen verknüpft sind, desto eher werden Sie diesen neuen Ideen auch vertrauen.

Wir erinnern uns: Ben schätzte die Intensität seiner Traurigkeit mit 80 Prozent ein, als er auf dem Weg von seiner Tochter nach Hause war, und dachte: „Die Kinder und Enkel brauchen mich nicht mehr."

Nachdem Ben den ausgewogenen Gedanken „Auch wenn meine Kinder und Enkelkinder mich nicht mehr genauso brauchen wie früher, scheinen sie doch gern mit mir zusammen zu sein und haben mich ein paarmal um meinen Rat gefragt" formuliert hatte, minderte sich die Intensität seiner Traurigkeit auf 30 Prozent.

Obgleich er seinen ausgewogenen Gedanken für recht glaubwürdig hielt (85 Prozent), verschwand sein Gefühl nicht vollständig, nachdem er sein Gedankenprotokoll ausgefüllt hatte. Ein Rest Traurigkeit blieb, denn es gab Hinweise dafür, dass Ben tatsächlich eine Art Verlust erlitten hatte. Das Ziel eines Gedankenprotokolls ist nicht, Emotionen zu beseitigen. Es soll Ihnen vielmehr helfen, eine Situation umfassender einzuschätzen, sodass Sie sowohl auf die positiven als auch auf die negativen Aspekte einer Situation emotional ausgewogen reagieren können.

GEDANKEN

1. Situation Wer? Was? Wann? Wo?	2. Gefühle / Stimmungen a. Wie haben Sie sich gefühlt? b. Stufen Sie jedes Gefühl ein, von 0 bis 100 %. c. Kreisen Sie das Gefühl ein, das Sie näher untersuchen möchten.	3. Automatische Gedanken (Bilder) a. Was ist Ihnen durch den Kopf gegangen, kurz bevor sich dieses Gefühl eingestellt hat? Was noch? Welche Bilder? b. Kreisen Sie den heißen Gedanken ein.
Samstag, 21.30 Uhr, allein zu Haus.	depressiv 100 % enttäuscht 95 % leer 100 % verwirrt 90 % unwirklich 95 %	Ich will ganz taub sein, damit ich nichts mehr fühle. Ich mache keine Fortschritte. Ich bin so verwirrt, dass ich nicht mehr klar denken kann. Ich weiß nicht mehr, was real ist und was nicht. Diese Gefühle sind so schmerzhaft, dass ich mich umbringen muss, weil ich sie nicht länger ertragen kann. Nichts hilft. Das Leben ist nichts wert. Ich bin so eine Versagerin.

Wenn sich Ihr Gefühl nicht verändert

Wenn Sie Ihr Gedankenprotokoll vollständig ausgefüllt haben, sich aber Ihre Stimmung nicht verbessert, kann das zwei Gründe haben:

1. Manchmal stützt die Mehrzahl der Fakten Ihren heißen Gedanken. Das Gedankenprotokoll soll keinesfalls Ihren heißen Gedanken widerlegen, sondern Sie zu einer eingehenderen Betrachtung führen, um herauszufinden, ob Sie wichtige Fakten außer Acht gelassen haben. Das ist nämlich häufig der Fall, wenn wir intensive Gefühle spüren. Belegen die Fakten mehrheitlich Ihren heißen Gedanken, sollten Sie entweder einen Maßnahmenplan erstellen oder – bis zu dem Zeitpunkt, da es sich bessert – Akzeptanz für dieses Gefühl entwickeln. In Kapitel 10 zeigen wir Ihnen, wie Sie einen Maßnahmenplan erstellen bzw. wie Sie Ihre Gefühle bes-

PROTOKOLL

4. Fakten, die den heißen Gedanken stützen	5. Fakten, die den heißen Gedanken widerlegen	6. Alternative bzw. ausgewogene Gedanken a. Notieren Sie einen alternativen Gedanken. b. Schätzen Sie ein, wie sehr Sie von jedem Gedanken überzeugt sind (0–100 %).	7. Schätzen Sie nun die Stimmungen ein Schätzen Sie die Stimmungen aus Spalte 2 erneut ein (trifft zu 0–100 %); ebenso neu hinzugekommene Stimmungen.
Ich halte das nicht mehr aus. Ich will sterben. Der einzige Weg aus diesem Kummer ist, mich umzubringen. Niemand hat mir bisher helfen können.	Manchmal hilft es mir, wenn ich mit meinem Therapeuten spreche. Dieser Zustand hält nicht ewig an, aber er kommt immer zurück. Dieses Gedankenprotokoll ist etwas Neues, das vielleicht helfen kann, aber ich habe meine Zweifel. An einigen Tagen geht es mir ein wenig besser.	Auch wenn es mir jetzt sehr schlecht geht, hat es mir in der Vergangenheit immer geholfen, mit jemandem zu reden, dem ich wichtig bin. 15 % Dieser Zustand hält nicht ewig an, aber ich erlebe ihn immer wieder. 10 % Ich lerne etwas Neues, wodurch ich mich besser fühle und dieses Gefühl länger anhält. 15 % Selbstmord ist nicht die einzige Lösung. 20 %	depressiv 85 % enttäuscht 90 % leer 95 % verwirrt 85 % unwirklich 95 %

Abbildung 9.3: Marissas Gedankenprotokoll

ser akzeptieren können. Mittels eines Maßnahmenplans können Sie Schritte zur Verbesserung einer Situation ergreifen. Akzeptanz kann eine hilfreiche Strategie sein, wenn Sie keinen Einfluss auf eine Situation haben oder sich mitten in einer schwierigen Lebensphase befinden.

2. Es kann Ihnen auch dann schwerfallen, dem Alternativgedanken Glauben zu schenken, obwohl alle Fakten gegen die Richtigkeit Ihres heißen Gedankens sprechen. Das liegt daran, dass Ihr heißer Gedanke Ihre „Grundüberzeugung" ist, eine Art negative Einstellung, von der Sie zutiefst überzeugt sind, und die sich auch angesichts anderslautender Fakten nur schwer ändern lässt. In Kapitel 12 stellen wir Möglichkeiten vor, wie Sie Ihre Grundüberzeugungen verändern können.

Was können Sie tun oder mit welchen Gedanken können Sie sich beschäftigen, wenn Sich Ihr emotionaler Zustand auch nach dem Ausfüllen eines Gedankenprotokolls nicht verbessert? Schauen Sie sich zunächst das Protokoll noch einmal genau an, um sicherzustellen, dass Sie nichts übersehen haben. Auch die jetzt folgenden Fragen können hilfreich sein, wenn sich Ihre Stimmung nicht zum Positiveren gewandelt hat.

So finden Sie heraus, warum nach dem Ausfüllen des Gedankenprotokolls keine Stimmungsverbesserung eintritt

Verändert sich die Einschätzung Ihrer Stimmung nach dem Ausfüllen eines Gedankenprotokolls nicht, stellen Sie sich folgende Fragen:

- Habe ich eine spezifische Situation beschrieben?
- Habe ich in Spalte 2 meine Gefühle richtig erkannt und eingestuft?
- Ist der Gedanke, den ich untersuche, für das Gefühl, das ich verändern möchte, ein heißer Gedanke?
- Habe ich verschiedene heiße Gedanken aufgelistet? Trifft das zu, muss ich Informationen zu jedem einzelnen heißen Gedanken sammeln, die ihn be- oder widerlegen, bevor sich meine Stimmung ändern kann.
- Fehlt vielleicht ein wichtiger heißer Gedanke, den ich mir genauer anschauen muss?
- Habe ich alle Fakten notiert, die den heißen Gedanken belegen, um den es geht? Bevor ich zu einem alternativen oder ausgewogenen Gedanken komme, sollten alle Fakten in Spalte 5 erfasst sein.
- Finde ich den alternativen oder ausgewogenen Gedanken in Spalte 6 glaubwürdig? Wenn das nicht der Fall ist, sollte ich mir noch einmal die Fakten anschauen und einen Alternativgedanken formulieren, den ich für glaubwürdiger halte.
- Belegen die Fakten eindeutig meinen heißen Gedanken? Dann sollte ich einen Maßnahmenplan aufstellen oder mir eine Haltung der Akzeptanz zu dieser Situation und meinen Reaktionen aneignen (s. Kapitel 10).
- Passt der Alternativgedanke zu den Fakten, aber ich glaube ihn dennoch nicht? Dann muss ich vielleicht nach weiteren Fakten suchen (s. Kapitel 11) oder an meinen Grundüberzeugungen arbeiten (s. Kapitel 12).

9.4 Linda: Alternative Gedanken

Manchmal ist es für andere leichter, alternative Sichtweisen auf bestimmte Situationen zu entwickeln als für uns selbst. Wie in Kapitel 8 beschrieben, füllte Linda ein Gedankenprotokoll über ihre Angstgefühle aus, während sie auf den Start des Flugzeugs wartete (s. Abbildungen 8.5 und 8.6). Arbeitsblatt 9.1 gibt das zum Teil ausgefüllte Protokoll wieder.

Manchmal gibt es mehrere alternative Gedanken, die zu einem Fakt passen. Um Spalte 6 auszufüllen, schaute sich Linda die Fakten in den Spalten 4 und 5 noch einmal an und überlegte sich, welche ausgewogenere Sichtweisen es zu ihren heißen Gedanken geben könnte. Die Fakten sprachen eher dafür, dass es sich nicht um einen Herzanfall handelte, sondern dass sich ihre erhöhte Herzrate und das Schwitzen auf ihre Angst zurückführen ließen und in keiner Weise schädlich waren. Anstatt zu denken „Ich bekomme einen Herzanfall", verfolgte Linda alternative Gedanken: „Ich habe Herzrasen und ich schwitze, weil ich ängstlich bzw. nervös bin, denn ich sitze in einem Flugzeug. Mein Arzt erklärte mir, dass eine hohe Herzfrequenz nicht zwangsläufig gefährlich ist, und dass sich mein Herzschlag sehr wahrscheinlich in wenigen Minuten wieder normalisieren wird."

ÜBUNG

Helfen Sie Linda, einen alternativen Gedanken zu formulieren.

In den Spalten 4 und 5 notierte Linda die Fakten, die ihren heißen Gedanken „Ich bekomme einen Herzanfall" belegten bzw. ihm widersprachen. Entwickeln Sie aufgrund dieser Fakten für die Spalte 6 auf Arbeitsblatt 9.1 einen glaubwürdigen alternativen Gedanken oder eine ausgewogene Ansicht, die Lindas Angst reduzieren könnte. Sollte es Ihnen schwerfallen, diese Übung zu machen, schauen Sie sich noch einmal die Tipps auf Seite 144 an.

ARBEITSBLATT 9.1

GEDANKEN

1. Situation Wer? Was? Wann? Wo?	2. Gefühle / Stimmungen a. Wie haben Sie sich gefühlt? b. Stufen Sie jedes Gefühl ein, von 0 bis 100 %. c. Kreisen Sie das Gefühl ein, das Sie näher untersuchen möchten.	3. Automatische Gedanken (Bilder) a. Was ist Ihnen durch den Kopf gegangen, kurz bevor sich dieses Gefühl eingestellt hat? Was noch? Welche Bilder? b. Kreisen Sie den heißen Gedanken ein.
Sonntagabend, im Flugzeug, das startbereit auf der Startbahn steht	Angst 98 %	Mir wird schlecht. Mein Herz fängt an, schneller und kräftiger zu schlagen. Ich fange an zu schwitzen. Ich bekomme einen Herzanfall. Ich werde es nie schaffen, früh genug aus diesem Flugzeug und ins Krankenhaus zu kommen. Ich sterbe.

Lindas Gedankenprotokoll

PROTOKOLL

4. Fakten, die den heißen Gedanken stützen	5. Fakten, die den heißen Gedanken widerlegen	6. Alternative bzw. ausgewogene Gedanken a. Notieren Sie einen alternativen Gedanken. b. Schätzen Sie ein, wie sehr Sie von jedem Gedanken überzeugt sind (0–100 %).	7. Schätzen Sie nun die Stimmungen ein Schätzen Sie die Stimmungen aus Spalte 2 erneut ein (trifft zu 0–100 %); ebenso neu hinzugekommene Stimmungen.
Ich habe Herzrasen. Ich schwitze. Das könnten zwei Anzeichen für einen Herzanfall sein.	Herzrasen kann durch Angst ausgelöst werden. Mein Arzt hat mir gesagt, dass das Herz ein Muskel ist. Beansprucht man einen Muskel, wird er stärker, und wenn das Herz schneller schlägt, muss das nicht unbedingt gefährlich sein. Eine hohe Herzrate muss nicht gleichbedeutend mit einem Herzanfall sein. Mir ist das schon früher auf Flughäfen und in Flugzeugen passiert oder wenn ich ans Fliegen dachte. In der Vergangenheit hat sich mein Herzschlag normalisiert, wenn ich eine Zeitschrift gelesen, langsam und bewusst geatmet oder Gedankenprotokolle ausgefüllt habe. Auch weniger pessimistische Gedanken haben geholfen.		

GEDANKEN

1. Situation Wer? Was? Wann? Wo?	2. Gefühle / Stimmungen a. Wie haben Sie sich gefühlt? b. Stufen Sie jedes Gefühl ein, von 0 bis 100 %. c. Kreisen Sie das Gefühl ein, das Sie näher untersuchen möchten.	3. Automatische Gedanken (Bilder) a. Was ist Ihnen durch den Kopf gegangen, kurz bevor sich dieses Gefühl eingestellt hat? Was noch? Welche Bilder? b. Kreisen Sie den heißen Gedanken ein.
Sonntagabend, im Flugzeug, das startbereit auf der Startbahn steht	Angst 98 %	Mir wird schlecht. Mein Herz fängt an, schneller und kräftiger zu schlagen. Ich fange an zu schwitzen. Ich bekomme einen Herzanfall. Ich werde es nie schaffen, früh genug aus diesem Flugzeug und ins Krankenhaus zu kommen. Ich sterbe.

Abbildung 9.4 gibt Lindas Gedankenprotokoll wieder, das sie noch auf der Startbahn vollständig ausfüllte.

Als sie ihren schnellen Herzschlag und das Schwitzen aus einer anderen Perspektive betrachtete, ließ ihre Angst deutlich nach. Die Angst war mit dem Gedanken „Ich

PROTOKOLL

4. Fakten, die den heißen Gedanken stützen	5. Fakten, die den heißen Gedanken widerlegen	6. Alternative bzw. ausgewogene Gedanken a. Notieren Sie einen alternativen Gedanken. b. Schätzen Sie ein, wie sehr Sie von jedem Gedanken überzeugt sind (0–100 %).	7. Schätzen Sie nun die Stimmungen ein Schätzen Sie die Stimmungen aus Spalte 2 erneut ein (trifft zu 0–100 %); ebenso neu hinzugekommene Stimmungen.
Ich habe Herzrasen. Ich schwitze. Das könnten zwei Anzeichen für einen Herzanfall sein.	Herzrasen kann durch Angst ausgelöst werden. Mein Arzt hat mir gesagt, dass das Herz ein Muskel ist. Beansprucht man einen Muskel, wird er stärker, und wenn das Herz schneller schlägt, muss das nicht unbedingt gefährlich sein. Eine hohe Herzrate muss nicht gleichbedeutend mit einem Herzanfall sein. Mir ist das schon früher auf Flughäfen und in Flugzeugen passiert oder wenn ich ans Fliegen dachte. In der Vergangenheit hat sich mein Herzschlag normalisiert, wenn ich eine Zeitschrift gelesen, langsam und bewusst geatmet oder Gedankenprotokolle ausgefüllt habe. Auch weniger pessimistische Gedanken haben geholfen.	Ich habe Herzrasen und ich schwitze, weil ich ängstlich bzw. nervös bin, denn ich sitze in einem Flugzeug. 95 % Mein Arzt erklärte mir, dass eine hohe Herzfrequenz nicht zwangsläufig gefährlich ist und dass sich mein Herzschlag sehr wahrscheinlich in wenigen Minuten wieder normalisieren wird. 85 %	Angst 25 %

Abbildung 9.4: Lindas ausgefülltes Gedankenprotokoll

bekomme einen Herzanfall" verknüpft, nicht mit ihren körperlichen Empfindungen. Als sie die für und gegen ihren Gedanken sprechenden Fakten abwog, schloss Linda daraus, dass sie es nicht mit einem Herzanfall zu tun hatte, und war weniger ängstlich.

Das ist alles, was Sie wissen müssen, um nun alle sieben Spalten des Gedankenprotokolls ausfüllen zu können. Diese Protokolle helfen Ihnen, die Gedanken und Überzeugungen, die Ihnen Sorgen bereiten, zu erkennen, kritisch zu betrachten und vielleicht zu ändern. Konstruktive alternative Gedanken oder ausgewogene Ansichten tragen dazu bei, dass Sie sich von destruktiven automatischen Gedankenmustern befreien. Wenn Sie sich in die Lage versetzen, sich selbst und Situationen aus einer anderen Perspektive zu betrachten, wird es Ihnen voraussichtlich besser gehen und Sie werden sich und ihr Leben positiver bewerten.

Wenn Sie üben möchten, alternative Gedanken zu entwickeln und ausgewogen zu denken, füllen Sie zwei oder drei Gedankenprotokolle in der Woche aus (Arbeitsblatt 9.2). Wann immer Sie sich in Zukunft bei einem Gedanken im Kreis drehen, vermerken Sie die dazugehörigen Fakten in einem Protokoll und entwickeln Sie alternative bzw. ausgewogene Gedanken.

Das regelmäßige Ausfüllen von Gedankenprotokollen birgt drei Vorteile: Erstens reagieren wir auf Situationen häufig emotional, und diese Gefühle können verwirrend sein. Beispielsweise erkannte Linda zuerst nicht, warum sie im Flugzeug in Panik ausbrach. Gedankenprotokolle helfen wie in Lindas Beispiel, sich über seine emotionalen Reaktionen klar zu werden. Zweitens verhilft Ihnen ein Gedankenprotokoll in Situationen, in denen Sie sich aufregen, zu einer breiteren Perspektive und dazu, das „große Ganze“ im Blick zu behalten, anstatt an einer zu engen und vielleicht verzerrten Sichtweise festzuhalten. Drittens trägt das regelmäßige Ausfüllen dazu bei, dass Sie lernen, flexibler zu denken. Viele Betroffene berichten, dass, nachdem sie 20 bis 40 Gedankenprotokolle geschrieben haben, sie in anstrengenden Situationen automatisch alternative oder ausgewogene Gedanken entwickeln. Wenn Sie diesen Punkt erreicht haben, werden Sie feststellen, dass Sie immer weniger Situationen wirklich beunruhigend finden. Damit können Sie Ihre Energie darauf verwenden, bestehende Probleme zu lösen oder diese Situationen sogar zu genießen.

9.5 Wenn Ihr heißer Gedanke durch Fakten untermauert wird

Bevor wir zum nächsten Kapitel kommen, möchten wir einen sehr wichtigen Punkt klarstellen: Bisher haben Sie vielleicht den Eindruck gewonnen, dass der Zweck eines Gedankenprotokolls darin liegt, zu demonstrieren, dass negative Gedanken immer unzutreffend und einseitig sind. Doch das ist nicht der Fall.

Normalerweise füllt man ein Gedankenprotokoll aus, wenn man ein intensives Gefühl erlebt hat. Wissenschaftlichen Erkenntnissen zufolge denken wir, wenn wir etwas intensiv erleben, immer an Erfahrungen, die mit unserem Gefühl übereinstimmen. Sind wir beispielsweise traurig, fallen uns traurige Dinge ein, schämen wir uns, denken wir häufig an all die schlimmen Sachen, die wir getan haben. Daher verhilft uns das Gedankenprotokoll meistens zu einer ausgewogeneren Sicht auf die Situation, weil es uns dazu anhält, über Sachverhalte nachzudenken, die unser Gefühl nicht befeuern.

Manchmal hingegen treffen heiße Gedanken zu und beschreiben eine schwierige Situation richtig. So kann beispielsweise der heiße Gedanke „Mein Chef beschimpft mich" durchaus zutreffen. Möglicherweise denkt Vic: „Wenn ich weiterhin so meine Beherrschung verliere, hat Judy die Nase voll und verlässt mich." In diesen Fällen erfüllt ein Gedankenprotokoll seinen Zweck auf zweifache Weise: Erstens überprüfen wir mit ihm, ob der heiße Gedanke richtig ist, um auszuschließen, dass wir überemotional zu einem voreiligen Schluss kommen. Wird der heiße Gedanke durch Fakten bestätigt, zeigt uns das zweitens, dass wir ein Problem bewältigen oder verändern müssen. Im nächsten Kapitel geht es um heiße Gedanken, die sich belegen lassen, und um verschiedene Arten, damit umzugehen, nämlich indem man Probleme löst, die Bedeutung, die man einer Situation beimisst, kritisch überprüft, Akzeptanz entwickelt und angesichts von Schwierigkeiten resilienter wird.

Stimmungsbarometer

Solange Sie aktiv mit diesem Buch arbeiten, empfehlen wir Ihnen, alle ein bis zwei Wochen einen Stimmungs-Check durchzuführen. Jetzt, da Sie eine Menge darüber erfahren haben, wie Gedanken Gefühle verändern, wäre ein guter Zeitpunkt für einen solchen Check gekommen, um zu schauen, wie sich Ihre neuen Fertigkeiten auf Ihre Gefühle auswirken. Stufen Sie alle Gefühle ein, die Sie verändern möchten, und dokumentieren Sie sie, ebenso wie Ihre Zufriedenheit. Wie Sie bereits wissen, können Sie die folgenden Tools und Arbeitsblätter nutzen, um Ihre Ergebnisse festzuhalten.

- **Depression / Traurigkeit:** Gedanken-verändern-Gefühle-Bestandsaufnahme für Depression
  Arbeitsblatt 13.1 auf Seite 252 und Arbeitsblatt 13.2 auf Seite 253
- **Angstzustände / Nervosität:** Gedanken-verändern-Gefühle-Bestandsaufnahme für Angst
  Arbeitsblatt 14.1 auf Seite 283 und Arbeitsblatt 14.2 auf Seite 284
- **Andere Gefühle / Zufriedenheit:** Die Intensität meiner Gefühle einschätzen und beobachten
  Arbeitsblatt 15.1 auf Seite 322 f. und Arbeitsblatt 15.2 auf Seite 324

ÜBUNG

Entwickeln Sie Ihre eigenen alternativen oder ausgewogenen Gedanken

Arbeitsblatt 9.2 bietet Ihnen Gelegenheit, alternative oder ausgewogene Gedanken zu entwickeln, die sich auf die Gedanken beziehen, die Sie in Kapitel 8 auf Arbeitsblatt 8.2 (s. Seite 134) bearbeitet haben. Diese Alternativen basieren auf den Fakten, die Sie dort

ARBEITSBLATT 9.2

GEDANKEN

1. Situation	2. Gefühle/ Stimmungen	3. Automatische Gedanken (Bilder)
Wer war dabei? Was haben Sie gemacht? Wann geschah das? Wo passierte das?	Beschreiben Sie jedes Gefühl mit einem Wort. Stufen Sie die Intensität jedes Gefühls ein (0–100 %).	**Beantworten Sie die ersten allgemeinen Fragen und gehen Sie dann zu einigen oder allen spezifischen Fragen über, die ein spezielles Gefühl betreffen.** Was ging mir durch den Kopf, kurz bevor ich mich so fühlte? (Allgemeiner Gefühlszustand) Welche Bilder oder Erinnerungen löst diese Situation bei mir aus? (Allgemeiner Gefühlszustand) Was sagt das über mich aus? Über mein Leben? Über meine Zukunft? (Depression) Was, fürchte ich, könnte passieren? (Angst) Was ist das Schlimmste, das geschehen könnte? (Angst) Was sagt das darüber aus, was der andere über mich denkt? (Wut, Scham) Was sagt das über die andere Person oder die Leute im Allgemeinen aus? (Wut) Habe ich gegen Regeln verstoßen, andere verletzt oder etwas nicht getan, was ich hätte tun sollen? Was halte ich von mir selbst, da ich das getan habe, oder glaube, es getan zu haben? (Schuld, Scham)

in den Spalten 4 und 5 gesammelt haben. Stufen Sie Ihr(e) Gefühl(e) erneut ein, nachdem Sie den alternativen Gedanken aufgeschrieben und eingeschätzt haben. Schreiben Sie das/die Gefühl(e) und Einschätzung(en) in Spalte 7. Gibt es einen Zusammenhang zwischen der Glaubwürdigkeit Ihres Alternativgedankens und Ihrer veränderten emotionalen Reaktion?

Gedankenprotokoll

PROTOKOLL

4. Fakten, die den heißen Gedanken stützen	5. Fakten, die den heißen Gedanken widerlegen	6. Alternative/ ausgewogene Gedanken	7. Schätzen Sie nun die Stimmungen ein
Kreisen Sie den heißen Gedanken in Spalte 3 ein. Notieren Sie echte Fakten, die diesen Schluss stützen. (Versuchen Sie, sich auf Tatsachen zu beschränken, es geht nicht um Interpretationen (s. Arbeitsblatt 8.1).	Beantworten Sie die Fragen aus den Tipps (s. Seite 131), um Fakten zu entdecken, die Ihren heißen Gedanken widerlegen.	Beantworten Sie die Fragen in den Tipps in Kapitel 9 (s. Seite 144), um alternative oder ausgewogene Gedanken zu entwickeln. Schreiben Sie einen Alternativgedanken auf. Schätzen Sie ein, wie sehr Sie jedem Alternativgedanken Glauben schenken (0–100 %).	Schreiben Sie hier die Gefühle aus Spalte 2 auf. Stufen Sie erneut die Intensität jedes Gefühls ein (0–100 %) sowie die Intensität aller neuen Gefühle.

Zusammenfassung

- Spalte 6 des Gedankenprotokolls, „Alternative / ausgewogene Gedanken" fasst die wichtigen Fakten aus den Spalten 4 und 5 zusammen.
- Sind die Fakten aus Spalten 4 und 5 keine Belege für Ihren ursprünglichen heißen Gedanken, notieren Sie in Spalte 6 eine alternative Sicht auf die Situation, die mit den Fakten übereinstimmt.
- Belegen die Fakten aus den Spalten 4 und 5 nur teilweise Ihren ursprünglichen heißen Gedanken, notieren Sie in Spalte 6 einen Alternativgedanken, der die Fakten zusammenfasst, die Ihren heißen Gedanken be- und widerlegen.
- Um einen alternativen oder ausgewogenen Gedanken zu entwickeln, können Sie die Fragen in den Tipps auf Seite 131 zu Hilfe nehmen.
- Alternativgedanken sind nicht gleichzusetzen mit positivem Denken. Sie zeigen vielmehr andere Denkweisen über eine bestimmte Situation anhand aller zur Verfügung stehenden Fakten, die Sie in den Spalten 4 und 5 gesammelt haben.
- Stufen Sie in Spalte 7 des Gedankenprotokolls erneut die Intensität Ihrer Stimmung(en) ein, die Sie in Spalte 2 aufgeführt haben.
- Eine Veränderung der emotionalen Reaktion auf eine bestimmte Situation hängt oft von der Glaubwürdigkeit des Alternativgedankens ab. Deshalb ist es wichtig einzuschätzen, wie sehr Sie von den Alternativgedanken oder einer ausgewogenen Sichtweise überzeugt sind.
- Verändert sich Ihre Stimmungslage nach dem Ausfüllen eines Gedankenprotokolls nicht, beantworten Sie die Fragen auf Seite 144), um festzustellen, was nötig ist, damit Sie sich besser fühlen.
- Je mehr Gedankenprotokolle Sie ausfüllen, desto leichter wird es Ihnen fallen, automatisch andere Denkweisen anzunehmen und alternative bzw. ausgewogenere Erklärungen für Ereignisse zu finden, ohne die Fakten niederzuschreiben.

10. Neue Gedanken, Maßnahmenpläne und Akzeptanz

Weil Jia eine Reise nach Mexiko plante, nahm sie Spanischunterricht. Dort lernte sie, nach dem Weg zu fragen, Essen zu bestellen und einfache Dialoge zu führen. Als Jia in Mexiko ankam, sprach ihr Taxifahrer ebenso wie die Hotelangestellten Englisch. Nachdem sie ihre Koffer ausgepackt hatte, beschloss sie, in den nächsten Laden zu gehen, um ein paar Postkarten und Briefmarken zu kaufen.

Im Geschäft sprachen alle sehr schnell Spanisch. Jia warf einen Blick auf ihre Spanisch-App und trat dann zögerlich an die Theke. Sie sagte ein paar Sätze auf Spanisch, in der Hoffnung, tatsächlich das Richtige zu sagen. Zu Jias Überraschung gab ihr die Frau hinter dem Tresen genau die gewünschte Anzahl Karten und Marken. Sie lächelte.

Warum also war Jia davon überrascht?

Wenn wir etwas Neues lernen, passiert das zunächst intellektuell beziehungsweise „in unseren Köpfen". Wir wissen, dass eine bestimmte Sprache in dem jeweiligen Land funktioniert, doch wenn wir sie dann tatsächlich sprechen, zweifeln wir daran, verstanden zu werden. Schließlich unterscheiden sich die Worte und die Sätze so sehr von der Sprache, die wir sprechen. Zu Beginn scheint die Muttersprache die einzig wahre zu sein. Nur mit viel Übung fühlt sich eine neue Fremdsprache wie echte Kommunikation an.

Obgleich Jia glaubte, dass ihre Sätze auf Spanisch richtig waren, vertraute sie der Sprache nicht, bis sie von den Mexikanern positive Reaktionen bekam. Als sie häufiger Spanisch sprach, gewann sie an Selbstvertrauen.

Alternative Gedanken oder ausgewogene Denkweisen fühlen sich vielleicht für Sie wie eine Fremdsprache an. Wie bei jeder neuen Sprache wirken neue Gedanken möglicherweise unbeholfen und nur begrenzt glaubwürdig. Während Ihnen automatische Gedanken mit Leichtigkeit kommen – wie in Ihrer Muttersprache die Worte –, ist es ungleich schwieriger, alternative Gedanken entstehen zu lassen. Vielleicht denken Sie diese neuen Gedanken „in Ihrem Kopf", aber es fühlt sich nicht so an, als passten sie so reibungslos in die Alltagserfahrungen wie Ihre automatischen Gedanken.

Wie in Jias Beispiel ist es am besten, die Glaubwürdigkeit Ihrer Alternativgedanken im Alltag auszuprobieren, um so mehr Beweise und Fakten sammeln zu können.

Erleben Sie Tag für Tag, dass Ihre ausgewogenen Gedanken durch Ihre Erfahrungen gestützt werden, schenken Sie ihnen eher Glauben und Ihre positivere Stimmungslage stabilisiert sich. Stellen Sie fest, dass Ihre Erfahrungen Ihre neuen Überzeugungen nicht tragen, können Sie anhand dieser Informationen andere Alternativgedanken entwickeln, die besser mit Ihren Erfahrungen übereinstimmen.

10.1 Ben: Mehr Fakten sammeln, die die neuen Gedanken stärken

Bens Traurigkeit nach dem Besuch bei seiner Tochter ließ nach, als er feststellte, dass, obwohl seine Kinder und Enkel ihn nicht mehr so brauchten wie früher, sie immer noch gern mit ihm zusammen waren. Außerdem baten sie ihn manchmal um Rat. Obgleich seine alternativen Gedanken (s. Kapitel 9, speziell Abbildung 9.2) dazu führten, dass es Ben besser ging, hielt er seine neue Art zu denken nicht für glaubwürdig, auch wenn die Fakten für die neue Idee sprachen. Ein Weg, um seine neue Überzeugung zu festigen, bestand für Ben darin, mehr Informationen über Gedankenalternativen zu sammeln. Er beschloss, seine neuen Schlussfolgerungen: „Auch wenn sie mich nicht mehr genauso brauchen wie früher, scheinen sie doch gern mit mir zusammen zu sein" zu testen. Er rief seine Tochter und den Schwiegersohn an, um ihnen Hilfe bei Reparaturen anzubieten. Seine Tochter erklärte ihm, dass es derzeit am Haus nichts zu tun gäbe. Früher hätte Ben daraus geschlossen, dass man ihn nicht mehr bräuchte, doch jetzt fragte er sie, ob sie bei etwas anderem Hilfe gebrauchen könnten.

Seine Tochter überlegte kurz und erzählte dann, dass sich seine Enkelin Amy in letzter Zeit allein fühlte, weil ihre beste Freundin aus der Stadt weggezogen war. Nun war Amy einsam, besonders in der Zeit nach der Schule, die sie früher mit ihrer Freundin verbracht hatte. Bens Tochter fragte ihn, ob er sich vorstellen könne, etwas mit Amy zu unternehmen. Sehr gern willigte er ein, zwei-, dreimal pro Woche den Nachmittag mit Amy zu verbringen.

Auch Amy fand die Idee gut, besonders als Ben sie fragte, was sie wohl gern unternehmen wollte. Erst vor Kurzem war sie einer Fußballmannschaft beigetreten und nun wollte sie gerne trainieren. Ben fuhr mit ihr auf den Bolzplatz, der genügend Platz zum Spielen bot. Das freute Amy umso mehr, weil der Platz zu weit von zu Hause weg war, um dorthin zu Fuß zu gehen oder mit dem Rad zu fahren. Da ihre Eltern arbeiteten, konnten sie sie nicht hinbringen. So war Ben froh, am Leben seiner Enkeltochter teilhaben zu können.

Diese Erfahrung stärkte Bens alternativen Gedanken „Auch wenn sie mich nicht mehr genauso brauchen wie früher, scheinen sie doch gern mit mir zusammen zu sein“. Die Art und Weise, wie seine Familie reagiert hatte, unterstützte Bens Gedanken und stärkte sein Vertrauen, nach seiner neuen Überzeugung zu handeln. Außerdem verbrachte er eine schöne Zeit mit Amy, die er genoss. Mit seiner alten Art zu denken hätte er sich zurückgewiesen gefühlt und bereits aufgegeben, als seine Tochter ihm mitteilte, im Haus müsste nichts repariert werden. („Was bringt es? Sie brauchen mich nicht mehr.“) Bens Alternativgedanken stärkten sein Vertrauen, auf ganz andere Weise gebraucht zu werden, anstatt aufzugeben, weil sein ursprüngliches Hilfsangebot abgelehnt worden war.

ÜBUNG

Neue Gedanken stärken

Mithilfe von Arbeitsblatt 10.2 können Sie einen neuen Alternativgedanken überprüfen und verstärken.

ARBEITSBLATT 10.1 **Neue Gedanken stärken**

Schauen Sie sich noch einmal die Gedankenprotokolle an, die Sie bisher ausgefüllt haben. Wählen Sie einen ausgewogenen Gedanken oder eine alternative Idee aus, an die Sie weniger als 50 Prozent glauben. Notieren Sie im Folgenden diesen Gedanken und Ihre Einschätzung.

Gedanke: ______________________________

Einschätzung, wie sehr Sie von dem Gedanken überzeugt sind: __________ %

Achten Sie in der kommenden Woche auf Fakten, die diesen neuen Gedanken stützen, und schreiben Sie sie alle auf. Wenn möglich, tun Sie Dinge, die auf die eine oder andere Weise Beweise für Ihren Gedanken liefern:

____

____

____

Nach dieser Woche stufen Sie Ihren alternativen Gedanken erneut ein: __________ %

Hat das Suchen und Aufschreiben von Fakten, die Ihren alternativen oder ausgewogenen Gedanken belegen, diesen Gedanken verstärkt?

____________ Ja ____________ Nein

Warum?/Warum nicht?

____

____

____

10.2 Marissa: Ein Maßnahmenplan, um die Stelle zu behalten

Wenn man manchmal Fakten sammelt, um einen Gedanken zu überprüfen, stellt man fest, dass sie ihn tatsächlich stützen und der Alternativgedanke dann nicht besonders glaubwürdig ist. Meistens ist das ein Hinweis darauf, dass hier ein Problem zu lösen ist. Umdenken ist zwar häufig hilfreich, aber nicht immer die vollständige Lösung. Wenn die meisten Hinweise Ihren heißen Gedanken bestätigen, ist es vielleicht an der Zeit, einen Maßnahmenplan zu erstellen.

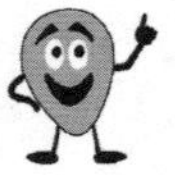

Zur Erinnerung

- Wenn ein alternativer oder ausgewogener Gedanke sich zwar mit Ihren Erfahrungen deckt, Ihnen aber weiterhin nicht glaubwürdig erscheint, sammeln Sie weitere Fakten, um den/die Gedanken zu überprüfen und zu verstärken. Bens Vorgehen ist ein Beispiel dafür: Im Telefonat mit seiner Tochter fand er einen Beweis für seine neue Haltung.
- Bestätigt die Mehrheit der Fakten aus dem Alltag Ihren heißen Gedanken, ist das ein Hinweis darauf, dass tatsächlich ein Problem besteht, das Sie lösen müssen. Ein Maßnahmenplan hilft Ihnen dabei, dieses Problem zu entdecken und es zu beseitigen.

Marissa benötigte eine Reihe von Therapiesitzungen, um gemeinsam mit ihrem Therapeuten zu ermitteln, warum sie hochgradig suizidgefährdet war. Einer der Hauptgründe für ihre Hoffnungslosigkeit bestand darin, dass Marissa fürchtete, ihren Arbeitsplatz zu verlieren und dann nicht mehr den Lebensunterhalt für sich und die Kinder verdienen zu können. Allerdings verfügte sie über eine Lebensversicherung, die ihrer Meinung nach ausreichen müsste, um die Familie zu unterhalten, bis die Kinder selbstständig waren.

Marissa überprüfte ihren automatischen Gedanken „Ich werde meinen Job verlieren" anhand eines Gedankenprotokolls (vgl. Kapitel 6 bis 9). Wie real diese Gefahr war, konnte man natürlich erst wissen, bis das Befürchtete passierte. Dennoch fand Marissa einige recht überzeugende Hinweise dafür, dass der Verlust ihres Arbeitsplatzes nicht ganz auszuschließen war. Im Monat zuvor hatte sie von ihrem Vorgesetzten drei Verwarnungen erhalten, eine, weil sie häufiger zu spät zur Arbeit oder von der Mittagspause zurückgekommen war, und zwei aufgrund „dürftiger Arbeitsergebnisse". In ihrer Firma war es möglich, nach drei Abmahnungen gekündigt zu werden.

Marissa spürte wegen ihrer beruflichen Situation einen Kontrollverlust. Morgens war sie so depressiv, dass es ihr schwerfiel aufzustehen, obgleich sie wusste, dass das einen schlechten Eindruck machte, wenn sie sich wieder verspätete. Sobald sie an ihrem Arbeitsplatz war, gelang es ihr kaum, sich zu konzentrieren, und sie machte Fehler, was wiederum die Aufmerksamkeit ihres Vorgesetzten erregte.

Der Gedanke, ihre Stelle zu verlieren, verursachte Marissa die größten Sorgen und es gab eine Reihe von Fakten, die dafür sprachen, dass dieser Gedanke realistisch war. Also erstellte sie zusammen mit ihrem Therapeuten einen Maßnahmenplan, um dieses Problem zu lösen. Gemeinsam diskutierten sie eine Reihe von Aktivitäten, durch die Marissa ihre beruflichen Leistungen verbessern und damit ihren Job sichern konnte, und hielten sie schriftlich fest. Als Erstes könnte Marissa mit ihrem Vorgesetzten sprechen und ihm sagen, dass sie sich mehr anstrengen wollte, und ihn dabei um Hilfe bitten. Erst einige Monate zuvor hatte er sie für ihre Arbeit gelobt. Marissa räumte ein, dass ihr Chef ihr möglicherweise helfen würde, wenn er wüsste, dass sie sich mehr bemühen wollte. Außerdem wollte sie ihre Freundin und Kollegin Maggie, der sie vertraute, bitten, ihre Dokumente vor der Weitergabe an den Vorgesetzten zu lesen. Schließlich ersann sie einige Strategien, wie sie es trotz Depression schaffen könnte, pünktlich zur Arbeit zu erscheinen.

Dieser Maßnahmenplan führte dazu, dass Marissa optimistischer wurde, was ihre Arbeit anging. Doch nur wenige Augenblicke später fiel ihr ein, was alles dazwischenkommen könnte. Das größte Problem war für Marissa, ihrem Vorgesetzten zu sagen, dass sie unter Depressionen litt. Ihr war unwohl dabei, denn vielleicht war die Information bei ihm nicht gut aufgehoben. Sie fürchtete, er würde es weitererzählen, was ihr peinlich wäre. Ihr Therapeut schlug ihr vor zu überlegen, was genau sie ihrem Chef erzählen wollte, wenn sie ihn um seine Unterstützung bat.

Marissa beschloss, zu sagen, dass sie unter großem Stress stand, sich aber große Mühe geben wolle, alles in den Griff zu bekommen, sodass ihre Leistung am Arbeitsplatz nicht darunter leiden würde. Sie könnte ihren Vorgesetzten darauf hinweisen, dass ihre Leistungen einmal besser gewesen waren, und ihm zu verstehen geben, dass ihre Probleme vorübergehender Natur waren. Darüber hinaus könnte sie ihm zusichern, dass sich schon bald ihre Leistungen bessern würden. Der Therapeut schlug Marissa vor, ihrem Chef auch zu sagen, dass sie diesen Job wirklich behalten wolle und dass sie für Hilfe von seiner Seite dankbar sei. Er möge ihr sagen, was nötig sei, um die Qualitätsstandards der Firma zu erfüllen. Marissas ausgefüllten Maßnahmenplan finden Sie in Abbildung 10.1.

Marissas Hoffnungslosigkeit und Suizidgedanken verringerten sich, nachdem sie den Maßnahmenplan erstellt und erste Schritte zur Umsetzung unternommen hatte. Bitte beachten Sie, dass sie unterschiedliche Schritte vollzog, um ihre Leistungen am Arbeitsplatz zu verbessern. Ihre Depression führte dazu, dass sie im Job nicht voll funktionsfähig war, und deshalb griff sie für kurze Zeit auf die Hilfe anderer zurück. Ihren Chef bat sie um angemessene Unterstützung in Anbetracht der Tatsache, dass sie früher gute Leistungen erbracht hatte; daran erinnerte sie ihn. Sie bat außerdem ihre Freundin Maggie um Hilfe und versprach ihr, diesen Gefallen zu erwidern. Mit diesen Maßnahmen erlangte Marissa das Gefühl der Kontrolle zurück, sie konnte das Licht am Ende des Tunnels ausmachen.

An diesem Beispiel wird deutlich, wie ein Maßnahmenplan eingesetzt wird, wenn viele Fakten einen bedrohlichen Gedanken stützen. Auch bei anderen Problemen leistet ein Maßnahmenplan gute Dienste.

10.3 Vic: Maßnahmenplan zur Verbesserung seiner Ehe

Mit der Zeit vertraute Vic immer stärker darauf, dass er Judy wirklich wichtig war und dass sie ein Interesse daran hatte, dass er trocken blieb. Jedoch beschwerte sich Judy seit vielen Jahren darüber, dass sie unter seinen häufigen Wutausbrüchen litt. Sie sagte ihm, dass sie außerdem die kleinen Aufmerksamkeiten vermisste, die er ihr am Anfang ihrer Beziehung gezeigt hatte. Vic liebte Judy. Er stimmte ihr zu, dass seine Wutgefühle echte Probleme in der Beziehung verursachten. Auch räumte er ein, dass er netter zu seiner Frau sein könnte. Da er wirklich an ihrer Ehe arbeiten wollte, beschloss er, einen Maßnahmenplan aufzustellen (s. Abbildung 10.2).

Vic hielt zwei Ziele fest, ums seine Ehe zu verbessern. Erstens wollte er Judy durch mehr positive Dinge zeigen, dass er sie liebte. Zweitens wollte er etwas gegen seine Wutausbrüche unternehmen. Gemeinsam mit seinem Therapeuten entwickelte Vic einen Maßnahmenplan, um eine Orientierung für seine Weiterentwicklung zu haben. Um einen Maßnahmenplan maximal zu nutzen, ist es sinnvoll, sehr spezifisch zu sein. Vic legte einen Zeitpunkt für die Umsetzung seines Plans fest, überlegte sich mögliche Hürden, die seinen Erfolg behindern könnten, und ersann entsprechende Problemlösungsstrategien. Schließlich sah der Maßnahmenplan auch eine Spalte vor, in der er seine Fortschritte dokumentieren könnte.

Sobald Vic begann, mit Judy positiver zu interagieren, und nicht mehr so viele Wutausbrüche hatte, verbesserte sich die Beziehung zwischen den beiden. Er setzte tatsächlich die Vorschläge aus der Spalte „Strategien zur Problemlösung" ein, um Situationen zu überstehen, die zuvor noch zu einem gewaltigen Wutausbruch geführt hätten. Die mit seinem Therapeuten erarbeiteten spezifischen Strategien für den Umgang mit Wutgefühlen unterschiedlicher Intensität führten dazu, dass sich seine massiven Gefühlsausbrüche verringerten.

Einige Wochen folgte Vic seinem Maßnahmenplan, bis er gelernt hatte, die meisten Situationen zu meistern, ohne aggressiv zu werden. Passierte es ihm doch noch einmal, nutzte er diese Rückfälle, um seinen Zorn besser zu verstehen und weitere, effektivere Strategien zu entwickeln, seine Wut zu kontrollieren und seinen Gefühlen Luft zu machen.

Ziel: Meinen Arbeitsplatz sichern

Maßnahmen	Beginn	Mögliche Hürden	Strategien zur Problemlösung	Fortschritt
Gespräch mit meinem Vorgesetzten über Stress, bisherige gute Arbeit, nur vorübergehende Probleme; Wunsch, meinen Job zu behalten, Würdigung seiner Hilfe	Mittwoch nach dem Abteilungsmeeting	Vielleicht hat der Chef keine Zeit für ein Gespräch.	Ihn schon vorher um ein 15-minütiges Gespräch bitten.	Dienstag: Verabrede mich mit dem Chef für Donnerstag.
		Vielleicht sagt er, es sei schon zu spät.	Ich kann ihn an meine guten Leistungen zu Beginn des Jahres erinnern. Ich kann ihn bitten, es sich noch einmal zu überlegen und mir einen Monat Zeit zu geben, um mich zu bessern.	Donnerstag: Das Gespräch verlief recht gut. Ich habe geweint, was ich nicht vorhatte. Aber er schien erleichtert, dass ich mich an ihn gewandt habe, und sicherte mir mehrere Wochen zu, in denen ich meine Arbeit verbessern könnte.
Maggie bitten, meine Dokumente durchzusehen.	Dienstag beim Mittagessen	Es wird unsere Freundschaft belasten.	Ich kann ihr versprechen, ihr im Sommer zu helfen, wenn sie im Urlaub ist. Ich kann ihre Blumen gießen.	Maggie versprach zu helfen.
Pünktlich zur Arbeit erscheinen. Den Wecker ans andere Ende des Zimmers stellen, damit ich aufstehen muss. Kleidung am Abend zuvor herauslegen, damit ich morgens keine Entscheidungen treffen muss. 10 Minuten früher aus dem Haus gehen und dann zur Belohnung eine Tasse Kaffee im Büro trinken, bevor ich anfange.	Dienstagmorgen	Nach dem Klingeln gehe ich zurück ins Bett.	Ich mache es mir zur Regel, dass ich geduscht und mich angezogen haben muss, bevor ich mich erneut für „ein paar Minütchen" hinlege.	Dienstag: War pünktlich da. Mittwoch: War 5 Minuten zu früh da. Donnerstag: War 8 Minuten zu früh da und habe meinen Kaffee genossen.

Abbildung 10.1: Marissas Maßnahmenplan

Ziel: Das Verhältnis zu meiner Frau verbessern

Maßnahmen	Beginn	Mögliche Hürden	Strategien zur Problemlösung	Fortschritt
Jeden Tag schenke ich Judy fünf kleine Aufmerksamkeiten, z. B. ich gebe ihr einen Kuss, mache ihr ein Kompliment, helfe ihr, lächele sie an, massiere ihr den Nacken, frage sie, wie ihr Tag gewesen ist, rufe sie aus dem Büro an, um ihr zu sagen, dass ich sie liebe, bringe ihr einen Becher Kaffee.	Heute, nachdem ich aus dem Büro gekommen bin und jeden Tag nach dem Aufwachen.	Ich könnte wütend auf sie sein.	Wenn ich wütend bin, kann ich etwas übernehmen, das mir dann leichter fällt, wie den Tisch abräumen oder ihr einen Kaffee bringen. Ich kann ein Gedankenprotokoll ausfüllen bzw. andere Strategien wie ein Timeout (s. Kapitel 15), ausprobieren, um meine Wut zu dämpfen.	6. Oktober: Habe bis zum Abend 6 positive Dinge getan. Fühlte mich gut. 7. Oktober: 5 positive Dinge, Judy umarmte mich, weil ich ihr geholfen habe. 8. Oktober: War wütend, habe aber trotzdem 3 positive Dinge getan. Ein Gedankenprotokoll hat geholfen.
Anzahl und Stärke der Wutausbrüche reduzieren. In der 1. Woche nicht mehr als drei, in der 2. Woche nur noch zwei und in der 3. Woche nur noch einen. Danach nur noch einmal im Monat. Ich versuche eine Pause zu machen, sodass ich mit Judy nicht länger als 2 Minuten zusammen bin, wenn ich Zorn aufkommen spüre.	heute	Wenn ich einen schlechten Tag im Büro hatte, komme ich mit mieser Laune nach Hause.	Ich fülle im Büro ein Gedankenprotokoll aus, bevor ich Schluss mache. Ich erstelle einen Plan, wie ich mit den beruflichen Problemen umgehe, bevor ich das Büro verlasse. Auf dem Weg nach Hause höre ich gute Musik. Ich bleibe im Wagen so lange sitzen, bis ich mich beruhigt habe und ins Haus gehen kann. Ich erzähle Judy, dass es ein blöder Tag war und dass ich versuchen werde, ruhig zu bleiben. Ich bitte sie dabei um Unterstützung.	6. Oktober: Keine Probleme 7. Oktober: Nahm mir vor, vor Verlassen des Büros einen beruflichen Konflikt zu klären. Kam recht entspannt zu Hause an. 9. Oktober: Hörte auf dem Weg nach Hause Musik. Entspannte mich 2 Minuten lang auf der Auffahrt, bevor ich ausstieg. Judy half mir mit den schreienden Kindern, ohne böse zu werden.

Maßnahmen	Beginn	Mögliche Hürden	Strategien zur Problemlösung	Fortschritt
Anzahl und Stärke der Wutausbrüche reduzieren. In der 1. Woche nicht mehr als drei, in der 2. Woche nur noch zwei und in der 3. Woche nur noch einen. Danach nur noch einmal im Monat. Ich versuche eine Pause zu machen, sodass ich mit Judy nicht länger als 2 Minuten zusammen bin, wenn ich Zorn spüre	Heute	Wenn ich wütend bin, gehe ich wirklich schnell an die Decke.	Bei Gesprächen mit Judy schätze ich meine Wut ein, zwischen 0–10, jede Minute, wenn ich den Zorn kommen spüre. Erreicht meine Wut Stärke 3, sage ich Judy, dass ich für einige Minuten eine Pause brauche, um mich zu beruhigen. Wenn meine Wut die Stärke 5 erreicht, unterbreche ich das Gespräch und fülle ein Gedankenprotokoll aus. Ich schreibe auf, was ich meine, was Judy gesagt hat und was ich für wahr halte. Dann zeige ich Judy die Zusammenfassung, um zu überprüfen, ob wir einander richtig verstanden haben. Wenn der Zorn stärker als 5 ist, sage ich Judy, dass ich eine längere Unterbrechung brauche und das Gespräch wieder aufnehmen werde, wenn meine Wut wieder unter 3 ist. Ich mache einen Spaziergang. Ich lese mir nochmals meine Gedankenprotokolle durch. Ich erinnere mich selbst daran, dass mich Judy liebt, dass wir in der Vergangenheit schon viele Probleme gelöst haben und dass wir auch dieses Problem vermutlich lösen können.	6. Oktober: Bin nicht wütend. 7. Oktober: Wut stieg in mir hoch, habe mir drei Auszeiten genommen, bis ich das Gespräch zu Ende geführt habe. Judy war augenscheinlich davon beeindruckt, dass ich mich an meinen Plan gehalten habe. 9. Oktober: Ich habe die Beherrschung verloren. Aber zumindest habe ich mich hinterher entschuldigt.

Abbildung 10.2: Vics Maßnahmenplan

ÜBUNG

Einen Maßnahmenplan erstellen

Benennen Sie ein Problem in Ihrem Leben, dass Sie gern lösen möchten, und schreiben dieses Ziel in die Kopfzeile von Arbeitsblatt 10.2. Füllen Sie den Maßnahmenplan so präzise wie möglich aus. Legen Sie fest, wann Sie mit der Umsetzung beginnen wollen, überlegen Sie, welche Probleme dabei auftreten könnten, und entwickeln Sie Strategien, wie Sie sie lösen wollen. Außerdem dokumentieren Sie Ihre Fortschritte in der 5. Spalte. Für weitere problematische Themenbereiche in Ihrem Leben, die veränderungswürdig sind, füllen Sie weitere Maßnahmenpläne aus.

ARBEITSBLATT 10.2

Maßnahmenplan

Ziel: ______________________________

Maßnahmen	Beginn	Mögliche Hürden	Strategien zur Problemlösung	Fortschritt

10.4 Akzeptanz

Wann immer ein Problem grundsätzlich lösbar ist, hilft ein Maßnahmenplan, herauszufinden, wie man es anstellen kann. Doch nicht alle Probleme lassen sich aus der Welt räumen und gelegentlich haben wir es vielleicht mit Lebenssituationen zu tun, die sich kaum ertragen lassen. Solche Probleme lassen sich nicht mit einem Gedankenprotokoll oder einem Maßnahmenplan beheben. Vielleicht erleiden wir eine schwere Krankheit, ein geliebter Mensch stirbt oder wir müssen uns einer unliebsamen Aufgabe stellen. In diesen Fällen hilft es, eine akzeptierende Haltung anzunehmen, um mit der Situation umzugehen und sich besser zu fühlen.

Ein Beispiel ist Lupe, bei der vor sechs Monaten ein bösartiger Hirntumor festgestellt wurde. Zunächst wollte sie die Diagnose nicht wahrhaben. Sie besuchte einen zweiten, dritten und sogar vierten Neurologen, um weitere Meinungen zu ihrem Gesundheitszustand und zur Prognose einzuholen. Die befragten Ärzte waren sich einig, dass es wenig gab, was sie noch für Lupe tun könnten. Der Tumor hatte bereits gestreut und war nicht mehr zu behandeln. Zunächst war Lupe von der Nachricht, sie habe Krebs, schockiert, dann war sie wütend. Ihr Ärger schlug bald in Angst um, denn mit 59 Jahren fühlte sie sich viel zu jung, um zu sterben, auch wenn ihr die Ärzte sagten, der Tumor sei tödlich.

Ihre Reaktionen sind verständlich. Einen Monat nach Erhalt der Diagnose ließen Lupes Wut und Angst nach. Einer Freundin erklärte sie diesen Stimmungswandel folgendermaßen: „Ich will noch nicht sterben. Aber wenn ich schon bald sterben muss, und danach sieht es aus, will ich in Würde sterben. Ich werde meine wenigen letzten Monate so gut und bedeutsam wie möglich für mich, meine Familie und meine Freunde gestalten." Diese neue Haltung half Lupe, in einen besseren Gemütszustand zu finden. Dem Tod konnte sie dadurch nicht entgehen, aber durch die Akzeptanz ihrer Krankheit war sie in der Lage, sich in den ihr bleibenden Monaten auf das zu konzentrieren, was ihr wichtig war. Sobald sie die Tatsache akzeptiert hatte, unter einer tödlichen Krankheit zu leiden, konnte sie darüber nachdenken, wie sie die kommende Zeit verbringen wollte. Am wichtigsten war Lupe, so viel Zeit wie möglich mit ihrer Familie und ihren Freunden zu verbringen, um bei allen bleibende Erinnerungen zu schaffen. Ihre Krankheit zu akzeptieren war für sie ein Wendepunkt. Es half Lupe, ihre Verzweiflung zu überwinden und sich auf das zu konzentrieren, was ihr im Leben wichtig war.

Akzeptanz war auch ein wichtiges Thema für Rodney, der sich um seinen hilfebedürftigen Vater kümmerte. Er besuchte den Demenzkranken jedes Wochenende, doch bald erkannte sein Vater ihn nicht mehr. Immer, wenn Rodney zu Besuch kam, fragte er ihn: „Wer sind Sie? Kenne ich Sie?" Zunächst erklärte ihm Rodney immer wieder „Ich bin dein Sohn. Erkennst du mich nicht?“ Daraufhin regte sich sein Vater sehr auf. Manchmal fing er auch an zu weinen und sagte: „Ich kenne dich nicht. Du bist nicht mein Sohn!“ Für Rodney war es sehr traurig und schmerzhaft mit anzusehen, dass sein Vater nicht mehr wusste, wer er war. Es war gut möglich, dass dieser Zustand so lange anhielt, wie sein Vater noch lebte.

Mit Unterstützung einer Pflegerin im Heim seines Vaters konnte Rodney Akzeptanz entwicklen. „Ihr Vater weiß nicht mehr, wer Sie sind. Wenn Sie das verstehen und ihm das Gefühl geben, Sie seien einfach nur ein netter Mann, der ihn besucht, dann fällt es Ihnen leichter, seine Gesellschaft ein wenig zu genießen.“ Rodney erwog diese Möglichkeit und akzeptierte die neue Art der Beziehung zu seinem Vater. Als dieser ihn das nächste Mal fragte, wer er sei, antwortete Rodney: „Ich heiße Rodney. Ich komme her, weil ich gern mit Leuten rede. Mögen Sie sich vielleicht heute mit mir unterhalten?“ Damit gab sich sein Vater zufrieden. Sie setzten sich zusammen und unterhielten sich unter anderem über Ereignisse, die sich vor langer Zeit zugetragen hatten und an die sich der Vater noch erinnern konnte. Trotzdem taten diese Gespräche Rodney immer noch weh, denn er sehnte sich nach der früheren Beziehung zu seinem Vater zurück. Wenn die beiden zusammensaßen, erinnerte ihn das immer wieder daran, wie viel sich verändert hatte, z. B. die Schlagfertigkeit seines Vaters und die gemeinsamen hitzigen Diskussionen über Sport. Auf der anderen Seite entdeckte Rodney eine neue Freude daran, seinem Vater respektvoll zu begegnen und ihn mit diesen wöchentlichen Besuchen zu erfreuen.

Wie die Beispiele von Lupe und Rodney zeigen, bedeutet Akzeptanz nicht, dass wir negative Ereignisse durch eine rosarote Brille sehen oder über das Geschehene glücklich sein müssen. *Gedanken verändern Gefühle* und die KV stehen nicht dafür, einen negativen Gedanken einfach durch einen positiven auszutauschen. Lupe würde es nichts nützen, sich einzureden „Ich habe keinen Krebs“ oder „Ich finde es nicht schlimm zu sterben.“ Die Akzeptanz widriger Umstände und schmerzhafter Gefühle kann jedoch eine Basis sein, trotz negativer Sachzwänge weiterzumachen, und zwar mit einem neuen Bewusstsein für die individuelle Situation. Akzeptanz bedeutet, die Schwierigkeiten im Leben anzuerkennen, ein eigenes Verständnis für sie und eine Umgangsweise, die unseren persönlichen Werten und Normen entspricht, mit ihnen zu entwickeln.

Dasselbe gilt auch für bei Weitem weniger dramatische Alltagserlebnisse. Wir müssen viele Dinge tun, die uns widerstreben. Wenn wir zur Arbeit gehen, müssen wir viel früher aufstehen, als uns lieb ist. Ist eines der Kinder krank, müssen wir vielleicht eine Verabredung absagen, um zu Hause zu bleiben. Wir akzeptieren diese Umstände, weil wir Werte haben, die uns wichtiger sind als unsere Bequemlichkeit.

Häufig verzichten wir auf die Erfüllung kurzfristiger Bedürfnisse zugunsten unserer Familie, unseres Berufs oder anderer Dinge, die uns wichtig sind.

Unsere Haltung bei der Erledigung unangenehmer Aufgaben hat großen Einfluss auf unsere Gefühle. Reiten wir beispielsweise jeden Tag, den wir früh zur Arbeit gehen müssen, darauf herum, wie müde wir sind und wie gern wir noch im Bett geblieben wären, bekommen wir vermutlich schlechte Laune. Wenn wir uns jedoch beim Aufwachen sagen: „Ach, ich bin müde und würde gern länger schlafen. Aber ich bin froh, dass ich diesen Job habe, denn er ernährt meine Familie", ist unsere Stimmung besser. Angesichts schwieriger Aufgaben kann es sehr hilfreich sein, sich die eigenen Werte und die Bedeutung bestimmter Dinge im Leben vor Augen zu halten.

Gedanken und Gefühle zu akzeptieren kann manchmal eine Alternative dazu sein, sie zu identifizieren, einzuschätzen und zu versuchen, sie zu ändern. Wenn wir etwas akzeptieren, beobachten wir unsere Gedanken, Stimmungslagen und körperlichen Reaktionen, ohne sie zu bewerten. Für viele Menschen ist es hilfreich, ihre Gedanken einfach zu beobachten, wie sie kommen und gehen. Die eigenen Gedanken zu akzeptieren sollte man nicht mit dem Glauben verwechseln, sie würden zutreffen oder eine Lösung für etwas sein. Akzeptanz bedeutet einfach, dass man erkennt, es gibt diese Gedanken, die einem derzeit durch den Kopf gehen, und sie beobachtet, ohne sie mit Bedeutung aufzuladen oder zu bewerten.

Sal litt beispielsweise unter Nervosität und schalt sich selbst, wenn er in bestimmten Situationen nervös wurde: „Was ist mit mir los? Ich bin so ein Schwächling. Ich will, dass diese Ängstlichkeit verschwindet." Seine negativen Gedanken führten allerdings dazu, dass sich Sal noch unsicherer fühlte. Ironischerweise entdeckte Sal, dass es ihm half, seine Angst zu bewältigen, wenn er seine Gefühlslage akzeptierte. „Jetzt bin ich hier und bin verunsichert. Nun, das war abzusehen. Ich bleibe in dieser Situation und schaue, was mit meiner Angst passiert, wenn ich mich ihr stelle. Ich versuche, meine Reaktionen zu verstehen, anstatt sie zu verdrängen." Mit dieser akzeptierenden und wertfreien Haltung konnte sich Sal auf seine Gedanken und Gefühle konzentrieren. Ebenso behielt er sein Ziel im Blick, mit seiner Angst besser und auf andere Art umzugehen.

Wie man anhand dieser Beispiele sieht, gibt es verschiedene Möglichkeiten, Akzeptanz zu erreichen:

1. Wir können unsere Gedanken und Gefühle einfach beobachten, ohne sie zu bewerten oder zu versuchen sie zu verändern. Sal ging so an seine Angst heran. Eine Klientin sagte einmal: „Ich kann meine Gedanken *sehen,* ohne meine Gedanken zu *sein.*“
2. Wir können unsere Gedanken und Gefühle in Relation zum Großen und Ganzen setzen. Beispielsweise hatte Marissas Vorgesetzter die Angewohnheit, jeden Morgen die Angestellten mit „Lassen Sie uns fröhlich sein, meine Damen“ zu begrüßen. Alle waren davon genervt, weil es so gekünstelt war, insbesondere Marissa, wenn sie deprimiert war. Doch es half ihr, sich die Gesamtsituation vor Augen zu halten, denn wenn sie sich weiter ihrem Ärger hingab, litt sie noch mehr. Marissa sagte sich, es handele sich nur um eine Minute am Tag. Sie dachte daran, dass ihr Chef zugesagt hatte, ihr dabei zu helfen, ihren Job zu behalten. Der Gedanke an den Gesamtzusammenhang half Marissa, den duseligen Satz als kleinen Preis zu sehen, den sie dafür zahlte, dass ihr Vorgesetzter sie im Prinzip unterstützte und nett zu ihr war.
3. Manchmal fällt es leichter, eigene Reaktionen oder äußere Umstände zu akzeptieren, wenn wir unsere Gedanken und Gefühle aus der Perspektive der uns wichtigen Werte betrachten. Das tat Rodney, indem er seine Liebe und Sorge um seinen Vater über seinen Kummer stellte, dass er ihn nicht mehr erkannte. Obgleich Rodney auch traurig war, wenn er mit seinem Vater sprach, hielt ihn das nicht davon ab, ihn im Heim zu besuchen. Er erkannte seine Traurigkeit und Betrübnis über die schwindende Gesundheit seines Vaters an, verbrachte dennoch Zeit mit ihm und kümmerte sich um ihn. Kummer, aber auch Liebe und Fürsorge machten Rodneys Erfahrungen aus. Mit der Zeit wurden ihm die Stunden, die er mit seinem Vater verbrachte, immer wichtiger, weil es Rodney gelang, diese Zeit als letzte Phase zu sehen, die er mit seinem Vater zusammen sein konnte.

ÜBUNG

Akzeptanz

Arbeitsblatt 10.3 unterstützt Sie dabei, eine schwierige Situation wie die oben beschriebenen zu akzeptieren.

ARBEITSBLATT 10.3 — Akzeptanz

Benennen Sie eine Situation (z. B. familiär, beruflich, gesundheitlich oder bezogen auf eine Beziehung), für die Sie eine größere Akzeptanz entwickeln möchten. Denken Sie an Situationen, die nur schwer veränderbar sind oder sich nicht von allein auflösen. Alternativ können Sie persönliche Erfahrungen (Gedanken oder Gefühle) notieren, die häufig auftreten und Ihre Stimmung negativ beeinflussen.

Situation: ____

____

Gedanken: ____

____

Gefühle: ____

____

Probieren Sie einen oder mehrere Wege aus, Akzeptanz zu erreichen. Es ist nicht nötig, jede Methode auf jede Situation, Gedanken oder Gefühl anzuwenden. Doch vielleicht probieren Sie im Laufe der Zeit jeden Ansatz einmal aus, um herauszufinden, ob er für Sie hilfreich ist.

1. Beobachten Sie Ihre Gedanken und Gefühle (bezogen auf die Situation, die Sie oben beschrieben haben), ohne sie zu bewerten oder zu kritisieren und ohne zu versuchen, sie zu ändern. Beobachten Sie sie einfach, wie sie kommen. Seien Sie eher neugierig als kritisch. Versuchen Sie, eine Woche lang jeden Tag diese Beobachtungen zu machen, jeweils für einige Minuten. Das ist viel schwieriger, als es klingt. Es ist in Ordnung, wenn Sie feststellen, dass bei Ihnen Frustration oder Langeweile einsetzt, dass sie abgelenkt werden oder anfangen, Urteile zu fällen. Wird Ihnen dies klar, lenken Sie einfach Ihre Aufmerksamkeit langsam wieder auf den ursprünglichen Gedanken oder das Gefühl zurück, das Sie beobachten wollen.
2. Führen Sie sich das große Ganze vor Augen. Worin liegen die Vorteile, die bestehende Situation zu akzeptieren, anstatt sich von ihr peinigen zu lassen? Konzentrieren Sie sich ausschließlich auf die negativen Aspekte der Erfahrung und vergessen darüber die positiven? Gibt es bestimmte Anteile der Situation, die die negativen ausgleichen? Wenn Sie in der Lage sind, die Aspekte, die Ihnen Sorgen bereiten, zu akzeptieren, können Sie dann die restlichen Umstände leichter annehmen oder gar genießen?
3. Wenn wir unserem Leid zu viel Aufmerksamkeit schenken, hindert es uns daran, unsere Ziele zu erreichen oder unseren Werten entsprechend zu leben.
   a. Gibt es in dieser Situation einen Wert oder ein Ziel, die / das Ihnen wichtiger sind als Ihre Not? Wenn dem so ist, notieren Sie ihn / es hier: ______________________
   b. Wie wichtig ist Ihnen dieser Wert oder dieses Ziel?
   c. Wie können Sie *Gedanken verändern Gefühle* nutzen, um diese schwierige Situation beziehungsweise Ihre Gedanken und Gefühle zu bewältigen, damit Sie Ihren Werten gemäß leben oder Ihr Ziel erreichen können?

d. Können Sie sich Ihren Werten oder Zielen annähern, während Sie die Not, die Sie erleiden, akzeptieren?

Gleichgültig, welchen Weg Sie eingeschlagen haben, um Akzeptanz zu erreichen, schreiben Sie hier nieder, was Sie aus dieser Übung gelernt haben: ______________________________

In diesem Kapitel haben Sie drei verbreitete Methoden kennengelernt und geübt, die Sie nach der kritischen Prüfung der Gedanken, die mit Ihren Gefühlen verknüpft sind, einsetzen können: neue Gedanken verstärken, einen Maßnahmenplan aufstellen und Akzeptanz entwickeln. Auf welche dieser Methoden Ihre Wahl fällt, hängt ein wenig von den Gedanken ab, an denen Sie arbeiten. Fällt es Ihnen trotz anderslautender Lebenserfahrung schwer, alternativen oder ausgewogenen Gedanken Glauben zu schenken, ist es besonders hilfreich, diese neuen Ideen zu stärken, indem Sie noch mehr Fakten dafür sammeln. Maßnahmenpläne sind ein hervorragender nächster Schritt, wenn die Belege aus Ihrer Alltagserfahrung darauf hindeuten, dass ein echtes Problem besteht, das Sie lösen müssen. Häufig ist Akzeptanz der beste Weg, wenn bestehende Probleme nicht gelöst werden können, Sie sich inmitten einer Situation befinden, die Sie durchstehen müssen, oder Ihr Leid in Relation setzen wollen, um das zu erreichen, was Sie am meisten wertschätzen. Diese Schritte können oft in Kombination eingesetzt werden, um eine neue Perspektive zu entwickeln, damit Sie das Gefühl bekommen, mit schwierigen Situationen und Gefühlen besser umgehen zu können.

Stimmungsbarometer

Bevor Sie mit dem nächsten Kapitel weitermachen, schätzen Sie an dieser Stelle noch einmal Ihre Gefühle ein und notieren Ihre Ergebnisse auf den jeweiligen Arbeitsblättern.

- **Depression / Traurigkeit:** *Gedanken-verändern-Gefühle*-Bestandsaufnahme für Depression
  Arbeitsblatt 13.1 auf Seite 252 und Arbeitsblatt 13.2 auf Seite 253
- **Angstzustände / Nervosität:** *Gedanken-verändern-Gefühle*-Bestandsaufnahme für Angst
  Arbeitsblatt 14.1 auf Seite 283 und Arbeitsblatt 14.2 auf Seite 284
- **Andere Gefühle / Zufriedenheit:** Die Intensität meiner Gefühle einschätzen und beobachten
  Arbeitsblatt 15.1 auf Seite 322 f. und Arbeitsblatt 15.2 auf Seite 324

Ziel-Check

Jetzt ist auch ein günstiger Zeitpunkt gekommen, um die Ziele zu überprüfen, die Sie sich auf Arbeitsblatt 5.1 gesetzt haben. Wenn Sie mit diesen Zielen im Hinterkopf Ihre Kompetenzen durch *Gedanken verändern Gefühle* weiter ausbauen, werden Sie ihnen wahrscheinlich ein Stück näher gekommen sein. Schauen Sie sich vielleicht auch noch einmal Arbeitsblatt 5.4 („Anzeichen für eine Verbesserung" an, um erste Veränderungen festzustellen. Darüber hinaus können Sie auch in einem Maßnahmenplan weitere Schritte festlegen, um Ihre Ziele schneller zu erreichen.

Zusammenfassung

- Anfangs sind Sie vielleicht noch nicht ganz von Ihren ausgewogenen oder alternativen Gedanken überzeugt.
- Sie können sie verstärken, indem Sie weitere Fakten sammeln, die diese Gedanken belegen. Es ist kein abgeschlossener Prozess, sondern läuft immer weiter.
- Da Sie immer stärker an Ihre alternativen Gedanken glauben, wird sich Ihre verbesserte Stimmungslage stabilisieren.
- Probleme, die Sie erkannt haben, lassen sich mittels Maßnahmenplänen lösen.
- Maßnahmenpläne sind spezifisch und beinhalten die geplanten Maßnahmen, den Zeitpunkt, wann mit der Umsetzung begonnen wird, mögliche Hürden und welche Strategien zu ihrer Überwindung taugen sowie ein schriftliches Protokoll mit den Ergebnissen.
- Anstatt Gedanken und Gefühle zu identifizieren, einzuschätzen und zu verändern, kann sie zu akzeptieren manchmal eine erstrebenswerte Alternative sein.
- Lassen sich die aktuellen Lebensumstände nicht ändern oder es fällt Ihnen schwer, sie zu ertragen, kann eine akzeptierende Haltung hilfreich sein.
- Mittels dreier Methoden lässt sich Akzeptanz erreichen: der Beobachtung Ihrer Gedanken und Stimmungen, anstatt sie zu bewerten, das große Ganze im Blick zu behalten und in Übereinstimmung mit Ihren Werten zu handeln, auch wenn Ihnen eine Situation Sorgen bereitet.

11. Zugrunde liegende Annahmen und Verhaltensexperimente

Shauntelle und Trey waren seit einem Jahr verheiratet und immer noch sehr verliebt. Doch trotz der Zuneigung, die sie beide verspürten, lag immer recht viel Spannung in der Luft. Insbesondere stritten sie sich häufig, wenn sie auf eine Party gehen wollten. Trey war immer schon zehn Minuten vor der Zeit fertig und tappte in der Tür stehend ungeduldig mit dem Fuß. Alle Augenblick rief er Shauntelle und fragte sie, ob sie wisse, wie spät es sei, und erinnerte sie daran, dass sie los mussten. Auch Shauntelle regte sich auf, denn sie war von Treys Ermahnungen frustriert und verstand nicht, warum er immer so in Eile war.

In Kapitel 6 bis 9 haben Sie gelernt, wie Sie Gedankenprotokolle nutzen, um automatische Gedanken – Gedanken, die einem in speziellen Situationen automatisch einfallen – zu identifizieren und kritisch zu hinterfragen. Abgesehen von unseren automatischen Gedanken haben wir alle Überzeugungen, die still unter der Oberfläche liegen. Häufig sind wir uns dessen gar nicht bewusst, aber auch sie üben einen großen Einfluss auf unsere Gefühle, unser Verhalten und unsere körperlichen Reaktionen aus. Weil diese Gedanken normalerweise unter unserer Bewusstseinsschwelle sind, nennt man sie „zugrunde liegende Annahmen". Diese Annahmen sind die Regeln, nach denen wir leben. Jeder hat Hunderte solcher Überzeugungen, jede kann als „Wenn …-dann …"-Aussage formuliert werden.

Auf den ersten Blick wirken Treys und Shauntelles oben beschriebenen Reaktionen etwas seltsam. Warum bleibt Trey an der Tür stehen und ermahnt seine Frau ständig, obwohl er doch sieht, wie sehr sie das aufregt? Warum braucht Shauntelle so lange, bis sie fertig ist, wo sie doch weiß, dass Trey sich darüber ärgert? Die zugrunde liegenden Annahmen der beiden machen deutlich, dass beide vollkommen sinnvolle Reaktionen zeigen.

Trey wuchs in einer Familie auf, die Wert auf Pünktlichkeit legte. Es galt die Regel: Wenn zu einer Party oder einer anderen Zusammenkunft zu 19 Uhr eingeladen wird, haben die Gäste auch um 19 Uhr zu erscheinen. In Treys Familie hielt man es für respektlos, später als 19 Uhr einzutreffen. Seine zugrunde liegende Annahme lautete deshalb: „Wenn wir nicht pünktlich kommen, dann ist das unhöflich und man wird böse auf uns sein." Im Gegensatz dazu hielt man in Shauntelles Familie die Uhrzeit für den Beginn einer Party eher für einen Vorschlag. Es wurde von niemandem erwartet, pünktlich zu erscheinen. Ganz im Gegenteil, ihre Familie wäre überrascht gewesen, wenn jemand pünktlich kam, denn dass übte Druck auf ihre Eltern aus, die als Gastgeber noch mit den Vorbereitungen beschäftigt waren. Shauntelles zugrunde liegende Annahme lautete daher: „Wenn wir pünktlich dort ankommen, wird es die Gastgeber unter Druck setzen." Damit lässt sich leicht erklären, warum Trey und Shauntelle so reagierten, ihr Verhalten basierte auf ihren individuellen zugrunde liegenden Annahmen. Da aber die beiden sich dieser Annahmen nicht bewusst waren, waren sie ein Garant für Spannungen in ihrer Beziehung.

Erkennt man die zugrunde liegenden Annahmen, versteht man besser, woher die eigenen Verhaltensweisen und automatischen Gedanken stammen. Wenn wir unsere Annahmen identifizieren, können wir abwägen, ob sie für uns hilfreich oder störend sind. Das gibt uns die Möglichkeit, neue Annahmen zu konstruieren, die für unseren Alltag besser funktionieren.

Im Gegensatz zu unseren automatischen Gedanken schalten sich unsere zugrunde liegenden Annahmen in vielen unterschiedlichen Situationen ein und beeinflussen so unser Verhalten und unsere Gefühle. Stellen Sie sich vor, Sie sind auf einem großen Familientreffen. Während einer Ihrer Cousins umhergeht und mit vielen ins Gespräch kommt, sitzt der andere still in einer Ecke und spricht nur mit denjenigen, die auf ihn zukommen. Was führt zu so unterschiedlichem Verhalten? Es fällt leichter, sich in einer Gruppe Menschen zu bewegen und zwanglos Gespräche zu führen, wenn man von folgenden zugrunde liegenden Annahmen geleitet wird: „Wenn ich mich unterhalte, dann habe ich mehr Spaß. Denn im Allgemeinen mögen mich die Leute, wenn sie mich treffen." Oder sogar: „Jeder hier im Raum gehört zur Familie. Deshalb gibt es viel, über das wir reden können, und wir haben gemeinsam Spaß." Die zugrunde liegenden Annahmen des anderen Cousins hingegen lauten vielleicht: „Wenn ich ein Gespräch beginne, dann sage ich möglicherweise etwas Falsches. Daher ist es besser, ich warte, bis mich jemand anspricht." Oder: „In meinem Alter kann ich erwarten, dass die Jüngeren auf mich zukommen und mich ansprechen, denn so zollen sie mir Respekt." Viele verschiedene zugrunde liegende Annahmen können also dasselbe Verhalten erklären. Man kann jedoch durch reine Beobachtung eines Verhaltens oder allein durch das Wissen um eine Stimmungslage nicht auf die Annahmen einer Person schließen.

Und obwohl sie sich im Allgemeinen unter der Oberfläche befinden, lassen sich zugrunde liegende Annahmen glücklicherweise leicht erkennen. Es gibt Hinweise dafür, dass bei Ihnen in bestimmten Situationen Annahmen aktiviert werden: Sie reagieren immer mit demselben Gefühl oder mit demselben Verhalten. Neigen Sie beispielsweise dazu, immer aufzuräumen, liegt das wahrscheinlich an einer zugrunde liegenden Annahme. Welche das ist, finden sie heraus, indem Sie Ihr Verhalten in einem Wenn-dann-Satz formulieren: „Wenn alle Zimmer zu Hause aufgeräumt sind, dann …" Bei einer Person lautet der vollständige Satz etwa: „Wenn alle Zimmer zu Hause aufgeräumt sind, dann sieht es ordentlich aus, falls mal jemand auf einen Plausch vorbeikommt.“ Eine andere glaubt vielleicht: „Wenn alle Zimmer zu Hause aufgeräumt sind, dann kann ich mich besser entspannen und finde die Dinge, wenn ich sie brauche.“

Ganz ähnlich sieht es aus, wenn Sie jedes Mal, wenn Sie an einem Samstagabend allein zu Hause sind, traurig werden. Auch das ist ein Hinweis darauf, dass im Hintergrund eine zugrunde liegende Annahme aktiviert ist. Vielleicht denken Sie sich: „An einem Samstagabend sollte ich mich amüsieren. Wenn ich zu Hause sitze und nicht ausgehe, dann bedeutet das, dass ich ein Verlierer bin.“ Jemand, der einer anderen zugrunde liegenden Annahme folgt, ist vielleicht zufrieden und gar nicht betrübt: „An einem Samstagabend kann ich machen, was ich will. Wenn ich allein zu Hause bin, ist das die Gelegenheit, mich zu entspannen und einen schönen ruhigen Abend zu verleben.“

Manchmal sind zugrunde liegende Annahmen die wichtigste Gedankenebene, die es zu identifizieren und zu hinterfragen gilt.

- Wenn wir nervös sind, haben viele unserer heißen Gedanken die Struktur von „Wenn-dann“-Annahmen, beispielsweise: „Wenn ich anfange zu reden, dann mache ich mich lächerlich“, „Wenn mein Herz schnell schlägt, dann deutet das darauf hin, dass ich einen Herzanfall bekomme“ oder „Wenn etwas Schreckliches passiert, bin ich hilflos.“
- In Beziehungen basieren viele Missverständnisse auf unterschiedlichen Annahmen, die jede Person hat. Während ein Partner beispielsweise annimmt: „Wenn ich dir wichtig wäre, dann wüsstest du, was ich will – auch ohne zu fragen“, doch die andere denkt: „Wenn du etwas möchtest, dann wirst du es mir schon sagen.“
- Extremes Verhalten, etwa Alkohol- oder Drogenmissbrauch, Esssucht oder sogar Perfektionismus, basiert häufig auf zugrunde liegenden Annahmen: „Wenn ich einen schweren Tag hatte, dann verdiene ich einen großen Nachtisch“ oder: „Wenn etwas nicht perfekt ist, dann ist es wertlos.“

Ebenso wie automatische Gedanken können zugrunde liegende Annahmen identifiziert und kritisch hinterfragt werden. Zu diesem Zweck nutzen wir allerdings kein Gedankenprotokoll (Kapitel 6 bis 9), denn sie eignen sich nur dafür, Gedanken in einer ganz bestimmten Situation zu überprüfen. Doch zugrunde liegende Annahmen sind in ganz unterschiedlichen Situationen aktiv. Der beste Weg, eine solche Annahme zu testen, ist, eine Reihe von Verhaltensexperimenten durchzuführen. Mit diesen Experimenten lässt sich aktiv überprüfen, ob die Wenn-dann-Regel das zukünftige Geschehen korrekt voraussagt. Es gibt verschiedene Arten von Verhaltensexperimenten. Man kann zum Beispiel den „Wenn“-Teil der eigenen Überzeugung durchführen und danach schauen, ob der „Dann“-Aspekt eintrifft. Oder man kann eine neue Verhaltensweise ausprobieren und dann beobachten, was passiert. Man kann auch andere Menschen befragen und so herausfinden, ob sie die gleichen Überzeugungen haben wie man selbst. In diesem Kapitel zeigen wir Ihnen, wie Sie Ihre zugrunde liegenden Annahmen erkennen und sie mittels Verhaltensexperimenten überprüfen.

11.1 Linda: Man muss sich vor nichts fürchten, nur vor der Angst an sich

Wie bereits beschrieben, begann Lindas Herz zu rasen und sie wurde panisch, sobald sie im Flugzeug saß. Sie glaubte, dass sie einen Herzanfall bekommen würde. Beim Ausfüllen ihres Gedankenprotokolls (vgl. Abbildung 9.4 auf Seite 156), entwickelte sie aufgrund der Fakten einen Alternativgedanken, nämlich dass ihr Herzrasen und der Schweißausbruch von Angst ausgelöst wurden, nicht von einem Herzanfall. Obgleich ihr Erleben diese neue Idee bestätigte, glaubte Linda nicht unbedingt an diese Erklärung ihrer Symptome. Während sie in der Praxis ihres Psychotherapeuten saß, war sie davon überzeugt, dass ihre körperlichen Reaktionen die Folge von Angst waren. Doch als sie außerhalb der Praxis eine Panikattacke erlitt, glaubte sie, als ihr Herz zu rasen begann und ihr der Schweiß ausbrach, immer noch fest daran, dass es sich um einen Herzanfall handelte. Es reichte nicht, ein Gedankenprotokoll auszufüllen, um Linda von dem alternativen Gedanken zu überzeugen. Nur als sie entspannt war, glaubte sie an ihn.

Fällt es uns schwer, den alternativen Gedanken zu glauben, obwohl die Fakten für ihn sprechen, basiert unser heißer Gedanke wahrscheinlich auf einer zugrunde liegenden Annahme. In Lindas Fall lautet diese Annahme: „Wenn du Herzrasen hast und schwitzt, dann bekommst du einen Herzanfall." Während der Therapie entwickelte sie eine alternative zugrunde liegende Annahme: „Wenn du Herzrasen hast und schwitzt und dein Herz gesund ist, dann ist Herzrasen ungefährlich."

Eine Vielzahl von Fakten stützten diese Annahme. Bei einer Panikattacke kam sie beispielsweise in die Notaufnahme. Dort untersuchten die Ärzte ihr Herz und konnten nichts feststellen. Linda war gesund. Im Gespräch mit ihrem Therapeuten machte sie sich klar, dass das Herz ein Muskel ist, der wie alle Muskeln bei Beanspruchung kräftiger wird. Wenn Linda zum Sport ging und ihr Herz dort schneller schlug und sie anfing zu schwitzen, kam es ihr nicht in den Sinn, es könnte ein Herzanfall sein. Dennoch glaubte sie daran, wenn sie keinen Sport machte.

Um ihre neue zugrunde liegende Annahme „Auch wenn mein Herz schnell schlägt, bin ich nicht in Gefahr“ zu überprüfen, ersann Linda mit ihrem Therapeuten eine Reihe von Verhaltensexperimenten. Einige führten sie gemeinsam direkt in der Praxis durch. Linda sorgte jeweils dafür, dass ihr Herz schneller schlug und sie schwitzte. Dafür musste sie sich nur an eine erst kürzlich erlittene Panikattacke zurückerinnern oder schnell atmen und binnen kurzer Zeit traten all die Symptome auf, die sie ängstigten. Das exerzierte sie einige Male durch und besprach ihre Erfahrungen mit ihrem Therapeuten. Als sie die schriftlichen Zusammenfassungen der Experimente durchlas, stellte Linda fest: Auch wenn ihre Herzfrequenz mehrere Minuten lang sehr hoch war, sank sie doch recht schnell wieder, sie hörte zu schwitzen auf und wurde wieder ruhiger. Diese Feststellung festigte ihr Vertrauen in ihre neue Annahme, dass ein schneller Herzschlag an sich keine Gefahr birgt. Allerdings war sie sich nicht sicher, wie sie außerhalb der Praxisräume darüber denken würde.

In der zweiten Versuchsreihe beschloss Linda im Gespräch mit ihrem Therapeuten, diese Symptome vorsätzlich außerhalb der Praxisräume hervorzurufen. Täglich wollte sie ihre Herzfrequenz erhöhen und Schwitzen hervorrufen, indem sie einige Minuten lang schneller atmete. Danach sollte sie einschätzen, wie sehr sie der Annahme vertraute, sie haben keinen Herzanfall. Wenn ihr der Gedanke kam: „Mir geht es gut, aber wenn ich noch länger schnell atme, werde ich vielleicht eine Herzattacke bekommen“, atmete sie noch länger hektisch, um den Gedanken zu testen. (Anmerkung: Bevor Linda diese Experimente durchführte, ließ sie sich ärztlich untersuchen. Ihr Arzt bestätigte ihr, dass es ungefährlich sei, schnell zu atmen und ihre Herzfrequenz zu steigern, da keine medizinischen Probleme vorlagen. Dennoch glaubte Linda nicht ganz daran, dass es unschädlich sei.)

Als nächsten Schritt ermunterte der Therapeut Linda, sich einen Flug von Anfang bis Ende vorzustellen, bis sich ihre Herzrate erhöhte und das Schwitzen einsetzte. Diese Verhaltensexperimente überzeugten sie davon, dass sowohl ihre Vorstellungskraft als auch die Angst zu den Symptomen führen konnten. Durch diese imaginierten Flüge wurde Linda klar, dass die Krankheitsanzeichen durch ihre Angst ausgelöst wurden, nicht durch einen Herzanfall. Schließlich buchte sie wieder Flüge, was sie bis dahin vermieden hatte.

Auf dem Weg zum Flughafen hoffte Linda, dass ihre bisherigen Verhaltensexperimente ihre Ängste verhindern konnten. Daher war sie überrascht, dass sie schon morgens auf dem Weg dorthin Herzrasen bekam, auch das Schwitzen setzte wieder ein. Sie erinnerte sich an all die Gelegenheiten, bei denen sie diese körperlichen Reaktionen durch schnelles Atmen ausgelöst und nie einen Herzanfall erlitten hatte, obgleich sie davon überzeugt war. Um die Möglichkeit zu verifizieren, dass die Symptome an diesem Tag auf Nervosität basierten und nicht auf einer Herzattacke,

Zu überprüfende Annahme	Wenn ich Herzrasen bekomme und anfange zu schwitzen, dann ist das ungefährlich. Es wird vermutlich durch schnelles Atmen, Nervosität oder andere Faktoren hervorgerufen.				
Experiment	**Voraussage**	**Mögliche Probleme**	**Strategien zur Problemlösung**	**Ergebnis des Experiments**	**Was habe ich aus dem Experiment über meine Annahme gelernt?**
Ich atme in den Praxisräumen schneller, um meine Herzrate zu erhöhen.	Wenn ich aufhöre, schneller zu atmen, wird sich meine Herzfrequenz normalisieren.	Vielleicht glaube ich, dass ich einen Herzanfall bekomme, und habe dann Angst weiterzumachen.	Ich werde meinem Therapeuten sagen, dass ich glaube, einen Herzanfall zu bekommen, und Angst habe. Mein Therapeut wird mir dabei helfen, zu entscheiden, wie ich weitermache.	Schon bald, nachdem ich angefangen hatte schneller zu atmen, schlug mein Herz schneller. Es schlug nach zehn Minuten wieder normal, nachdem ich aufgehört hatte.	Es ist ungefährlich, wenn mein Herz schneller schlägt, ich bekomme keinen Herzanfall. Ich muss vor Herzrasen nicht solche Angst haben, wie ich bisher angenommen habe.
Ich stelle mir vor, dass ich ins Flugzeug einsteige, es abhebt, ich eine Panikattacke habe und nicht aus dem Flug aussteigen kann.	Meine Herzfrequenz wird ansteigen und ich werde anfangen zu schwitzen, wenn ich mir diese Szene vorstelle. Nachdem ich diese Übung beendet habe, werden die Symptome verschwinden.	Ich kann dieses Experiment abbrechen, wenn mein Herz zu schnell schlägt. Es kann passieren, dass ich panisch werde und denke, dass ich einen Herzanfall bekomme.	Wenn mein Herz anfängt zu rasen, dann ist das eine gute Gelegenheit, meine Ängste zu überprüfen. Mein Therapeut unterstützt mich dabei, die Imagination so lange wie möglich durchzuführen.	Je intensiver ich mir alles vorstellte, desto schneller schlug mein Herz. Als ich die Vorstellung beendete, normalisierte sich meine Herzfrequenz und ich hörte auf zu schwitzen.	Herzrasen kann durch Gedanken an etwas Spezielles und Angstgefühle ausgelöst werden. Als ich aufhörte, mir den Flug vorzustellen, der mir Angst machte, normalisierten sich die Symptome. Es ist nicht gefährlich, sondern nur unangenehm.
Alternative Annahme, die mit den Ergebnissen des Experiments übereinstimmt	Meine Experimente untermauern die Annahme, dass es ungefährlich ist, wenn ich Herzrasen bekomme und anfange zu schwitzen. Die Symptome werden wahrscheinlich durch schnelles Atmen, Angst oder andere Faktoren ausgelöst.				

Abbildung 11.1: Lindas Experiment zur Überprüfung ihrer Annahme

lenkte sich Linda ab. Sie versuchte sich auf etwas anderes als ihren Körper zu konzentrieren und las einen Bericht für ihre Dienstreise. Nachdem sie sich zehn Minuten lang auf ihre Aufzeichnungen konzentriert hatte, konnte sie spüren, wie sich die Herzrate verlangsamte. Da Ablenkung Nervosität mindern, aber einen Herzanfall nicht stoppen kann, atmete Linda durch. Sie starb nicht, sie war nur nervös.

In den folgenden Monaten fiel es Linda leichter zu fliegen. Hin und wieder bekam sie Angst, insbesondere, wenn das Flugzeug in Turbulenzen geriet.

Sobald sie mehr Vertrauen in ihre neue Annahme erlangte, hörten die Panikattacken auf. Abbildung 11.1 zeigt, wie Linda ihre Experimente plante und dokumentierte. Das Arbeitsblatt 11.2 zur Überprüfung einer zugrunde liegenden Annahme finden Sie in diesem Kapitel auf Seite 202.

Auch nachdem ihre Angstattacken seltener auftraten, machte Linda mit ihren Verhaltensexperimenten weiter, um das Vertrauen zu stärken, dass die Symptome zwar unangenehm, aber nicht gefährlich waren. Hin und wieder sorgte sie dafür, dass ihr Herz für länger als 10 Minuten schnell schlug, um sich selbst daran zu erinnern, dass dies nicht gesundheitsschädlich war. Sie wusste, dass sie ihre Angst überwunden hatte, als sie ihre ersten „Meilen“ einlöste und sich tatsächlich darauf freute, zu fliegen – in den Urlaub!

Lindas Experimente bieten sinnvolle Anregungen für die Planung von Verhaltensexperimenten:

Leitlinien für die Planung von Verhaltensexperimenten:

1. ***Notieren Sie die Annahme, die Sie überprüfen möchten***

   In den folgenden Abschnitten geben wir Ihnen Tipps, wie Sie eine Annahme für ein Experiment auswählen. Linda schrieb die neue Annahme nieder, die sie testen wollte: „Wenn ich Herzrasen bekomme und anfange zu schwitzen, dann ist das ungefährlich. Es wird vermutlich durch schnelles Atmen, Nervosität oder andere Faktoren hervorgerufen" (s. Abbildung 11.1).

2. ***Formulieren Sie präzise Vorhersagen***

   Mit den geplanten Experimenten wollen Sie neue Informationen gewinnen, um Ihre Annahme zu überprüfen. Um dies zu erreichen, formulieren Sie präzise Vorhersagen, was aufgrund der alten oder neuen Annahme passieren wird. Linda beschloss beispielsweise, schneller zu atmen, um ihre Herzfrequenz zu erhöhen und Schwitzen auszulösen. In einem zweiten Experiment wollte sie eine Imaginationsübung durchführen, die ebenfalls zu Herzrasen und Schwitzen führt. Für beide Experimente sagte sie voraus, dass ihr Herz schneller schlagen und sie schwitzen würde und sich danach die Symptome normalisieren würden, sobald das Experiment vorbei war.

3. ***Unterteilen Sie die Experimente in einzelne Schritt***

   Kleine Schritte lassen sich leichter bewältigen und der Lernerfolg jedes einzelnen Schrittes hilft Ihnen, später größere Hürden zu nehmen. Linda fing mit ihren Experimenten in der Praxis ihres Therapeuten an. Um ihre Angstsymptome auszulösen, atmete sie schneller. Danach führte sie diese Experimente zu Hause durch, ohne die Begleitung durch den Therapeuten. Dann löste sie die Angstsymptome erst durch ihre Vorstellungskraft aus und schließlich auf einem echten Flug. Ihre zahlreichen Erfahrungen mit Herzrasen durch schnelles Atmen (der erste kleine Schritt) halfen ihr, mit einer durch Angst ausgelösten hohen Herzfrequenz umzugehen (ein größerer Schritt).

4. ***Führen Sie mehrere Experimente durch***

   Normalerweise bedarf es einer Anzahl von Experimenten, bevor wir wirklich davon überzeugt sind, dass unsere neuen Annahmen zutreffen. Wenn sie nicht nervös war, glaubte Linda, ihre Symptome seien ungefährlich. Aber es brauchte einige Experimente und Flüge, bevor sie wirklich ihre neuen Annahmen glaubte: „Herzrasen kann durch Angst ausgelöst werden und ist ungefährlich." Nicht nur, wenn sie selbst ruhig war, war sie davon überzeugt, sondern auch in Situationen, in denen sie nervös war. Mehrere Experimente halfen Linda, besser mit ihrer Angst umzugehen, sodass sie die entsprechenden auslösenden Situationen nicht mehr vermeiden musste.

5. ***Geben Sie nicht auf, lösen Sie das Problem!***

Wenn Experimente nicht zu den erwarteten Ergebnissen führen, machen Sie sich daran, die Probleme zu lösen. Geben Sie nicht einfach auf! Es ist deshalb sinnvoll, im Vorfeld zu überlegen, welche Probleme bei den Experimenten auftreten könnten und welche Lösungsmöglichkeiten bestehen. In den Spalten „Mögliche Probleme" und „Strategien zur Problemlösung" notierte Linda denkbare Probleme (s. Abbildung 11.1). Da sie auf ihrem ersten Flug unter überraschend großer Angst litt, änderte sie ihren Plan für den zweiten Flug. Erstens trank sie morgens statt Kaffee ein großes Glas Milch. Zweitens verließ sie das Haus eine halbe Stunde früher als nötig, um nicht hetzen zu müssen und genügend Zeit zu haben, sich nötigenfalls zu beruhigen. Beide Maßnahmen zielten darauf ab, die natürlichen Auslöser einer erhöhten Herzfrequenz (Koffein und Stress) zu reduzieren. Auch machte sie eine kurze Entspannungspause, bevor sie losfuhr. Damit senkte sie ihre Herzrate vor dem Abflug, was dazu führte, dass sie besser mit ihrer Nervosität umgehen konnte. Obgleich es für Linda wichtig war, Herzrasen zu erleben, um ihre Annahmen zu überprüfen, fiel es ihr leichter, mit Situationen umzugehen, die diese Symptome bei ihr auslösten, wenn sie zuvor nicht hetzen musste und Zeit hatte, sich auf ihre Experimente zu konzentrieren.

6. ***Dokumentieren Sie Ihre Experimente und die Ergebnisse***

Es ist sinnvoll, die Experimente und ihre Ergebnisse niederzuschreiben. Das erhöht die Wahrscheinlichkeit, dass Sie aus ihnen lernen. Bevor Linda mit ihren Experimenten begann, nahm sie an, sie habe „einfach Glück gehabt", wenn ein Flug reibungslos verlief. War das nicht der Fall und sie erlitt eine Panikattacke, hielt sie sich „reif für die Irrenanstalt". Aus den Aufzeichnungen ihrer Experimente lernte Linda sowohl aus den positiven wie aus den negativen Erfahrungen.

Durch ihre Bemühungen gelang es Linda, den ersten Flug gut zu überstehen. Für sie bedeutete Erfolg, nicht mehr unter Angst zu leiden und zu wissen, was sie unternehmen musste, wenn sie nervös wurde. Linda war mit ihren Experimenten erfolgreich, denn sie stärkten ihre Annahme, dass ihr schneller Herzschlag ungefährlich sei. Er wurde durch Angst hervorzurufen, nicht durch einen Herzanfall.

11.2 Zugrunde liegende Annahmen erkennen

Selbst wenn zugrunde liegende Annahmen „unter der Oberfläche" liegen, lassen sie sich leicht erkennen, wenn man erst einmal weiß, wonach man suchen muss. Da sie unser Verhalten und unsere emotionalen Reaktionen beeinflussen, wissen wir, dass diese Annahmen immer dann aktiv sind, wenn wir unser Verhalten ändern möchten und uns das sehr schwerfällt. Ebenso sind sie aktiv, wenn wir etwas vermeiden und/oder wenn wir starke emotionale Reaktionen zeigen.

Um die zugrunde liegenden Annahmen in diesem Zusammenhang zu identifizieren, bilden Sie einen Wenn-Satz mit dem Verhalten oder der Situation, die bei Ihnen diese Reaktion auslöst (Vermeidung oder starke Emotion). Ergänzen Sie nun den Dann-Teil des Satzes. Es kann auch hilfreich sein, das Gegenteil in dem Satz auszudrücken, etwa: „Wenn ich nicht … dann …". Folgende Beispiele helfen Ihnen dabei:

Rita: Warum fange ich nicht an, Sport zu machen?

Rita möchte abnehmen und will zu diesem Zweck Sport machen. Sie weiß nicht, warum es ihr nicht gelingt anzufangen, obwohl sie die besten Vorsätze hat. Sie kommt durch folgende Sätze ihren zugrunde liegenden Annahmen auf die Spur:

> Wenn ich Sport mache, um abzunehmen, dann …

Wenn sich Rita diesen Satz anschaut, ergänzt sie in Gedanken automatisch:

> Wenn ich Sport mache, um abzunehmen, dann werde ich wieder zunehmen. Wozu das also alles?

Verkehrt sie den Satz in sein Gegenteil, könnte ihre Annahme lauten:

> Wenn ich keinen Sport mache, um abzunehmen, dann brauche ich morgens nicht so früh aufzustehen.

Als Rita diese beiden Annahmen identifiziert hat, versteht sie, warum sie noch nicht mit dem Sport angefangen hat.

Derrick: Ich muss perfekt sein

Derrick ist ein Perfektionist. Er investiert Stunde um Stunde in ein Projekt, doch er gibt es nie ab, denn „man könnte es noch besser machen". Wie lautet seine zugrunde liegende Annahme? Durch das Aufschreiben der Wenn-dann-Sätze kommt er dahinter.

> Wenn ich das Projekt abgebe, bevor es perfekt ist, dann ...

Nach kurzem Überlegen ergänzt Derrick seine Annahme:

> Wenn ich das Projekt abgebe, bevor es perfekt ist, dann werde ich kritisiert und mein Chef wird nie in Erwägung ziehen, mich zu befördern.

Kelly: Ich schäme mich so

Kelly möchte nicht, dass andere erfahren, wie es um ihr Privatleben steht. Sie schämt sich dafür, dass sie arbeitslos ist und mit 35 Jahren immer noch keinen Partner hat. Da sie für sich diese Tatsachen akzeptiert hat, wundert sie sich, warum sie nicht möchte, dass andere davon wissen. Seit Kelly ihre zugrunde liegenden Annahmen identifiziert hat, sieht sie in diesem Punkt klarer.

> Wenn andere davon erfahren, dass ich arbeitslos und Single bin, dann werden sie denken, dass ich eine Versagerin bin, und schlimme Kommentare im Internet veröffentlichen.
>
> Wenn ich ihnen nicht erzähle, dass ich arbeitslos und Single bin, dann bin ich nicht beunruhigt und es wird mir besser gehen.

Die zugrunde liegenden Annahmen anderer Menschen kann man nicht durch die Beobachtung ihres Verhaltens oder ihrer emotionalen Reaktionen erraten. Beispielsweise ist Derrick Perfektionist aus Angst vor Kritik. Andere sind vielleicht perfektionistisch, weil es ihnen Freude bereitet, Arbeiten besser als andere zu erledigen, und weil sie hoffen, gelobt zu werden. Nur Sie selbst kennen Ihre zugrunde liegenden Annahmen.

ÜBUNG

Zugrunde liegende Annahmen erkennen

Mit Arbeitsblatt 11.1 kommen Sie einigen ihrer zugrunde liegenden Annahmen auf die Spur

ARBEITSBLATT 11.1

Zugrunde liegende Annahmen erkennen

Notieren Sie zu den Punkten 1 und 2 Verhalten, das Sie beibehalten, obwohl Sie wissen, dass es besser wäre, anders zu handeln (z. B. abends lange aufbleiben und fernsehen, zu viel Alkohol trinken, zu viel essen, jemanden kritisieren, mit den falschen Leuten ausgehen, die ganze Zeit putzen). Schreiben Sie dieses Verhalten in den Bedingungssatz und vervollständigen Sie den Folge-Teil. Führen Sie diese Übung auch für den Aspekt „Wenn ich nicht …" durch.

1. Wenn ich ______________________________

   dann ______________________________

   Wenn ich nicht ______________________________

   dann ______________________________

2. Wenn ich ______________________________

   dann ______________________________

   Wenn ich nicht ______________________________

   dann ______________________________

Finden Sie für die nächsten beiden Punkte heraus, welche Dinge Sie normalerweise vermeiden. Zugrunde liegende Annahmen können erklären, warum das so ist.

3. Wenn ich ______________________________ vermeide,

   dann ______________________________

   Wenn ich nicht ______________________________ vermeide,

   dann ______________________________

4. Wenn ich ______________________________ vermeide,

dann ______________________________

Wenn ich nicht ______________________________ vermeide,

dann ______________________________

In den Punkten 5 und 6 geht es um die Situationen, in denen Sie besonders intensive Emotionen haben (z. B. jemand kritisiert Sie, Sie machen einen Fehler, Sie müssen auf jemanden warten, Sie werden unterbrochen, jemand versucht Sie auszunutzen, jemand ruft Sie an, um Ihnen etwas zu verkaufen). Welche zugrunde liegenden Annahmen könnten Ihre Reaktion erklären? Benennen Sie die Situation, die diese Emotion hervorruft, in dem Bedingungssatz und ergänzen Sie den Rest.

5. Wenn ich ______________________________

dann bedeutet das ______________________________

6. Wenn das nicht passiert ______________________________

dann bedeutet das ______________________________

Konnten Sie in dieser Übung zumindest einige Annahmen ermitteln? Falls ja, verstehen Sie jetzt Ihr Verhalten und Ihre emotionalen Reaktionen besser? Wie automatische Gedanken können auch zugrunde liegende Annahmen hinterfragt und sogar verändert werden. Aufgrund ihrer Wenn-dann-Struktur kann man Annahmen am besten durch Verhaltensexperimente testen. Man kann zum Beispiel den Bedingungsteil der Annahme durchführen und schauen, ob die Folge zwangsläufig immer dieselbe ist. Ein anderes Experiment besteht darin, Menschen zu beobachten, um herauszufinden, ob die Wenn-dann-Regel auch auf sie zutrifft. Ebenso kann man das Gegenteil der eigenen Annahme tun, um zu erfahren, was passiert, wenn man sein Verhalten ändert. Die folgenden drei Beispiele illustrieren diese drei Experimentarten.

11.3 Experiment 1: Folgt „dann ..." zwangsläufig auf „Wenn ..."?

In Gesellschaft anderer fühlte Mike sich häufig nicht besonders wohl. In Besprechungen vermied er Blickkontakt, weil er hofft, dass sein Vorgesetzter ihn nicht auffordern würde, etwas zu sagen. Auf Partys wollte er wohl gern neue Leute kennenlernen, war aber zu schüchtern und hielt sich am Rand des Geschehens, denn er fürchtete sich lächerlich zu machen. Mike stellt fest, dass seine zugrunde liegenden Annahmen folgendermaßen lauteten:

Wenn ich etwas sage, dann klinge ich dumm und die Leute lachen mich aus.

Wenn ich mich mit jemand Unbekanntem unterhalte, wird er mich für langweilig halten.

Mike beschloss, einige Experimente durchzuführen, um seine Annahmen zu überprüfen. Wie aus Abbildung 11.2 hervorgeht, führte er ein Experiment dreimal durch. Er wollte mit etwas relativ Einfachem anfangen, daher nahm er sich vor, beim Einkaufen mit den Verkäufern über seine Wochenendplanung zu reden. Anstatt wie sonst Blickkontakt zu vermeiden, sah Mike jeden Verkäufer direkt an, um herauszufinden, ob man ihn auslachte oder ihn irgendwie negativ beurteilte. Mike traf die Vorhersage, dass sich mindestens zwei Verkäufer über ihn lustig machen oder eine negative Bemerkung fallen lassen würden.

Obgleich Mike nervös war, lachte ihn keiner der Verkäufer aus oder sagte irgendetwas (s. Abbildung 11.2). Ganz im Gegenteil schienen zwei von ihnen sich wirklich gern mit ihm über das Wochenende zu unterhalten, was Mike sehr freute Seine Voraussage „... dann mache ich mich lächerlich und die Leute werden mich auslachen oder etwas Negatives sagen" bewahrheitete sich nicht. Stattdessen stützten seine Experimente die alternative Annahme: „Wenn ich mich mit Leuten unterhalte, scheinen sie manchmal wirklich an dem Gespräch Interesse zu haben und sehen dann nicht so aus, als wollten sie mich kritisieren." Auf diesen Ergebnissen aufbauend, plante Mike weitere Experimente an seinem Arbeitsplatz und in anderen Situationen, wo er auf Menschen traf. So wollte er überprüfen, ob seine Vorhersagen zutrafen.

Zu überprüfende Annahme		Wenn ich etwas sage, dann mache mich lächerlich, die Leute werden sich über mich lustig oder eine negative Bemerkung machen.			
Experiment	**Voraussage**	**Mögliche Probleme**	**Strategien zur Problemlösung**	**Ergebnis des Experiments**	**Was habe ich aus dem Experiment über meine Annahme gelernt?**
Ich unterhalte mich mit drei Verkäufern über meine Pläne am Wochenende.	Ich werde etwas Dummes sagen und mindestens zwei der Verkäufer werden sich über mich lustig machen oder eine negative Bemerkung fallen lassen.	Ich werde zu nervös sein und es gar nicht versuchen. Womöglich vermeide ich Blickkontakt und erhalte dann nicht die Beweise, die ich brauche.	Ich werde mich ermahnen, wie wichtig es ist, meine Annahme zu überprüfen. Es ist o.k., nervös zu sein, das geht in ein paar Minuten vorüber. Mein Therapeut sagte mir, nervös zu sein ist ein Zeichen dafür, dass ich auf dem richtigen Weg bin. Ich achte darauf, den Verkäufer direkt anzusehen, während ich mit ihm spreche.	1. Verkäufer: Lächelte mich an und erzählte von seinem Wochenende. 2. Verkäufer: Schien zuzuhören, aber erwiderte kaum etwas. 3. Verkäufer: Scherzte mit mir, schien sich aber nicht über mich lustig zu machen. Er war einfach nur freundlich.	Obgleich ich unsicher war, passierte nichts, das meine Voraussage, ich werde etwas Dummes sagen, stützt. Keiner der Verkäufer hat mich ausgelacht oder eine negative Bemerkung gemacht. Zwei Verkäufern schien es Spaß zu machen, sich mit mir zu unterhalten.
Alternative Annahme, die mit den Ergebnissen des Experiments übereinstimmt		Wenn ich mich mit Leuten unterhalte, scheinen sie manchmal wirklich an dem Gespräch Interesse zu haben und sehen dann nicht so aus, als wollten sie mich kritisieren.			

Abbildung 11.2: Mikes Experiment zur Überprüfung seiner zugrunde liegenden Annahme

11.4 Experiment 2: Andere beobachten und prüfen, ob Ihre Wenn-dann-Regel auch auf sie zutrifft

Claudia, eine alleinerziehende Mutter, arbeitete als Kellnerin. An sich und ihre Tochter hatte sie höchste Ansprüche. Von der Tochter erwartete sie beste Schulnoten, die Wohnung putzte sie jeden Tag, bis kein Staubkorn zu sehen war, und die beiden waren immer wie aus dem Ei gepellt. Im Beruf gab sich Claudia die größte Mühe, um sicherzustellen, dass alle Bestellungen unverzüglich und ohne Grund zur Beanstandung ausgeführt wurden. Überall und immer sah sie sich gezwungen, ihr Bestes zu geben. Sie fühlte sich häufig müde, außerdem fing die Beziehung zu ihrer Tochter an zu leiden. Auf Anregung ihres Therapeuten fand Claudia heraus, dass sie folgende zugrunde liegenden Annahmen hatte:

Wenn das, was ich mache, nicht perfekt ist, bin ich eine Versagerin.

Wenn etwas nicht perfekt ist, ist es wertlos.

Ihr Therapeut ermunterte Claudia, ein Experiment zu erwägen, das diese Annahmen kritisch hinterfragen sollte. Damit konnte sie überprüfen, ob etwas nicht Perfektes zwangsläufig zu Versagen und einem Gefühl der Wertlosigkeit führen musste. Claudia konnte sich einfach nicht vorstellten, etwas zu tun, das nicht perfekt war. Daraufhin schlug ihr der Therapeut vor, andere zu beobachten, die etwas nicht hundertprozentig ausführten, und zu schauen, ob ihre Regeln auch auf andere Menschen zutrafen. Claudia fiel es nicht schwer, Fehler bei anderen zu entdecken, daher fiel ihr dieses Experiment leichter.

Am Anfang stellte Claudia fest, dass sie die Fehler der anderen Kellnerinnen kritisch beäugte. Aber als sie die Resultate dieser Fehler in das Arbeitsblatt „Experiment zur Überprüfung einer zugrunde liegenden Annahme" eintrug, musste Claudia feststellen, dass ihre Vermutung nicht zutraf. Die anderen Kellnerinnen schienen sich nicht wertlos zu fühlen, ganz im Gegenteil. Sie bekamen von den Gästen trotz ihrer Fehler ein gutes Trinkgeld. Offensichtlich schätzten die Gäste also den Service dennoch wert, auch wenn er nicht perfekt war. Keine ihrer Kolleginnen schien das Gefühl zu haben, wertlos zu sein, wenn ihnen ein Fehler unterlaufen war. Nein, eine lachte sogar nur darüber (s. Abbildung 11.3). Dies legte nahe, dass nicht alle Claudias Annahme über Perfektionismus teilten. Obgleich sie nicht ganz überzeugt war, musste Claudia zugeben: Menschen, aber auch Tätigkeiten konnten von Wert zu sein, auch wenn sie nicht ganz perfekt waren. Aufgrund dieses Gedankens fiel es Claudia leichter, einige Experimente zu wagen, in denen sie nicht alles immer perfekt machte.

Zu überprüfende Annahme		Wenn etwas nicht perfekt ist, dann ist es wertlos und die verantwortliche Person ist ein Versager.			
Experiment	**Voraussage**	**Mögliche Probleme**	**Strategien zur Problemlösung**	**Ergebnis des Experiments**	**Was habe ich aus dem Experiment über meine Annahme gelernt?**
Ich beobachte andere Kellnerinnen im Restaurant, die Fehler machen.	Wenn eine Kellnerin einen Fehler macht, ist ihre Arbeit wertlos und sie ist eine Versagerin.	Vielleicht habe ich zu viel zu tun, um sie beobachten zu können.	Ich kann sie in der Pause fragen, ob es Probleme mit den Gästen gab.	Eine Kollegin brachte eine Bestellung an den falschen Tisch. Der Gast wies sie auf ihren Fehler hin. Sie entschuldigte sich und brachte das richtige Essen. Der Gast war verständnisvoll und gab ihr sogar ein gutes Trinkgeld.	Es ist möglich, dass etwas nicht ganz perfekt ist und trotzdem seinen Wert hat (sie bekam ein gutes Trinkgeld). Wenn man einen Fehler macht, heißt das nicht, dass man ein Versager ist. Diese Kellnerin lachte über ihren Fehler und dem Gast schien es nichts auszumachen. Ich nehme an, dass nicht alle dieselben Regeln zum Thema Perfektion haben wie ich.
Alternative Annahme, die mit den Ergebnissen des Experiments übereinstimmt		Es ist möglich, dass etwas nicht ganz perfekt ist und dennoch seinen Wert hat. Wenn ich einen Fehler mache, dann heißt das nicht, dass ich eine Versagerin bin.			

Abbildung 11.3: Claudias Experiment zur Überprüfung ihrer zugrunde liegenden Annahme

11.5 Experiment 3: Tun Sie das Gegenteil und warten Sie ab, was passiert

Ständig machte sich Gabriela Sorgen um ihre Kinder. Immer, wenn ihre Teenagertochter Angelina mit ihren Freundinnen ausging, saß Gabriela besorgt zu Hause, bis sie wiederkam. Gabriela stellte sich dann vor, dass Angelina einen Autounfall hatte, entführt wurde, falsche Entscheidungen traf, mit Fremden sprach oder Opfer eines Gewaltverbrechens wurde. Nachts lag sie wach und tagsüber war sie bedrückt. Indem sie ihre Angst in einem Wenn-dann-Satz formulierte, kam Gabriela zu der Erkenntnis, dass sie folgende zugrunde liegende Annahmen hatte:

Wenn ich mir Sorgen mache, dann kann ich schlimme Dinge vorausahnen und meine Kinder beschützen.

Wenn ich mir keine Sorgen mache, dann sind meine Kinder verletzlicher.

Wenn ich mir keine Sorgen mache, bin ich keine gute Mutter.

Obgleich es schien, dass ihre Sorgen etwas Positives waren, litt Gabriela die ganze Zeit unter ihrer Ängstlichkeit. Sie fragte sich ständig, ob sie ihre Kinder beschützen und eine gute Mutter sein könne, ohne diesen hohen Preis der Unruhe und der Anspannung zahlen zu müssen. Beispielsweise stellte sie fest, dass ihre Schwester scheinbar eine sehr gute Mutter sein konnte, ohne dass sie sich nur annähernd so viele Gedanken machte oder unruhig war.

Als Gabriela ihre Schwester darauf ansprach, antwortete sie: „Ich versuche, mir nicht zu viele Sorgen zu machen. Die Sachen, die ich mir früher vorgestellt hatte, trafen nicht ein, und wenn tatsächlich schlimme Dinge passiert sind, habe ich vorher nie darüber nachgedacht! Aber ich konnte mit ihnen umgehen, als sie eintrafen. Also nehme ich alles, wie es kommt."

Nach dem Gespräch mit ihrer Schwester beschloss Gabriela, ein Experiment durchzuführen, in dem sie das Gegenteil von dem tat, was sie bisher gemacht hatte: Sie wollte sich nicht sorgen und herausfinden, ob es nötig war, sich Sorgen zu machen, um ihre Kinder zu schützen oder eine gute Mutter zu sein. Sie überlegte sich, dass es ihr helfen würde abzuschalten, wenn sie sich keine Sorgen machte. Darüber hinaus würde es ihr ermöglichen, etwas Angenehmes zu tun, das ihr wichtig war. Als am nächsten Wochenende ihre Tochter ausging, plante Gabriela Freizeitaktivitäten, um sich damit abzulenken. Sie organisierte für die jüngeren Geschwister einen Spieleabend zu Hause und lud auch einige Nachbarn ein. Gabriela legte Musik auf, machte ein paar Snacks – und so entstand eine Partyatmosphäre.

Zu überprüfende Annahme	Wenn ich mir keine Sorgen mache, wird Angelina etwas passieren. Wenn ich mir keine Sorgen mache, bin ich keine gute Mutter.				
Experiment	**Voraussage**	**Mögliche Probleme**	**Strategien zur Problemlösung**	**Ergebnis des Experiments**	**Was habe ich aus dem Experiment über meine Annahme gelernt?**
Anstatt mir Sorgen zu machen, wenn Angelina mit ihren Freunden ausgeht, habe ich beim Spieleabend mit meinen Kindern und den Nachbarn Spaß.	Wenn ich mir keine Sorgen mache, wird Angelina etwas passieren. Ich werde mich schlecht fühlen, egal ob etwas passiert oder nicht, weil ich mir keine Sorgen gemacht habe.	Auch wenn ich mit den anderen feiere, werde ich mir um Angelina Sorgen machen.	Wenn ich anfange mich zu sorgen, kann ich mich wieder auf die Spiele konzentrieren. Wenn ich mich auf die jüngeren Kinder konzentriere und darauf, wie viel Spaß wir haben, hilft es mir, gedanklich bei der Party zu bleiben.	Ich habe mir wesentlich weniger Sorgen als sonst gemacht. Immer wenn ich schlimme Bilder vor Augen hatte, habe ich mich wieder auf die Spiele konzentrieren können. Als Angelina nach Hause kam, berichtete sie, dass sie sich amüsiert habe. Scheinbar ist nichts Schlimmes passiert. Ich habe mich gar nicht wie eine schlechte Mutter gefühlt, ganz im Gegenteil, ich war stolz auf mich.	Wenn ich mich nicht sorge, sind meine Kinder deshalb nicht stärker gefährdet. Um eine gute Mutter zu sein, muss ich mir nicht ständig Sorgen machen. Auch wenn etwas passiert, nützt meine Besorgnis meiner Tochter nicht. Ich war zu Hause, wenn Angelina mich gebraucht hätte. Ich habe ihr beigebracht, die richtigen Entscheidungen zu treffen und auf sich aufzupassen. Daher ist es in Ordnung, wenn ich mich entspanne, obwohl sie unterwegs ist.
Alternative Annahme, die mit den Ergebnissen des Experiments übereinstimmt	Ich muss mir nicht ständig Sorgen machen, um eine gute Mutter zu sein. Wenn ich meinen Kindern beibringe, kluge Entscheidungen zu treffen und gut auf sich aufzupassen, bin ich eine gute Mutter.				

Abbildung 11.4: Gabrielas Experiment zur Überprüfung ihrer zugrunde liegenden Annahme

Um den größten Nutzen aus ihrem Experiment zu ziehen, füllte Gabriela das entsprechende Arbeitsblatt aus. Ihre zugrunde liegenden Annahmen lauteten (s. Abbildung 11.4): „Wenn ich mir keine Sorgen mache, wird Angelina etwas passieren. Ob etwas Schlimmes passiert oder nicht, ich werde mich schrecklich fühlen, weil ich mich nicht sorge." Gabriela sah die Gefahr, dass sie nicht vermeiden könnte, sich Gedanken zu machen. Diesen Gedanken sowie ihren Plan für den Umgang mit dem Thema Sorgen-Machen trug sie in das Arbeitsblatt ein. Sie nahm sich vor: Sollte sie sich wieder sorgen, würde sie sich stärker auf die Spiele und ihre jüngeren Kinder konzentrieren.

Gabriela gelang es, ihre Sorgen zu reduzieren und sich beim Spieleabend zu amüsieren. Trotz ihrer negativen Vorhersagen blieb ihre Tochter unversehrt, obgleich sie sich weniger Sorgen gemacht hatte. Anstatt sich schlecht zu fühlen, war Gabriela sogar stolz auf sich, weil sie in der Lage war, Spaß zu haben, anstatt den ganzen Abend unruhig zu sein. Sie kam zu der Erkenntnis, dass man sich, um eine gute Mutter zu sein, nicht jede Minute, die die Kinder aus dem Haus sind, sorgen muss. In der Tat erkannte Gabriela, dass sie eine gute Mutter war, denn sie war da, wenn die Kinder sie brauchten. Außerdem hatte sie mit ihren jüngeren Kindern einen schönen Abend verbracht. Sie stellte auch fest, dass sie in den vergangenen Jahren ihren Kindern gezeigt hatte, sich verantwortungsvoll zu benehmen, wenn sie allein waren. Gabriele entwickelte eine neue zugrunde liegende Annahme: „Ich muss mir nicht ständig Sorgen machen, um eine gute Mutter zu sein. Wenn ich meinen Kindern beibringe, kluge Entscheidungen zu treffen und gut auf sich aufzupassen, dann bin ich eine gute Mutter."

ÜBUNG

Experimente zur Überprüfung Ihrer zugrunde liegenden Annahmen

In diesem Kapitel ging es darum, einige ihrer zugrunde liegenden Annahmen zu identifizieren, die auschlaggebend für Ihr Verhalten sind (s. Arbeitsblatt 11.1). Wählen Sie eine Annahme aus, die Sie mit einem der folgenden Experimente überprüfen möchten.

1. Folgt „dann …" zwangsläufig auf „Wenn …"?
2. Andere beobachten und prüfen, ob Ihre Wenn-dann-Regel auch auf sie zutrifft.
3. Tun Sie das Gegenteil und warten Sie ab, was passiert.

Vielleicht fällt Ihnen auch noch ein anderes Experiment ein, um Ihre Annahme kritisch zu hinterfragen. Anstatt fremde Menschen zu beobachten, könnten Sie beispielsweise einige gute Freunde befragen, ob sie ebenfalls den gleichen Wenn-dann-Regeln folgen.

Wichtig bei Experimenten ist, dass Sie die Beobachtungen oder Ihre veränderten Verhaltensweisen in unterschiedlichen Situationen durchführen. Um eine Bandbreite von Ergebnissen zu bekommen, sind mindestens drei Experimente sinnvoll, bevor Sie daraus Ihre Schlüsse ziehen. Daher ist es zielführend, sich kleine Experimente zu überlegen, die sich leicht ins Alltagsleben integrieren lassen.

Notieren Sie in Arbeitsblatt 11.2 diejenige zugrunde liegende Annahme, die Sie überprüfen möchten, und kopieren das Blatt dreimal. Vermerken Sie in der ersten Spalte, welches Experiment Sie durchführen möchten. Entweder machen Sie denselben Versuch dreimal oder Sie beschreiben drei verschiedene Experimente jeweils auf einem Arbeitsblatt. In die zweite Spalte schreiben Sie, was Ihrer Meinung nach geschehen wird. Überlegen Sie dann, welche möglichen Probleme auftreten könnten und wie Sie ihnen begegnen können. Notieren Sie Ihre Ideen in den nächsten zwei Spalten. Nach dem Ausfüllen der ersten vier Spalten führen Sie Ihre Experimente durch. Danach notieren Sie so detailliert wie möglich, was passiert ist. Beantworten Sie die folgenden Fragen in der „Ergebnis"-Spalte:

- Was ist passiert (im Vergleich zu Ihrer Vorhersage)?
- Entspricht das Ergebnis Ihrer Vorhersage?
- Passierte irgendetwas Unerwartetes?
- Wenn etwas nicht so passiert ist, wie Sie es gern gehabt hätten, wie sind Sie damit umgegangen?

Wenn Sie jedes Experiment so erfasst haben, schreiben Sie in die letzte Spalte, was Sie daraus gelernt haben.

ARBEITSBLATT 11.2

Experimente zur Überprüfung zugrunde liegender Annahmen

Zu überprüfende Annahme					
Experiment	**Voraussage**	**Mögliche Probleme**	**Strategien zur Problemlösung**	**Ergebnis des Experiments**	**Was habe ich aus dem Experiment über meine Annahme gelernt?**
				Was passierte (im Vergleich zu Ihrer Vorhersage)? Entspricht das Ergebnis Ihrer Vorhersage? Passierte irgendetwas Unerwartetes? Wenn etwas nicht so passiert ist, wie Sie es gern gehabt hätten, wie sind Sie damit umgegangen?	
Alternative Annahme, die mit den Ergebnissen des Experiments übereinstimmt					

In Kapitel 9 haben Sie gelernt, nach dem Sammeln und Überprüfen von Fakten einen Alternativgedanken zu entwickeln, der einen Ausgleich zu Ihrem ursprünglichen heißen Gedanken darstellt. Hier ist es ähnlich: Wenn Sie die Experimente durchgeführt haben, können Sie erkennen, ob eine alternative Annahme Ihre Erfahrungen besser widerspiegelt als die alte. Nachdem beispielsweise Mike seine Experimente, mit den Verkäufern zu sprechen, absolviert hatte (s. Abbildung 11.2 auf Seite 195), formulierte er folgende alternative Annahme: „Wenn ich mich mit Leuten unterhalte, scheinen sie manchmal wirklich an dem Gespräch Interesse zu haben und sehen dann nicht so aus, als wollten sie mich kritisieren." Nach der Beobachtung ihrer Kolleginnen (s. Abbildung 11.3 auf Seite 197) schloss Claudia aus ihrem Experiment: „Es ist möglich, dass etwas nicht ganz perfekt ist und dennoch seinen Wert hat. Wenn ich einen Fehler mache, dann heißt das nicht, dass ich eine Versagerin bin." Folgende alternative Annahme gewann Gabriela aus ihrem Experiment (s. Abbildung 11.4 auf Seite 199): „Ich muss mir nicht ständig Sorgen machen, um eine gute Mutter zu sein. Wenn ich meinen Kindern beibringe, kluge Entscheidungen zu treffen und gut auf sich aufzupassen, bin ich eine gute Mutter."

Nachdem Sie Ihre Experimente abgeschlossen haben, überprüfen Sie, ob sie Ihre zugrunde liegenden Annahmen beweisen oder nicht. Nehmen Sie sich dann erneut Arbeitsblatt 11.2 vor. Wenn nicht all Ihre Vorhersagen eingetroffen sind, formulieren Sie eine alternative Annahme, die besser auf die Ergebnisse des Experiments zutrifft. Notieren Sie diese Annahme unten auf Arbeitsblatt 11.2.

Häufig übernehmen wir unsere ursprünglichen zugrunde liegenden Annahmen von unseren Eltern und Geschwistern, aber auch aus der Umgebung und der Kultur, in der wir aufgewachsen sind. Normalerweise sind uns unsere Annahmen nicht ganz bewusst, und es kann überraschend für uns sein, dass nicht jeder auf Grundlage derselben Regeln handelt.

Manche Annahmen, die vor langer Zeit ihren Sinn hatten, funktionieren in unserem heutigen Leben nicht mehr. Zum Teil sind sie sogar hinderlich, wenn wir uns verändern wollen. Die gute Nachricht: Da wir zugrunde liegende Annahmen gelernt haben, können wir auch neue erlernen. Die beiden Schritte, diese Annahmen zu identifizieren und Experimente zu ihrer Überprüfung durchzuführen, helfen uns, neue Annahmen zu entdecken. Und diese können zu wichtigen Veränderungen und damit zu größerer Zufriedenheit beitragen. Manche Leser testen verschiedene Annahmen über einen Zeitraum von einem Monat oder länger. Sie können aber genauso gut immer wieder dieses Kapitel durcharbeiten, wann immer Sie eine weitere zugrunde liegende Annahme überprüfen möchten.

Stimmungsbarometer

Bevor Sie mit dem nächsten Kapitel weitermachen, schätzen Sie nochmals Ihre Stimmungslage ein und notieren Sie Ihre Ergebnisse auf den entsprechenden Bögen.

- **Depression / Traurigkeit:** *Gedanken-verändern-Gefühle*-Bestandsaufnahme für Depression
  Arbeitsblatt 13.1 auf Seite 252 und Arbeitsblatt 13.2 auf Seite 253
- **Angstzustände / Nervosität:** *Gedanken-verändern-Gefühle*-Bestandsaufnahme für Angst
  Arbeitsblatt 14.1 auf Seite 283 und Arbeitsblatt 14.2 auf Seite 284
- **Andere Gefühle/Zufriedenheit:** Die Intensität meiner Gefühle einschätzen und beobachten
  Arbeitsblatt 15.1 auf Seite 322 f. und Arbeitsblatt 15.2 auf Seite 324

Zusammenfassung

- Zugrunde liegende Annahmen sind Glaubenssätze nach dem Schema „Wenn ..., dann ...“, die unser Verhalten und unsere emotionalen Reaktionen auf einer wesentlich tieferen Ebene beeinflussen, als es automatische Gedanken tun.
- Ebenso wie automatische Gedanken lassen sich zugrunde liegende Annahmen identifizieren und überprüfen.
- Um zugrunde liegende Annahmen zu identifizieren, formulieren Sie zu einer Verhaltensweise oder einer Situation, die bei Ihnen intensive Gefühle hervorrufen, einen Satz, der mit „Wenn ...“ beginnt und mit „dann ...“ aufhört. Vervollständigen Sie diesen Satz.
- Zugrunde liegende Annahmen können anhand von Verhaltensexperimenten überprüft werden.
- Zu den unterschiedlichen Arten von Verhaltensexperimenten gehört die Beobachtung, ob der Dann-Teil eintritt, wenn Sie den Wenn-Teil der Annahme durchführen. Sie können auch andere Menschen beobachten, um zu sehen, ob diese Regel auch für sie gilt. Darüber hinaus kann man das gegenteilige Verhalten ausprobieren, um zu schauen, was dann passiert.
- Normalerweise ist es nötig, eine Reihe von Verhaltensexperimenten durchzuführen, um Annahmen in ausreichendem Maße zu überprüfen und alternative Annahmen entwickeln zu können, die mit Ihren praktischen Erfahrungen übereinstimmen.
- Neue zugrunde liegende Annahmen zu entwickeln kann zu entscheidenden Veränderungen und größerer Zufriedenheit führen.

12. | Grundüberzeugungen

In vielerlei Hinsicht ähneln automatische Gedanken einem Garten, in dem Blumen und Unkraut wachsen. Sowohl Gedankenprotokolle (Kapitel 6 bis 9) als auch Maßnahmenpläne und Akzeptanz (Kapitel 10) sind Werkzeuge, mit denen Sie das Unkraut bis auf den Boden zurückschneiden können, um Platz für die Blumen zu schaffen. Mit ein wenig Übung können Sie ein Leben lang auf diese Werkzeuge zurückgreifen: Wann immer das „Unkraut" wieder in die Höhe schießt, wissen Sie nun, wie Sie es stutzen können. Die Fertigkeiten, die Sie in Kapitel 1 bis 10 erlernt haben, helfen vielen Menschen im effektiven Umgang mit ihren Problemen.

Andere müssen feststellen, dass es, obwohl Sie diese Werkzeuge angewendet haben, in ihrem Garten immer noch mehr Unkraut als Blumen gibt. Jedes Mal, wenn Sie ein unliebsames Kraut stutzen, sprießen dort zwei neue hervor. In Kapitel 11 haben Sie gelernt, ihre zugrunde liegenden Annahmen zu identifizieren und sie mithilfe von Experimenten zu überprüfen. Wenn Ihnen klar wird, dass Ihre Annahmen unzutreffend sind, und Sie lösen sich von ihnen, ist das so, als würden Sie das Unkraut samt seiner Wurzel aus dem Boden ziehen. Neue Annahmen können dort gepflanzt und großgezogen werden, sodass in Ihrem Garten immer mehr Blumen blühen. Häufig dauert es Wochen oder Monate, bis Sie Ihren neuen Annahmen wirklich vertrauen. Daher ist es wichtig, dass Sie sich genügend Zeit für Kapitel 11 nehmen, um Ihren Glauben an die neuen Annahmen zu stärken. Um den neuen Überzeugungen wirklich zu vertrauen, ist es normalerweise nötig, mehrere Monate lang Experimente aus Kapitel 11 durchzuführen.

Viele Menschen verzeichnen eine wesentliche Verbesserung ihrer Gemütslage, wenn sie die Kompetenzen, die in diesem Buch beschrieben sind, in ihren Alltag integrieren und anwenden. Es dauert seine Zeit und es braucht viel Übung, damit diese Fertigkeiten ihr Leben wirklich zum Besseren verändern. Investieren sie diese Zeit, dann werden sie damit belohnt, dass Alternativgedanken und -annahmen ihre alten automatischen Gedanken ersetzen. In vielen Bereichen ihres Lebens werden so Verbesserungen eintreten. Möglicherweise stellen sie fest, dass ihre Stimmung und ihr Allgemeinbefinden besser und ihre Beziehungen positiver geworden sind. Wenn das auf Sie zutrifft, ist dieses Kapitel genau passen für Sie. Auch wenn Sie nicht alles lesen und durcharbeiten möchten, sind vielleicht die Abschnitte über Dankbarkeit und selbstlose Gesten (s. Seiten 234 ff.) interessant für Sie. Diese Unterkapitel zeigen Wege auf, wie Sie Ihre positiven Gefühle noch verstärken können.

Wenn Sie bereits einige Zeit damit verbracht haben, Gedankenprotokolle auszufüllen (Kapitel 6 bis 9), Maßnahmenpläne durchzuführen und Akzeptanz zu üben (Kapitel 10), jedoch immer noch mit bestimmten Gefühlen zu kämpfen haben, liegt die Lösung möglicherweise darin, Ihre *Grundüberzeugungen* zu erkennen und an ihnen zu arbeiten.

Die folgende Abbildung illustriert den Zusammenhang zwischen drei verschiedenen Gedankenebenen: automatische Gedanken, zugrunde liegenden Annahmen und Grundüberzeugungen. Am leichtesten lassen sich automatische Gedanken erkennen, mit denen Sie sich in den Kapiteln 6 bis 9 beschäftigt haben. Sie lassen sich mit den Blättern und Stielen der Blumen und des Unkrauts vergleichen, die aus dem Boden herausschauen. Automatische Gedanken wurzeln unter der Oberfläche in zugrunde liegenden Annahmen und Grundüberzeugungen. Beachten Sie, dass die Pfeile in Abbildung 12.1 in beide Richtungen zeigen, denn jede Gedankenebene ist mit den anderen beiden verbunden. Daher beeinflussen Sie auch die beiden anderen Ebenen, wenn Sie an einer arbeiten. Demzufolge ist es sinnvoll, sich zunächst mit den beiden einfacheren Ebenen, den automatischen Gedanken und den zugrunde liegenden Annahmen, auseinanderzusetzen. Bei vielen Betroffenen zeigt sich: Sobald sie sich mit den beiden oberen Ebenen beschäftigt haben, ändern sich die Grundüberzeugungen von ganz allein, und das genügt, um eine nachhaltige positive Veränderung der Stimmung zu erreichen.

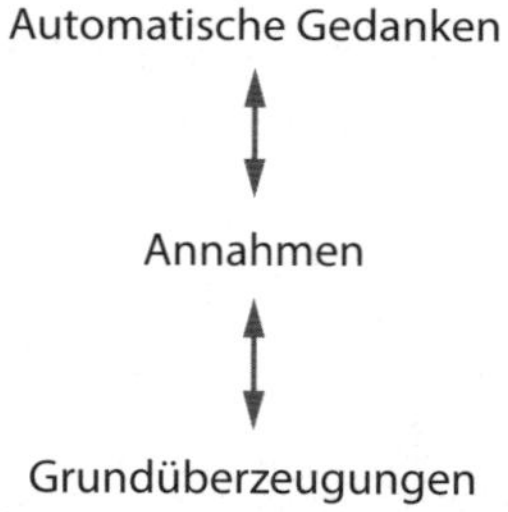

Abbildung 12.1: Der Zusammenhang zwischen den drei Gedankenebenen

Automatische Gedanken lassen sich auch als Worte oder Bilder beschreiben, die uns ganz von selbst durch den Kopf gehen. Wie bereits in Kapitel 11 dargestellt, sind die zugrunde liegenden Annahmen nicht so offensichtlich. Doch auch sie lassen sich greifen, wenn man ein Verhalten oder eine Situation, die intensive Gefühle hervorrufen, in einem Wenn-dann-Satz formuliert: Wenn …, dann … Um den Satz zu vervollständigen, lassen Sie sich von Ihrer Vorstellung leiten.

Grundüberzeugungen sind Alles-oder-nichts-Aussagen über Sie selbst, andere oder die Welt. Marissas Grundüberzeugungen lauteten: „Ich bin nichts wert“, „Ich bin gar nicht liebenswert“ und „Ich bin unzulänglich“. Über andere Menschen hatte sie die Grundüberzeugungen: „Andere sind gefährlich“, „Menschen verletzen einen“ und „Menschen sind gemein“. Darüber hinaus glaubte sie auch: „Die Welt besteht aus unüberwindlichen Problemen“. All diese Sätze sind Alles-oder-nichts-Aussagen – es gibt keine Zwischentöne. Marissa dachte nicht: „Manchmal bin ich nichts wert“, sie war davon überzeugt, nichts wert zu sein – absolut und niemals.

Jeder Mensch verfügt sowohl über negative als auch über positive Grundüberzeugungen, das ist ganz normal. Unsere Überzeugungen werden dann aktiviert, wenn wir intensive Gefühle erleben oder entscheidende Erfahrungen machen, die sich sehr positiv oder negativ auf unser Leben auswirken. Wenn wir zufrieden sind, dann sind unsere positiven Grundüberzeugungen aktiv (z. B. „Ich bin klug“). Haben wir negative Gefühle, werden die negativen Grundüberzeugungen ausgelöst („Ich bin dumm“). Sind sie einmal angeregt, beeinflussen unsere Grundüberzeugungen unsere Sicht der Dinge und lösen verwandte (positive oder negative) automatische Gedanken und Annahmen aus. Haben wir beispielsweise gute Laune und machen dann einen Fehler, denken wir vielleicht: „Wenn ich einen Fehler mache, dann kann ich ihn ausräumen, denn ich bin klug.“ Unterläuft uns dasselbe Missgeschick an einem Tag, an dem wir uns nicht so gut fühlen, sind wir sicher: „Wenn ich einen Fehler mache, ist das der Beweis dafür, wie blöd ich bin.“

Im Allgemeinen arbeiten wir zunächst mit den automatischen Gedanken und zugrunde liegenden Annahmen, denn Veränderungen auf dieser Ebene setzen schneller ein und verbessern normalerweise unsere Stimmung in kürzerer Zeit. Daher sind Gedankenprotokolle, Maßnahmenpläne, Akzeptanz und Experimente am besten geeignet, Gefühle zum Positiven zu verändern. Stellen sich gewünschte Stimmungsveränderungen nicht durch eine Veränderung der automatischen Gedanken und zugrunde liegenden Annahmen ein, deutet das darauf hin, dass Ihre positiven Grundüberzeugungen viel schwächer sind als die negativen. Daher müssen sie gestärkt werden.

Auf dieselbe Weise, wie Sie gelernt haben, Ihre automatischen Gedanken (Kapitel 6 bis 9) und zugrunde liegenden Annahmen (Kapitel 11) zu erkennen und einzuschätzen, können Sie lernen, Ihre Grundüberzeugungen zu identifizieren und einzustufen.

Werden meistens negative Grundüberzeugungen ausgelöst, geht es normalerweise darum, die eigenen positiven Grundüberzeugungen zu entdecken und zu stärken. Sobald diese aktiver sind, werden Sie sich vermutlich besser fühlen und zufriedener mit Ihrem Leben sein. Solange sich Marissa beispielsweise nicht liebenswert fand (eine negative Grundüberzeugung), ließ sie es nicht zu, dass Menschen sie näher kennenlernten. Sie zog sich zurück, um sich zu schützen. Mit der neuen positiven Grundüberzeugung „Ich bin liebenswert" ließ sie Menschen näher an sich heran. Mit dieser neuen Überzeugung entspannte sich Marissa zusehends und hatte mehr positive Begegnungen mit anderen.

Woher stammen diese Grundüberzeugungen? Sehr häufig begleiten sie uns seit unserer Kindheit. Wir lernen zunächst von unseren Eltern und Geschwistern etwas über uns und die Welt, dann von den Menschen in unserer Umwelt. Sie lehren uns Dinge wie „Der Himmel ist blau. Das ist ein Hund. Du bist nichts wert." Viele der Informationen, die wir erhalten, sind korrekt („Der Himmel ist blau. Das ist ein Hund."), sodass wir die Dinge, die wir hören, glauben, selbst wenn sie nicht stimmen („Du bist nichts wert").

Zudem kommen Kinder zu eigenen Schlussfolgerungen aufgrund dessen, was sie erleben. Wenige Kinder bekommen unverblümt zu hören „Du bist nichts wert", aber vielleicht nehmen sie wahr, das ein älteres Geschwister ihnen vorgezogen wird, dass Jungs mehr geschätzt werden als Mädchen oder dass sportliche Kinder beliebter sind als Leseratten. Sie messen diesen Erfahrungen einen Sinn bei, indem sie beschließen: „Ich bin nicht so gut wie (meine ältere Schwester, ein Junge, eine Sportskanone)." Im Lauf der Zeit setzt sich diese Idee in ihrem Kopf fest als: „Ich bin nichts wert", „Ich bin unzulänglich" oder „Ich bin ein Verlierer".

Bei unseren Grundüberzeugungen geht es nicht immer um uns. Aufgrund ihrer Erfahrungen lernen Kinder solche Grundüberzeugungen wie „Hunde beißen" oder „Hunde sind lieb". Danach richtet sich ihr Verhalten, entweder nähern sie sich einem fremden Hund oder bleiben ihm fern. Aber Kinder lernen auch Regeln von Menschen in ihrer Umgebung: „Große Jungen weinen nicht" oder „Die Herdplatte ist heiß".

Normen und Überzeugungen, die Kinder lernen, müssen nicht immer zutreffen (z. B. weinen Jungs und Männer jeglichen Alters), doch verfügen kleine Kinder noch nicht über die geistigen Fähigkeiten, flexibler zu denken, für sie haben Regeln etwas Absolutes. Eine Dreijährige denkt vielleicht: „Man darf nicht hauen" und ist auf ihre Mutter böse, die ihrem Bruder auf den Rücken schlägt, weil er sich verschluckt hat. Ein älteres Kind erkennt den Unterschied zwischen einem Schlag, um jemandem wehzutun, und einem Klaps, um jemanden zu helfen.

Mit zunehmendem Alter entwickeln wir in den meisten Bereichen unseres Lebens eine Flexibilität, um Normen und Überzeugungen einzuschätzen. Wir haben begriffen, dass man sich Hunden nähern darf, die mit dem Schwanz wedeln, und dass man sich von solchen fernhalten sollte, die knurren. Wir lernen auch, dass dasselbe

Verhalten abhängig vom Kontext „schlecht“ oder „gut“ ist. Dennoch behalten einige Überzeugungen aus unserer Kindheit bis ins Erwachsenenalter ihre Gültigkeit.

Absolute Grundüberzeugungen bleiben starr, wenn sie aus traumatischen Umständen heraus entwickelt wurden, oder stets gleichbleibende Erfahrungen in der frühen Kindheit uns auch später davon überzeugen, dass sie immer noch zutreffen. Da Marissa als Kind missbraucht wurde, kam sie zu der Überzeugung, dass sie böse sei und andere Menschen gefährlich seien. Kleine Kinder tendieren dazu zu glauben, dass sie für alles, was passiert, verantwortlich sind. Kein Kind verdient es, missbraucht zu werden, und dennoch glauben viele Missbrauchsopfer, dass sie die Gewalt selbst verschuldet haben und der Vorfall eingetreten ist, weil sie böse sind. Leider können diese Überzeugungen bis weit ins Erwachsenenalter bestehen bleiben, insbesondere wenn die oder der Betroffene keine bedeutsamen anderslautenden Erfahrungen gemacht hat. Da Marissa darüber hinaus auch von ihren beiden Ehemännern geschlagen wurde, wurde ihre ursprüngliche Grundüberzeugung mit den Jahren bestätigt und gefestigt.

Vic wuchs zusammen mit seinem älteren Bruder Doug auf, der eine Sportskanone und ein Einser-Schüler war. Egal, wie sehr sich Vic im Unterricht und beim Sport anstrengte, er war nie so gut wie Doug. Ungeachtet seiner eigenen Erfolge wuchs Vic mit der Grundüberzeugung auf, er sei unzulänglich. Für ihn entsprach diese Überzeugung der Wahrheit, denn nach seinem Dafürhalten war jede seiner Leistungen ungenügend, solange sie nicht absolute Spitze war – also besser als etwas, das Doug erreicht hatte. Aus Vics Sicht wurde diese Überzeugung jedes Mal bestätigt, wenn er hörte, wie seine Eltern, Lehrer und Trainer Dougs Leistungen stolz hervorhoben.

Da unsere Grundüberzeugungen uns dabei geholfen haben, von klein auf die Welt zu begreifen, kommt es uns vermutlich nie in den Sinn, zu überprüfen, ob sie sinnvoll sind und uns helfen, unsere Erfahrungen im Erwachsenenalter zu verstehen. Stattdessen verhalten, denken und fühlen wir uns als Erwachsene immer noch so, als seien die Inhalte unserer Überzeugungen hundertprozentig wahr. Dies ist vor dem Hintergrund verständlich, dass einige unserer Grundüberzeugungen für uns als Kind zutrafen und damals für uns hilfreich waren. Wären wir beispielsweise wie Marissa in einem gewalttätigen und von Alkoholismus geprägten Elternhaus groß geworden, wäre es für uns äußerst sinnvoll gewesen, andere Menschen als gefährlich einzuschätzen und immer auf der Hut vor Hinweisen auf Aggression zu sein. Dieselben Grundüberzeugungen, die sie in gewalttätigen Beziehungen beschützten, hinderten Marissa jedoch daran, mit Menschen, die auf ihr Wohl bedacht waren, enge und vertrauensvolle Beziehungen einzugehen. Mit der starren Grundüberzeugung „Menschen sind gefährlich“ lief Marissa Gefahr, alltägliches Verhalten fälschlich als negativ und aggressiv zu interpretieren.

Es würde Marissa helfen, neue positive Grundüberzeugungen zu entwickeln, beispielsweise die, dass viele Menschen liebenswürdig und nett sind. Mit der Neuentwicklung einer ergänzenden Grundüberzeugung wäre Marissa flexibel genug, sich auf diejenige Überzeugung zu berufen, die am besten auf die Person zutrifft, mit der sie es jeweils zu tun hat („Menschen sind gefährlich", „Menschen sind nett"). Stehen uns beide Arten von Grundüberzeugungen – positive wie negative – zur Verfügung, sind wir in der Lage, unsere Lebenserfahrungen auf einem komplexen Kontinuum von sehr negativ über neutral bis sehr positiv zu machen. Haben wir ausschließlich negative Grundüberzeugungen, geraten unsere Alltagserfahrungen in eine negative Schräglage, weil wir sie durch diese negative unflexible Brille sehen.

12.1 Grundüberzeugungen erkennen: die Pfeil-abwärts-Technik

Eine Möglichkeit, die eigenen Grundüberzeugungen zu entdecken, ist die Pfeil-abwärts-Technik. In Kapitel 7 haben Sie gelernt, Fragen über die Bedeutung von gewissen Ereignissen zu stellen, etwa „Was sagt das über mich aus?". Damit können Sie automatische Gedanken identifizieren; weiter helfen die Tipps auf Seite 94. Haben Sie Ihre automatischen Gedanken entdeckt, können Sie dieselben oder ähnliche Fragen auf Grundüberzeugungen anwenden. Bei jedem automatischen Gedanken können Sie sich fragen: „Wenn das stimmt, was sagt das über mich aus?"

Manchmal lassen sich Grundüberzeugungen, die automatischen Gedanken zugrunde liegen, entdecken, wenn man sich immer wieder diese Frage stellt.

Würde Marissa beispielsweise glauben „Marsha mag mich nicht", was dazu führt, dass es ihr noch schlechter geht, kann die Pfeil-abwärts-Technik ihr dabei helfen, ihre Grundüberzeugung zu identifizieren (s. Abbildung 12.2):

Ich glaube, Marsha mag mich nicht.
(Wenn das stimmt, was sagt das über mich aus?)

↓

Wann immer ich jemanden näher kennenlerne, endet es damit, dass die Person mich nicht mag.
(Wenn das stimmt, was sagt das über mich aus?)

↓

Ich werde nie eine innige Beziehung haben.
(Wenn das stimmt, was sagt das über mich aus?)

↓

Ich bin nicht liebenswert.

Abbildung 12.2: Marissas Analyse ihrer Grundüberzeugungen mit der Pfeil-abwärts-Technik

In diesem Beispiel für die Methode bezog sich der automatische Gedanke („Ich glaube, Marsha mag mich nicht") auf eine konkrete Situation. Marissas Grundüberzeugung („Ich bin nicht liebenswert"), die eng mit ihrer Depression zusammenhing, ist eine allgemeingültige Aussage, die für alle Situationen in ihrem Leben zutrifft.

Dieses Beispiel illustriert, wie man Grundüberzeugungen über die eigene Person identifiziert. Doch auch über andere Menschen und die Welt an sich haben wir Grundüberzeugungen. Auch hier ist die Pfeil-abwärts-Technik sinnvoll, um diese Überzeugungen zu erkennen. Beispielsweise können Grundüberzeugungen über die anderen mit einer veränderten Fragestellung ermittelt werden:

> Wenn das stimmt, was sagt das über andere Menschen aus?

Und Annahmen oder Grundüberzeugungen über die Welt werden durch folgende Frage identifiziert:

> Wenn das stimmt, was sagt das über die Welt aus und darüber, wie sie funktioniert?

Im Folgenden zeigen wir Beispiele für die Pfeil-abwärts-Technik, um Grundüberzeugungen über andere und die Welt zu identifizieren:

Situation: Vic und seine Kollegen erhalten neue Sollvorgaben für den Verkauf.

Vics automatischer Gedanke: Alle werden diese Vorgaben erfüllen, nur ich wieder nicht.

Pfeil-abwärts-Technik:

(Was sagt das über andere Menschen aus?)

↓

Ihnen fällt die Arbeit leichter als mir.

(Wenn das stimmt, was sagt das über andere Menschen aus?)

↓

Andere sind kompetenter als ich

Situation: Marissa hat mit ihrem Vorgesetzten einen Termin für ein Personalgespräch.

Marissas automatischer Gedanke: Ich habe schon wieder einen Fehler gemacht. Er wirft mich raus.

Pfeil-abwärts-Technik:

(Was sagt das über die Welt aus und darüber, wie sie funktioniert?)

↓

Immer passiert mir das.

(Wenn das stimmt, was sagt das über die Welt aus und darüber, wie sie funktioniert?)

↓

Die Welt ist hart und ungerecht.

(Wenn das stimmt, was sagt das über die Welt aus und darüber, wie sie funktioniert?)

↓

Die Welt ist gegen mich.

Abbildung 12.3: Vics und Marissas Grundüberzeugungen

Um ein immer wieder auftretendes Problem in Ihrem Leben zu verstehen, reicht es manchmal schon aus zu identifizieren, welche Grundüberzeugungen Sie über sich selbst haben. Grundüberzeugungen über sich selbst sind jedoch nur Teil des Ganzen. Wenn Sie außerdem Ihre Grundüberzeugungen über die anderen und die Welt erkennen, bekommen Sie ein umfassenderes Verständnis darüber, warum Sie eine bestimmte Situation derart quält. Beispielsweise hätte es Vic weniger Sorgen gemacht, das Soll nicht zu erfüllen, wenn er angenommen hätte, auch seine Kollegen würden die Anforderungen nicht erfüllen. Da er sie für kompetenter als sich hielt, wuchs seine Besorgnis noch mehr und bestärkte seine Wahrnehmung, er sei unzulänglich.

Marissas Grundüberzeugung „Die Welt ist hart und ungerecht" und „Die Welt ist gegen mich" trug sicherlich dazu bei, dass sie deprimiert und hoffnungslos war. Es fiel ihr schwer, sich Tag für Tag wieder aufzuraffen, denn sie war der Überzeugung, dass trotz größter Mühe alles über ihr zusammenbrechen würde. Vielmehr zeugte es von Marissas Mut, dass sie sich – trotz ihrer negativen Überzeugungen über die Beschaffenheit der Welt – immer wieder selbst einen Ruck gab. Es ist nachvollziehbar, dass viele Menschen, die Opfer oder Zeuge eines Traumas sind, negative Überzeugungen über die Welt entwickeln. Einige von ihnen haben schwere wirtschaftliche Krisen ohne Hoffnung auf Besserung durchgemacht, sind in chaotischen und unberechenbaren Umständen aufgewachsen, waren Opfer anhaltender Diskriminierung oder haben Verletzungen oder Bestrafung erlitten. Kinder, die solche Erfahrungen gemacht haben, scheinen besonders anfällig für negative Grundüberzeugungen über die Welt zu sein. Sogar bei Erwachsenen, gleichgültig wie alt sie sind, können eindrückliche negative Erfahrungen zu negativen Grundüberzeugungen führen.

Ebenso basieren negative Grundüberzeugungen über andere auf traumatischen Erfahrungen oder anhaltend negativen Beziehungen zu anderen Personen. Wie Vics Beispiel zeigt, reicht schon eine indirekte Erfahrung, in seinem Fall seinen extrem erfolgreichen Bruder zu sehen, um eine Sichtweise auf andere zu entwickeln, die einen selbst verstört. Vics positive Sicht auf andere („Sie sind kompetent"), verbunden mit seiner negativen Grundüberzeugung von sich selbst („Ich bin unzulänglich"), erklärt seine extreme Anspannung.

Doch rufen wir uns in Erinnerung: Es ist gesund, sowohl negative als auch positive Grundüberzeugungen zu haben. Negative sind nur dann ein Problem, wenn sie starr werden und wir nicht mehr flexibel genug sind, uns, die anderen und die Welt auch in positivem Licht zu sehen. Ähnlich problematisch sind ausschließlich positive Grundüberzeugungen, wenn wir die Flexibilität einbüßen, auch negative Aspekte von uns, anderen und der Welt zu sehen. Versucht zum Beispiel jemand, Sie zu übervorteilen, es ist hilfreich, die negativen Absichten dieser Person zu erkennen. Es ist auch sinnvoll zu wissen, dass einige Hunde in der Tat bissig sind.

Auf den folgenden Seiten finden Sie einige Arbeitsblätter (12.1, 12.2, 12.3 und 12.4), mit deren Hilfe Sie einige Ihrer Grundüberzeugungen analysieren können. Schauen Sie, ob Sie einige Grundüberzeugungen identifizieren können, die mit den Schwierigkeiten in Zusammenhang stehen, die Sie zum Lesen von *Gedanken verändern Gefühle* angeregt haben. Gelingt es Ihnen nicht, einem dieser Themen eine Grundüberzeugung zuzuordnen, bedeutet das, dass dieses Problem nicht mit einer Grundüberzeugung verknüpft ist; mit Arbeitsblatt 12.1 finden Sie das leicht heraus. Die weiteren Arbeitsblätter bieten detailliertere Übungen an, die die Pfeil-abwärts-Technik nutzen.

ÜBUNG

Grundüberzeugungen identifizieren

Erinnern Sie sich an eine nicht zu lange zurückliegende Situation, die bei Ihnen intensive Gefühle ausgelöst hat. Stellen Sie sich diese Situation so lebhaft vor, als würden Sie sie jetzt noch einmal durchleben. Aktivieren Sie diese intensiven Gefühle und stellen sich die Situation vor: Wie sehen Sie sich, die anderen und die Welt?

ARBEITSBLATT 12.1 **Grundüberzeugungen identifizieren**

1. Ich bin ______________________________

____

2. Die anderen sind ______________________________

____

3. Die Welt ist ______________________________

____

ÜBUNG

Grundüberzeugungen über sich selbst identifizieren

Erinnern Sie sich an eine weitere Situation, die erst kurz zurückliegt und die intensive Gefühle bei Ihnen hervorgerufen hat. Füllen Sie für diese Situation Arbeitsblatt 12.2 aus. Die Übung ist beendet, wenn Sie zu einem Alles-oder-nichts-Statement über sich gekommen sind. Dazu ist es vielleicht nötig, dass Sie sich häufiger die Frage stellen müssen: „Wenn das stimmt, was sagt es über mich aus?" (dazu reicht eventuell der Platz auf diesem Arbeitsblatt nicht aus). Vielleicht kommen Sie aber schon nach ein oder zwei Antworten auf diese Frage zu Ihrer Grundüberzeugung.

ARBEITSBLATT 12.2

Pfeil-abwärts-Technik: Grundüberzeugungen über mich selbst identifizieren

Situation (verknüpft mit einem intensiven Gefühl)

____

Was sagt das über mich aus?

____

↓

Wenn das stimmt, was sagt das über mich aus?

____

↓

Wenn das stimmt, was sagt das über mich aus?

____

↓

Wenn das stimmt, was sagt das über mich aus?

____

ÜBUNG

Grundüberzeugungen über andere identifizieren

Vervollständigen Sie Arbeitsblatt 12.3, indem Sie entweder über dieselbe Situation aus Übung 12.2 oder eine neue nachdenken, die erst kurze Zeit zurückliegt, mit einer oder mehreren Personen zu tun hatte und bei Ihnen starke Gefühle auslöste. Die Übung ist abgeschlossen, wenn Sie zu einem Alles-oder-nichts-Statement über andere Personen gekommen sind. Dazu ist es vielleicht nötig, dass Sie sich häufiger die Frage stellen müssen „Wenn das stimmt, was sagt es über die anderen aus?“ (dazu reicht eventuell der Platz auf diesem Arbeitsblatt nicht aus). Vielleicht kommen Sie aber schon nach ein oder zwei Antworten auf diese Frage zu Ihrer Grundüberzeugung.

ARBEITSBLATT 12.3

Pfeil-abwärts-Technik: Grundüberzeugungen über andere identifizieren

Situation (verknüpft mit einem intensiven Gefühl)

____

Was sagt das über andere aus?

____

↓

Wenn das stimmt, was sagt das über andere aus?

____

↓

Wenn das stimmt, was sagt das über andere aus?

____

↓

Wenn das stimmt, was sagt das über andere aus?

____

ÜBUNG

Grundüberzeugungen über die Welt (bzw. mein Leben) identifizieren

Füllen Sie Arbeitsblatt 12.4 aus, entweder mit der Situation aus den Blättern 12.2 oder 12.3 oder einer anderen kürzlich zurückliegenden Situation, die bei Ihnen ein intensives Gefühl ausgelöst hat. Die Übung ist abgeschlossen, wenn Sie zu einem Alles-oder-nichts-Statement über die Welt gekommen sind. Dazu ist es vielleicht nötig, dass Sie sich häufiger die Frage stellen müssen „Wenn das stimmt, was sagt es über die Welt aus?“ (dazu reicht eventuell der Platz auf diesem Arbeitsblatt nicht aus). Vielleicht kommen Sie aber schon nach ein oder zwei Antworten auf diese Frage zu Ihrer Grundüberzeugung. Scheint Ihnen die Frage nach der Welt nicht plausibel, können Sie auch fragen: „Wenn das stimmt, was sagt es über mein Leben aus?“

ARBEITSBLATT 12.4

Pfeil-abwärts-Technik: Grundüberzeugungen über die Welt (bzw. mein Leben) identifizieren

Situation (verknüpft mit einem intensiven Gefühl)

____

Was sagt das über die Welt (bzw. mein Leben) aus?

____

↓

Wenn das stimmt, was sagt das über die Welt (bzw. mein Leben) aus?

____

↓

Wenn das stimmt, was sagt das über die Welt (bzw. mein Leben) aus?

____

↓

Wenn das stimmt, was sagt das über die Welt (bzw. mein Leben) aus?

____

Was auch immer die Ursprünge Ihrer Grundüberzeugungen, die Ihr Wohlbefinden mindern, sein mögen: In den nächsten beiden Abschnitten dieses Kapitels zeigen wir Ihnen Methoden, wie Sie sie verändern können. Für Marissa bedeutet eine Änderung ihrer Grundüberzeugungen, zu lernen, dass die Welt nicht immer hart und ungerecht ist und dass manchmal die Dinge auch eintrafen, die sie sich gewünscht hatte. Durch die Überzeugung, dass manchmal auch alles so lief, wie sie es wollte, wurde Marissa ermutigt, sich Beziehungen bzw. ein Lebensumfeld zu suchen, wo sie verlässlichen Rückhalt finden konnte. Sie lernte, sich Unterstützung zu holen, um mit den unerfreulicheren Beziehungen und Situationen in ihrem Leben umzugehen. Für Vic bedeutete eine Änderung seiner Grundüberzeugungen, dass er auch dann mit sich zufrieden sein konnte, wenn er nicht „der Beste“ war. Darüber hinaus tat ihm die Erkenntnis gut, dass es noch etwas zwischen „der Beste“ und „ein Totalversager“ gab.

12.2 Grundüberzeugungen hinterfragen

Vielleicht denken Sie, man könne auch Grundüberzeugungen mithilfe von Fakten be- oder widerlegen, so wie wir automatische Gedanken mittels Gedankenprotokollen überprüft haben. Doch dieser Ansatz funktioniert bei Grundüberzeugungen nicht. Wir sehen unsere Erfahrungen immer durch die Brille einer gerade aktiven Grundüberzeugung und deshalb sehen wir häufig die Fakten nicht, die diese Grundüberzeugung widerlegen, oder schenken ihnen keinen Glauben.

Marissa war zum Beispiel der Meinung, sie sei nicht liebenswert. Als sie diese Idee überprüfte, nahm sie bestimmte Fakten nicht ernst: Kollegen wollten mit ihr Mittag machen, viele von ihnen begrüßten sie nett, wenn sie morgens ins Büro kam, ihre Kinder liebten sie oder ihre Freunde hatten eine hohe Meinung von ihr und sagten ihr sogar, wie gern sie sie mochten. Dies waren wichtige Hinweise darauf, dass Marissa sehr wohl liebenswert war, doch sie spielte sie herunter, denn sie glaubte: „Das tun sie nur aus Mitleid“ oder: „Sie kennen mich nur noch nicht richtig“. Ist eine Grundüberzeugung aktiv, verzerren wir unsere eigenen Erlebnisse und Erfahrungen, um sie zu bestätigen.

Anstatt unsere negativen Grundüberzeugungen zu überprüfen, ist es häufig sinnvoller,

1. neue Grundüberzeugungen zu identifizieren, die wir gerne hätten und
2. nach Fakten zu suchen, die diese neue Überzeugung stützen oder verstärken.

Das gibt uns die Gelegenheit, unser Leben und unsere Erfahrungen mit ganz neuen Augen zu betrachten. Stellen wir fest, dass es etliche Fakten gibt, die unsere neuen Grundüberzeugungen festigen, beginnen wir an sie zu glauben. Es ist gar nicht nötig, die alten Grundüberzeugungen loszuwerden, denn wenn die neuen genauso stark sind wie die alten, wird unser Denken flexibler. Grundüberzeugungen, die zu bestimmten Situationen passen, werden mit höherer Wahrscheinlichkeit aktiviert und wir werden nicht mehr alles, was passiert, nach dem Schema der negativen Überzeugungen bewerten.

12.3 Neue Grundüberzeugungen identifizieren

Mit einer neu identifizierten alternativen Grundüberzeugung („Ich bin liebenswert“) kann man eine alte negative Überzeugung („Ich bin nicht liebenswert“) kritisch überprüfen und verändern. Das hat den Vorteil, dass man nun zwei Grundüberzeugungen hat, die es einem erlauben, flexibler auf Situationen zu reagieren, sie anders zu interpretieren und so einen Weg zu größerer Zufriedenheit und Glück zu beschreiten. Ist ständig nur eine einzige Grundüberzeugung aktiv, werden so gut wie alle Ereignisse durch diese Brille wahrgenommen. Halten sich zwei Grundüberzeugungen die Waage, geschieht etwas Interessantes: Anhand von zwei Grundüberzeugungen sind wir in Lage, unsere Erfahrungen flexibler zu bewerten und zu beurteilen, welche Überzeugung besser auf diese Situation zutrifft. Haben wir zwei Grundüberzeugungen, die einander ausgleichen, können wir unterschiedliche Lebenserfahrungen besser verstehen und akzeptieren. Wurde Marissa beispielsweise von Kollegen angelächelt, konnte sie dies nun als positive Erfahrung akzeptieren und verarbeiten. Sie musste die Situation nicht mehr durch einen Grundüberzeugungsfilter – liebenswert oder nicht liebenswert? – sehen. Sie konnte sich einfach an einer netten Begegnung erfreuen.

Eine neue Grundüberzeugung ermöglicht nicht nur, flexibler auf Gegebenheiten zu reagieren, sondern es fällt uns auch leichter, uns an positive Erfahrungen zu erinnern. Fehlt uns eine positive Grundüberzeugung, so ist das, als hätten wir einen Behälter mit einem Loch im Boden. Wir können Flüssigkeit (positive Erfahrungen) hineinfüllen und uns kurze Zeit daran erfreuen, doch schnell fließt sie auf Nimmerwiedersehen heraus. Identifizieren wir eine neue Grundüberzeugung, entsteht ein neuer Behälter, in dem wir diese positiven Erfahrungen bewahren können. Mit einer neuen Grundüberzeugung können wir unsere positiven Erfahrungen für lange Zeit festhalten, aufbewahren und erinnern. Wir sind dann zufriedener und erfreuen uns länger an diesem Zustand.

Ist zum Beispiel die negative Grundüberzeugung „Ich bin nicht liebenswert" ständig aktiviert, wird alles, was passiert, unter diesem Vorzeichen interpretiert und in dieser „Schublade" abgelegt. Wie wir gesehen haben, nahm Marissa die Erfahrung, dass Menschen sie offensichtlich mochten, verzerrt wahr, um sie mit ihrer „Ich bin nicht liebenswert"-Grundüberzeugung in Übereinstimmung zu bringen („Das tun sie nur aus Mitleid" oder „Sie kennen mich nur noch nicht richtig"). Weil sie die ganze Welt allein durch ihre Brille einer negativen Grundüberzeugung sah, presste Marissa all ihre Erfahrungen in die Schublade „Ich bin nicht liebenswert". Würde sie eine neue Grundüberzeugung („Ich bin liebenswert") formulieren, hätte sie die Chance, Erfahrungen neu zu erleben und sich anders an sie zu erinnern. Mit der Zeit würde sich ihre Schublade „Ich bin liebenswert" immer weiter füllen, sodass Marissas neue Grundüberzeugung immer stärker würde.

Manchmal ist die neue Grundüberzeugung das Gegenteil der alten. Bei Marissa verschob sich „Ich bin nicht liebenswert" zu „Ich bin liebenswert". Diese neue Überzeugung bedeutete nicht, dass sie erwartete, jeder würde sie toll finden. Es ging einfach nur darum, dass sie liebenswert war und viele gute Seiten hatte, ob Menschen sie nun mochten oder nicht. Manchmal verändert sich eine absolute Grundüberzeugung zu einer spezifischeren. Zum Beispiel verschob Marissa ihre Grundüberzeugung „Menschen werden mir wehtun" zu „Auch wenn einige Menschen mich verletzen, sind die meisten doch nett und zuvorkommend". Ebenso kann eine neue Grundüberzeugung eine Erfahrung aus einer völlig anderen Perspektive bewerten. Beispielsweise verschob sich Vics Überzeugung, dass sein Erfolg und Wert als Mensch allein davon abhingen, „der Beste" zu sein, dahin, dass er gut so sei, wie er war, unabhängig von seinen Leistungen.

Manchmal bedeutet eine neue Grundüberzeugung, gewissen Dingen mit größerer Akzeptanz zu begegnen. Vielleicht erkennen Sie, dass es für Sie sinnvoll ist, von der Grundüberzeugung „Menschen sind unzuverlässig" zu „Es ist in Ordnung, wenn Menschen unzuverlässig sind, denn ich kann damit gut umgehen" zu wechseln. Hier hilft eine positive Grundüberzeugung über die eigene Person eine negative Überzeugung über andere zu akzeptieren. Wie diese Beispiele zeigen, muss eine neue Grundüberzeugung nicht unbedingt das Gegenteil aussagen (wie beim Wechsel von „nicht liebenswert" zu „liebenswert"). Es kann auch einfach darum gehen, einen neuen Begriff zu wählen, wie Marissas Veränderung ihrer Ansicht über Menschen von „verletzend" zu „nett und zuvorkommend". Bei Vic waren es die Worte „wertlos" und „gut so", die dieses Umdenken verdeutlichten.

ÜBUNG

Eine neue Grundüberzeugung identifizieren

Mit Arbeitsblatt 12.5 können Sie eine neue Grundüberzeugung identifizieren.

ARBEITSBLATT 12.5 **Eine neue Grundüberzeugung identifizieren**

Schauen Sie sich ihre negativen Grundüberzeugungen, die sie auf den Arbeitsblättern 12.1 bis 12.4 identifiziert haben, noch einmal an. Gibt es darunter eine, die in Ihrem Alltag häufig eine wichtige Rolle spielt? Notieren Sie sie unten. Formulieren Sie nun eine neue Grundüberzeugung. Wie wollen Sie in Zukunft über dieses Thema denken? Welche Worte beschreiben dies am besten?

Negative Grundüberzeugung	Neue Grundüberzeugung
______________________	______________________

Sobald Sie neue Grundüberzeugungen identifiziert haben, sollten Sie nach Fakten Ausschau halten, die sie beweisen. Es wird eine Weile dauern, bis für Sie diese neuen positiven Überzeugungen so selbstverständlich sind wie die negativen. In dem nächsten Abschnitt zeigen wir Ihnen, wie Sie neue Erfahrungen machen und für entsprechende Situationen sorgen, um diese neuen Grundüberzeugungen zu verstärken.

12.4 Neue Grundüberzeugungen stärken

ÜBUNG

Fakten dokumentieren, die Ihre neue Grundüberzeugung belegen

Übertragen Sie Ihre neue Grundüberzeugung von Arbeitsblatt 12.5 oben auf Arbeitsblatt 12.6.

Notieren Sie in den kommenden Wochen all die kleinen Begebenheiten und Ereignisse, die Ihre neue Grundüberzeugung bestätigen. Führen Sie diese Übung auch in den folgenden Monaten weiter.

Beachten Sie, dass die Fakten, nach denen Sie suchen, manchmal ganz klein sein können. So notierte Marissa zum Beispiel als Beweise dafür, dass sie liebenswert ist, dass Menschen sie anlächelten, Leute sich offensichtlich freuten, sie zu sehen, ihre Freunde sich mit ihr verabreden wollten oder ihre Einladungen annahmen. Außerdem bekam sie Komplimente.

ARBEITSBLATT 12.6 **Fakten dokumentieren, die Ihre neue Grundüberzeugung belegen**

Neue Grundüberzeugung: ____________________

Fakten, die meine neue Grundüberzeugung bestätigen:

1. ____________________
2. ____________________
3. ____________________
4. ____________________
5. ____________________
6. ____________________
7. ____________________
8. ____________________
9. ____________________
10. ____________________
11. ____________________

12. ______________________________

13. ______________________________

14. ______________________________

15. ______________________________

16. ______________________________

17. ______________________________

18. ______________________________

19. ______________________________

20. ______________________________

21. ______________________________

22. ______________________________

23. ______________________________

24. ______________________________

25. ______________________________

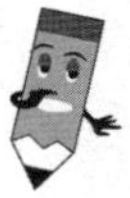

Tipps

Um besser auf all diese kleinen Begebenheiten zu achten, stellen Sie sich folgende Fragen:

- Haben Sie heute etwas allein oder mit anderen zusammen gemacht, das mit dieser neuen Grundüberzeugung übereinstimmt?
- Haben sich andere Menschen Ihnen gegenüber in einer Weise verhalten, die mit der neuen Grundüberzeugung übereinstimmt?
- Haben Sie alltägliche Angewohnheiten oder Routinen, in denen Sie die Grundüberzeugung wiederfinden können?
- Ist Ihnen heute etwas Positives widerfahren, das die Grundüberzeugung bestätigt?

Notieren Sie alle Erfahrungen, die Ihre neue Grundüberzeugung belegen, und mögen sie Ihnen noch so nebensächlich erscheinen. Auch wenn Sie sich bei folgendem Gedanken ertappen: „Das ist wirklich zu nebensächlich oder sehr ungewöhnlich, das zählt nicht", schreiben Sie diese Begebenheit dennoch auf. Auch die kleinen Erfahrungen zählen und fügen sich zu einem großen Ganzen zusammen. Außerdem laufen Sie so nicht Gefahr, dass Sie Erfahrungen herunterspielen oder ignorieren. Wahrscheinlich sind Sie für kleine negative Erfahrungen sehr sensibel; daher ist es wichtig, dass Sie auch winzigen positiven Ereignissen Beachtung schenken.

Um nachverfolgen zu können, wie sich Ihre Überzeugungen verändern, ist es sinnvoll, das Maß, wie sehr Sie Ihrer neuen Grundüberzeugung Glauben schenken, auf einer Skala einzustufen, wie Sie es schon in Kapitel 3 mit Ihren Gefühlen getan haben. Als Marissa beispielsweise die Überzeugung, sie sei liebenswert, bewertete, war sie davon gar nicht überzeugt. Die Skala zu Ihrer Grundüberzeugung sah folgendermaßen aus:

Ich bin liebenswert

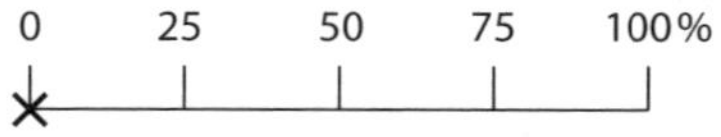

Nachdem sie das Grundüberzeugungsprotokoll in Arbeitsblatt 12.6 ausgefüllt und zehn Wochen lang ihre Grundüberzeugung auf die Probe gestellt hatte, sah Marissas Skala so aus:

Ich bin liebenswert

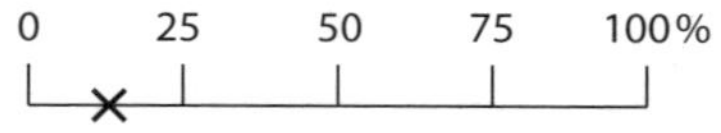

Das mag nach einem äußerst winzigen Fortschritt aussehen, doch es war ein sehr wichtiger Schritt für Marissa. Zum ersten Mal in ihrem Leben fühlte sie sich überhaupt annähernd liebenswert. Allein dieses kleine Vertrauen in ihre Liebenswürdigkeit erlaubte es ihr, die Liebe ihrer Kinder und Freunde zu spüren. Ein Jahr lang zeichnete sie all die kleinen und großen Hinweise auf ihre Liebenswürdigkeit auf, bis sie auf der Skala schließlich 70% erreichte. In dem Maß, in dem ihre neue Grundüberzeugung stärker wurde, nahm sie immer häufiger positive Erfahrungen wahr, die es auch vorher schon immer in ihrem Leben gegeben hatte. Doch war Marissa in der Vergangenheit gar nicht in der Lage gewesen, sie zur Kenntnis zu nehmen, oder sie verzerrte sie. Sobald sie diese positiven Erlebnisse wahrnehmen und sich darüber freuen konnte, spürte sie insgesamt größere Freude – für sich allein und in Beziehungen.

ÜBUNG

Vertrauen in neue Grundüberzeugungen einschätzen

Schreiben Sie auf die erste Zeile des Arbeitsblatts 12.7 die neue Grundüberzeugung, die Sie in Arbeitsblatt 12.6 identifiziert und für die Sie bereits Belege gesammelt haben. Fügen Sie in den folgenden Zeilen jeweils das Datum ein und markieren auf der Skala mit einem Kreuz, wie groß Ihr Vertrauen entsprechend Ihrer aktuellen Erfahrungen in die neue Grundüberzeugung ist. Haben Sie keinerlei Zutrauen in Ihre neue Grundüberzeugung, machen Sie das Kreuz bei 0 %. Haben Sie im Gegenteil absolutes Vertrauen in Ihre neue Überzeugung, setzen Sie es unter die 100 %. Um messen zu können, welche Fortschritte sie bei der Stärkung Ihrer neuen Grundüberzeugung machen, stufen Sie Ihre Überzeugung alle paar Wochen aufs Neue ein.

ARBEITSBLATT 12.7 Vertrauen in meine neue Grundüberzeugung einschätzen

Neue Grundüberzeugung: ______________________________

Einschätzung meines Vertrauens in die Überzeugung

Datum:

0 25 50 75 100 %

Datum:

0 25 50 75 100 %

Datum:

0 25 50 75 100 %

Datum:

0 25 50 75 100 %

Datum:

0 25 50 75 100%

Datum:

0 25 50 75 100%

Datum:

0 25 50 75 100%

Mit der fortwährenden Dokumentation auf den Arbeitsblättern 12.6 und 12.7 sowie den noch folgenden Übungen in diesem Kapitel wird Ihnen Ihre neue Grundüberzeugung immer glaubwürdiger erscheinen. Es dauert häufig Monate, bis sich das Vertrauen in eine neue Überzeugung gefestigt hat. Seien Sie daher nicht enttäuscht, wenn sich die Einschätzungen hinsichtlich Ihres Vertrauens nur sehr langsam verbessern. Ebenso kann es sein, dass sie eine Weile stagnieren. Je mehr bestätigende Erfahrungen Sie wahrnehmen und niederschreiben, desto wahrscheinlicher werden Sie allmählich Zutrauen in die Überzeugung gewinnen. Mit diesem neuen Vertrauen gehen Verbesserungen in vielen Lebensbereichen einher; das werden Sie mit der Zeit feststellen. Im Laufe der Monate wird es Ihnen immer leichter fallen, positive Ereignisse zu sehen, und sie werden zufriedener sein und mehr Lebensfreude spüren.

Es ist gar nicht nötig, dass Sie Ihrer Grundüberzeugung zu 100% zustimmen. De facto fühlen sich die meisten besser, wenn ihr Vertrauen die 50-Prozent-Marke auf der Skala erreicht. Denken Sie daran, sich bei der Einschätzung in Arbeitsblatt 12.7 auch für Teilerfolge und kleine Fortschritte Anerkennung zu zollen.

Tipps

In diesem Kapitel werden verschiedene Übungen vorgestellt, die Ihnen helfen können, neue Grundüberzeugungen zu gewinnen und damit letztendlich zufriedener und glücklicher zu sein. Anders als bei den Arbeitsblättern in den vorhergehenden Kapiteln müssen Sie die meisten Arbeitsblätter zum Thema Grundüberzeugungen (Arbeitsblätter 12.5 bis 12.9) über Wochen oder Monate ausfüllen, um ausreichend Fakten zu sammeln, die die neuen Überzeugungen stützen. Sie sollten keinesfalls alle Arbeitsblätter gleichzeitig bearbeiten. Widmen Sie sich einem Blatt für gewisse Zeit, schreiben Sie nieder, was Sie gelernt haben, und nehmen Sie sich dann die nächste Aufgabe vor. Eine Ausnahme davon stellen die Arbeitsblätter 12.6 und 12.7 dar, die sich gut ergänzen und gleichzeitig ausgefüllt werden sollten.

Da Sie mit den Aufgaben in diesem Kapitel mehrere Wochen beschäftigt sein werden, vergessen Sie nicht, jede oder jede zweite Woche den Stimmungs-Check (s. Kapitel 9.5, S. 158 ff.) durchzuführen, um auch hier Fortschritte feststellen zu können.

Vic: Positive Verhaltensänderungen auf einer Skala einstufen

Manchmal lassen sich unsere neuen Grundüberzeugungen schneller verstärken, wenn wir neue Verhaltensweisen einüben oder dementsprechende Veränderungen vornehmen. Beispielsweise wünschte sich Vic, davon überzeugt zu sein, dass er vollkommen akzeptabel sei, ungeachtet dessen, wie er etwas erledigte. Er stellte fest, dass er sich schlecht fühlte, wenn er bei etwas „versagte" oder eine Aufgabe nicht perfekt erledigt hatte. Allerdings sah er ein, dass er das Recht hatte, sich am Arbeitsplatz oder zu Hause akzeptiert zu fühlen, ohne alles perfekt machen zu müssen. Hingegen war er sich nicht so sicher, ob er nicht doch ein schlechtes Gewissen haben musste, wenn er Judy gegenüber einen Wutanfall bekam. Vic wollte sich eigentlich nicht so verhalten und er wusste, dass seine Aggression ein Problem war, denn seine Ausbrüche wirkten sich destruktiv auf seine Ehe und sein Selbstwertgefühl aus. Wenn er seinen Zorn zum Positiven wenden könnte, würde er sich selbst besser akzeptieren; daran glaubt er fest. Außerdem war er sich sicher, dass diese Veränderung seine Beziehung zu Judy verbessern würde, was ihm noch wichtiger war als alles andere.

Vic setzte sich das Ziel, sein Verhalten zu ändern, wenn er wütend war. Er wollte sich besser unter Kontrolle haben und Judy weder verbal noch durch sein Verhalten einschüchtern. Auseinandersetzungen mit seiner Frau wollte er lieber im respektvollen Dialog klären. Das bedeutete, dass er ihr mehr zuhören wollte, ohne Judy durch seine Äußerungen herabzusetzen. Sein Perfektionismus machte es jedoch erforderlich, dass er lernte, seinen Hang zur Wut mithilfe von Skalen zu relativieren. Sein

Therapeut zeigte Vic, wie er seine Wut am Arbeitsplatz und zu Hause mit der „Wut-Kontroll-Skala" einstufen konnte. Die folgende Skala zeigt die Einschätzung seiner Gefühle in einem Gespräch mit Judy.

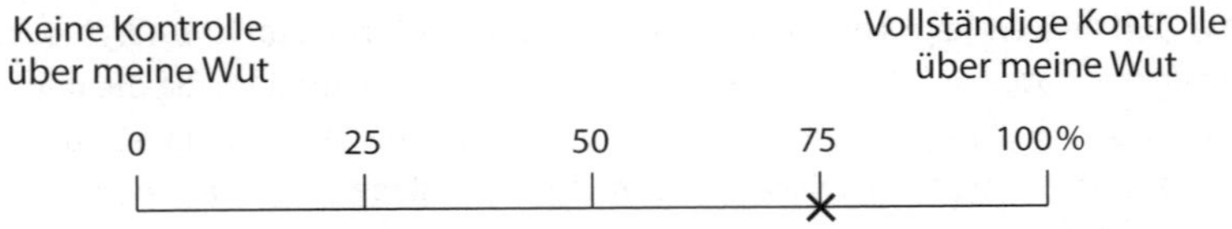

In dieser Auseinandersetzung regte sich Vic auf und wurde mehrere Male lauter, einmal schlug er sogar mit der Faust auf den Tisch. Aber weder kritisierte er Judy oder verließ das Haus noch verhielt er sich auf eine Art und Weise, die sie als bedrohlich wahrnahm. Er blieb beim Thema, und als er das Gefühl hatte, seine Wut geriet außer Kontrolle, nahm er sich ein dreiminütiges Time-out, um sich wieder zu beruhigen.

Bevor er gelernt hatte, seine Erfahrungen einzuschätzen, hätte Vic diese Auseinandersetzung als „Versagen" bezeichnet, weil er seine Wut nicht die ganze Zeit perfekt unter Kontrolle hatte. Diese Einstufung hätte ihn entmutigt und vielleicht noch hoffnungsloser gemacht, weil er fürchtete, seine Wut nie zu beherrschen. Der Einsatz dieser Skala veränderte seine Sichtweise. Durch sie erkannte er, dass er kein Verlierer (0 %) war, sondern stattdessen zu 75 % erfolgreich darin, sich zu kontrollieren. Obgleich er sehr wütend war, explodierte er nicht, zog sich weder zurück noch verletzte er Judy. Er hörte sich an, was sie zu sagen hatte, und sprach mit ihr darüber, was ihm wichtig war. Auch wenn er seinen Zorn aufsteigen spürte, war er nach einer kurzen Unterbrechung in der Lage, das Gespräch wieder aufzunehmen. Aus diesen Gründen sah Judy, dass er sich Mühe gab, obschon Vic seine Gefühle nicht vollständig unter Kontrolle hatte. Vic erkannte diesen Teilerfolg an, und ihm wurde bewusst, dass er Fortschritte machte. Er freute sich, dass ihm etwas gelang.

Vielleicht ist es auch für Sie hilfreich, Ihre Erfahrungen auf einer Skala einzustufen. Wenn Sie sich verändern möchten oder dazu tendieren, nicht ganz perfekte Ergebnisse als „Versagen" wahrzunehmen, sind Bewertungen nützlich. Schauen Sie, wie sich Ihre Wahrnehmung verändert, wenn Sie versuchen, sich auf die positiven Aspekte zu konzentrieren, anstatt ausschließlich das Negative zu sehen.

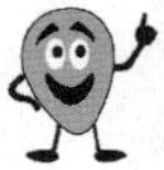

Zur Erinnerung

Nutzen Sie eine Skala, um Erlebnisse oder Erfahrungen einzustufen, die Sie tendenziell im Hinblick auf „alles oder nichts“ beziehungsweise „Erfolg oder Versagen“ einschätzen. Eine Skala ist auch nützlich, um Ihre Fortschritte bei der Veränderung Ihres Verhaltens oder Ihres Gemütszustands zu verfolgen. Achten Sie darauf, wie es sich anfühlt, sich das positive Ende der Skala anzuschauen. Versuchen Sie, Ihre Fortschritte anzuerkennen, die die Skala sichtbar macht.

ÜBUNG

Statt „Alles oder nichts“: Verhalten auf einer Skala einstufen

Notieren Sie in Arbeitsblatt 12.8 einige Verhaltensweisen, die zu Ihrer neuen Grundüberzeugung passen. Haben Sie sich beispielsweise vorgenommen, die Grundüberzeugung „Ich bin liebenswert“ zu entwickeln, können Sie Ihr Verhalten gegenüber anderen einschätzen. Lautet Ihre neue Grundüberzeugung „Ich werde geschätzt“, können Sie sich auf das Verhalten konzentrieren, das Ihrer Meinung nach für diese Haltung steht. Wählen Sie für diese Übung Verhaltensweisen aus, die Sie normalerweise im Sinne von alles oder nichts betrachten. Notieren Sie bei jeder Skala, die Situation und das Verhalten, um das es geht. Achten Sie darauf, wie es sich anfühlt, das eigene Verhalten auf dem Spektrum einer Skala einzustufen anstatt im Sinne von alles oder nichts. Nachdem Sie verschiedene Verhaltensweisen bewertet haben, fassen Sie am Ende der Seite zusammen, was Sie daraus gelernt haben. Vic zum Beispiel schrieb: „Ich werde als Person akzeptiert, auch wenn ich nur teilweise erfolgreich bin. Das sind Schritte in die richtige Richtung. Ich gebe mir Mühe, mich zum Positiven zu verändern, und allein das zeigt schon, dass ich akzeptabel bin, obwohl ich nicht ganz perfekt bin.“

ARBEITSBLATT 12.8 Verhalten auf einer Skala einstufen

Situation: einzustufendes Verhalten:

0 25 50 75 100%

Situation: einzustufendes Verhalten:

0 25 50 75 100%

Situation: einzustufendes Verhalten:

0 25 50 75 100%

Situation: einzustufendes Verhalten:

0 25 50 75 100%

Situation: einzustufendes Verhalten:

0 25 50 75 100%

Zusammenfassung: ______________________________

____

____

____

12.5 Grundüberzeugungen mittels Verhaltensexperimenten stärken

In Kapitel 11 haben Sie gelernt, wie man Verhaltensexperimente einsetzt, um zugrunde liegende Annahmen zu überprüfen. Solche Experimente können auch der Stärkung neuer Grundüberzeugungen dienen. Einfach nur über eine neue Überzeugung nachzudenken reicht nicht aus, um an sie zu glauben. Erst wenn wir angefangen haben, mit der Grundüberzeugung zusammenhängende Verhaltensweisen auszuprobieren, glauben wir wirklich an sie. Vic z.B. traute seiner neuen Grundüberzeugung, seine Wut kontrollieren zu können, erst in dem Moment, als er begann, mit Verhaltensweisen zu experimentieren, um die Kontrolle zu behalten.

Carla empfand sich als einen schrecklichen und unwichtigen Menschen. Sie glaubte, dass andere wichtiger seien als sie und tat daher immer alles, was ihr gesagt wurde. Sie ordnete ihre Bedürfnisse denen anderer Personen unter. Ebenso vermied sie Konflikte in ihren Beziehungen, denn sie fühlte sich schlecht, wenn andere mit ihr böse waren. Das passierte sehr häufig, denn wann immer ein Konflikt auftrat, glaubte Carla, es sei ihre Schuld, und fühlte sich schlecht. Beim Bearbeiten der Arbeitsblätter aus diesem Kapitel beschloss sie, drei neue Grundüberzeugungen zu entwickeln: „Auch meine Bedürfnisse sind wichtig“, „In Beziehungen sind Konflikte normal, denn verschiedene Menschen wollen unterschiedliche Dinge“ und „Wenn ich für meine Interessen einstehe und ich mein Unwohlsein in solchen Situationen ertrage, wird es mir auf lange Sicht besser gehen“. Carla beschloss, jeden Tag eines von mehreren Experimenten zu machen:

1. „Ich werde auf meine Bedürfnisse achten und für mich einstehen.“
2. „Wenn ich jemandem nicht zustimme, werde ich ihm meine Meinung darlegen. Ich werde mein Unwohlsein ertragen und, nur um einem Konflikt zu umgehen, keine Kompromisse machen.“
3. „Jeden Tag werde ich einige Zeit mit Dingen verbringen, die mir wichtig sind.“

Carla überlegte sich, was wohl bei diesen Experimenten bezüglich ihrer alten und neuen Grundüberzeugungen geschehen würde. Ihren alten Überzeugungen zufolge würden die Betreffenden ärgerlich sein oder sie kritisieren, wenn sie ihre Interessen durchsetzte. Sie würde sich dann noch schlimmer fühlen. Nach ihren neuen Grundüberzeugungen würde sie sich kurzfristig unwohl fühlen, aber auf lange Sicht besser damit fahren.

Da Carla sich Sorgen darüber machte, was wohl ihre engsten Freunde und ihre Familie dazu sagen würden, wenn sie sich derart veränderte, probierte sie die neuen Verhaltensweisen zunächst an Fremden aus. Es gab einige Dinge, die Carla überraschten, wenn sie wie geplant Verkäufern und neuen Bekanntschaften auf diese Art begegnete. Wenn sie ihre Meinung äußerte und klar sagte, was sie wollte, reagierten die anderen scheinbar gar nicht. Das lief ihrer Voraussage komplett zuwider. Einige Menschen reagierten sogar positiv und entgegneten etwa: „Oh, ich verstehe, was Sie meinen."

Aufgrund dieser ermutigenden ersten Ergebnisse fing Carla an, ähnliche Verhaltensexperimente mit ihren Verwandten und Freunden durchzuführen. In diesen Beziehungen erhielt sie positive oder neutrale Rückmeldungen, mit Ausnahme ihrer Schwestern, die sich sehr über sie aufregten, wenn sie ihren Willen durchsetzte. Als sie weiterhin auf ihrem Standpunkt beharrte, stellte Carla überrascht fest, dass, obgleich sie sich zunächst unwohl mit der Situation fühlte, es ihr ein wenig besser ging, obwohl die Auseinandersetzung andauerte. Ihr wurde allmählich klar, dass es in Ordnung war, seine Wünsche zu äußern, ob nun die ganze Familie damit einverstanden war oder nicht. Darüber hinaus stellte sie fest, dass sie akzeptiert wurde und dass es wichtig war, ihre Bedürfnisse zu äußern, selbst wenn ihr einige Familienmitglieder nicht zustimmten.

Als Carla ihre Experimente reflektierte, stellte sie fest, dass ihre Schwestern immer davon ausgingen, dass sie sich nach ihnen richtete. Wenn das nicht der Fall war, reagierten sie auf negative Weise. Daher beschloss Carla, mit ihnen zu reden, um ihnen zu erläutern, dass es ihr darum ging, ihre eigenen Bedürfnisse und Wünsche unverblümter auszudrücken. Es dauerte eine Weile, aber mit der Zeit veränderte sich Carlas Rolle in ihrer Familie. Da sie häufiger ihre Meinung offen äußerte, stellte sie fest, dass die anderen durchaus zu Kompromissen bereit waren und Meinungsverschiedenheiten aus dem Weg räumten, indem die Wünsche beider Seiten berücksichtigt wurden.

Während dieser Experimente musste Carla es ertragen, sich unwohl zu fühlen, insbesondere in der ersten Zeit. Sie war positiv überrascht, dass dieses Unbehagen nicht anhielt und mit der Anzahl der Experimente nachließ. Durch diese Versuche wuchs ihr Vertrauen, dass Menschen ihr zuhörten und ihre Wünsche berücksichtigten. Gingen andere nicht auf ihre Anliegen ein, war Carla in der Lage zu verstehen, dass eine andere Meinung nicht gleichbedeutend damit ist, den anderen als unwichtig zu erachten. Sie verstand, dass Konflikte in Beziehungen normal sind, denn auch Menschen, die sich lieben, haben häufig unterschiedliche Wünsche.

ÜBUNG

Verhaltensexperimente zur Stärkung neuer Grundüberzeugungen

Dies ist vielleicht der richtige Zeitpunkt, um ein paar Verhaltensexperimente durchzuführen, um einige Ihrer neuen Grundüberzeugungen zu stärken. Nutzen Sie Arbeitsblatt 12.9, um folgende Aufgaben zu machen:

1. Notieren Sie zwei oder drei neue Verhaltensweisen, die zu Ihrer neuen Grundüberzeugung passen. Wahrscheinlich fällt Ihnen das nicht so leicht oder Sie sind dabei ein bisschen unsicher. Das ist aber nur ein Zeichen dafür, dass Sie auf dem richtigen Weg sind.
2. Treffen Sie Vorhersagen, was passieren wird, die auf ihren alten und den neuen Grundüberzeugungen basieren.
3. Probieren Sie wenn möglich diese neuen Verhaltensweisen zuerst bei Fremden (z. B. Verkäufern, Leuten auf der Straße etc.) aus. Das ist sinnvoll, weil Fremde von Ihnen keine besondere Verhaltensweise erwarten.
4. Sobald Sie diese Experimente einige Male bei Fremden ausprobiert haben, wenden Sie sie bei Ihnen bekannten Menschen an. Wo angemessen, können Sie Ihren Verwandten und Freunden davon erzählen, dass Sie neue Verhaltensweisen ausprobieren möchten und warum Ihnen das wichtig ist.
5. Schreiben Sie die Ergebnisse der Experimente auf und was Sie aus ihnen gelernt haben, besonders hinsichtlich Ihrer neuen Grundüberzeugungen und Ihrer Vorhersagen (s. 2.). Stützen Ihre Verhaltensweisen und deren Resultate wenigstens teilweise Ihre neuen Grundüberzeugungen?

ARBEITSBLATT 12.9

Verhaltensexperimente zur Stärkung neuer Grundüberzeugungen

Notieren Sie hier die Grundüberzeugung(en), die Sie stärken möchten: ______________________

____

Listen Sie zwei oder drei neue Verhaltensweisen auf, die zu Ihrer neuen Grundüberzeugung passen. Das können diejenigen sein, die Sie hätten, wenn sie Ihrer neuen Grundüberzeugung vollkommen sicher wären, oder Dinge, vor denen Sie sich scheuen und die Sie dennoch gerne umsetzen würden, um Ihre Überzeugung zu stärken:

____

____

Treffen Sie auf der Basis Ihrer alten und neuen Grundüberzeugungen Vorhersagen, was passieren wird:

Vorhersage auf Grundlage meiner alten Grundüberzeugungen:

____

____

Vorhersage auf Grundlage meiner neuen Grundüberzeugungen:

____

____

Versuchsergebnis mit Fremden (notieren Sie hier, wie Sie sich verhalten haben, wem gegenüber und was geschah):

Versuchsergebnis mit Bekannten (notieren Sie hier, wie Sie sich verhalten haben, wem gegenüber und was geschah):

Was habe ich gelernt (Stützen die Ergebnisse meine neuen Grundüberzeugungen, und sei es auch nur teilweise?):

Diese weiteren Experimente möchte ich machen:

12.6 Dankbarkeit

Bisher haben Sie in diesem Kapitel geübt, neue Grundüberzeugungen zu entwickeln und zu bekräftigen. Vielleicht erinnern Sie sich: Grundüberzeugungen kommen immer „paarweise“ daher, sind positiv wie negativ und werden je nach Situation aktiviert. Sie stellen sich dann u. U. die Frage, ob es nicht möglich sei, die eigenen Gedanken so zu beeinflussen, dass mehr positive Grundüberzeugungen und mehr positive Gefühle als negative aktiviert werden. Dieses Ziel lässt sich erreichen, indem man mehr Dankbarkeit spürt. Durch diesen Ansatz lassen sich positive Grundüberzeugungen und Stimmungen stärken.

Zahlreiche aktuelle Studien belegen, dass eine dankbare Haltung zu größerer Zufriedenheit, zur Verbesserung verschiedener Gefühlszustände und sogar zu besserer Gesundheit führen kann.

Interessanterweise spielt Dankbarkeit in jeder großen Religion eine wichtige Rolle. Dankbarkeit scheint ein universeller Wert zu sein, der in jeder Kultur und in allen Zeiten wichtig gewesen ist. Was sie ausmacht, ist, mit einem Gefühl des Dankes erfüllt zu sein für Erfahrungen, persönliche Eigenschaften, Eigenschaften anderer Menschen und der Welt an sich. Erkennen wir Dinge, für die wir dankbar sind, steigt die Wahrscheinlichkeit, dass unsere positiven Grundüberzeugungen aktiviert und gestärkt werden. Daher können wir eines tun, um unsere Stimmungen zu verbessern: regelmäßig Empfindungen von Dankbarkeit nachspüren. Dankbarkeit stellt einen Weg dar, positive Erfahrungen zu machen und sich an sie zu erinnern. Folgen wir diesem Weg und kultivieren wir diese Denkweise, bekommen wir Zugang zu der besseren Hälfte unseres Wesens und dürfen häufiger positive Gefühle erleben.

Häufig wird eine Perspektivveränderung vom Negativen zum Positiven dadurch ausgelöst, dass wir uns auf etwas konzentrieren, das wir schätzen. Beispielsweise hat sich Louisa mit einer Freundin zum Mittagessen verabredet. Leider ist ihr Essen nicht ganz heiß und auch der Geschmack lässt ein wenig zu wünschen übrig. Würde sie sich allein darauf konzentrieren, würde sich ihre Laune vermutlich verschlechtern. Jedoch ist Louisa dankbar dafür, dass jemand ihre Mahlzeit gekocht hat, dass das Essen im Großen und Ganzen in Ordnung ist, sie Zeit mit ihrer Freundin verbringt und die beiden ein angeregtes Gespräch führen. Durch diese Gedanken wird Louisa wahrscheinlich eher positive Gefühle haben.

Dankbarkeit ist nicht damit gleichzusetzen, negative Dinge zu ignorieren. Louisa könnte den Kellner bitten, das Gericht nochmals zu erwärmen oder ihr etwas anderes zu bringen. Doch sie entscheidet sich dagegen und begegnet diesen und anderen negativen Erlebnissen in ihrem Leben mit Dankbarkeit, indem sie sie akzeptiert und darüber hinaus aktiv nach positiven Qualitäten sucht, die sie wertschätzen kann.

Die Arbeitsblätter in diesem Abschnitt unterstützen Sie dabei, Dankbarkeit in Ihrem Leben zu entwickeln und regelmäßig zu spüren. Bei einigen Menschen machen sich die Auswirkungen dieser Übung umgehend bemerkbar, bei anderen kann es einige Wochen und viele ausgefüllte Arbeitsblätter dauern, bis sich die ersten Effekte zeigen. Empfinden Sie diese Übung als hilfreich, können Sie sie zu einer Gewohnheit machen, die Sie ihr Leben lang begleitet.

ÜBUNG

Ein Dankbarkeitstagebuch führen

Nehmen Sie sich in den kommenden sechs Wochen jede Woche fünf Minuten Zeit, um Ihre Aufmerksamkeit auf die Dinge zu lenken, für die Sie Dankbarkeit empfinden. Das können kleine Dinge sein, wenn Sie beispielsweise die Kraft spüren, die Sie in den Armen haben, die Wärme der Sonnenstrahlen oder auch größere Dinge, wie die Liebe Ihrer Kinder oder die Freude darüber, dass eine gute Regierung gewählt wurde. Notieren Sie diese Themen in den Arbeitsblättern 12.10, 12.11 und 12.12. Da Sie diese Übung nur einmal in der Woche durchführen, ist es vielleicht sinnvoll, sich diesen Termin im Kalender einzutragen. Sollte der Platz auf den Arbeitsblättern nicht ausreichen, nehmen Sie zusätzliche Blätter zur Hand oder nutzen einen Computer.

Als Beispiel führen wir hier auf, was Louisa in ihrem Dankbarkeitstagebuch notiert hat:

> Ich wohne in einer sicheren Gegend. Ich schätze es, dass die Nachbarn mich kennen und mir zuwinken, wenn wir uns begegnen. Ich habe Freude daran, den Kindern beim Spielen zuzusehen und wenn sie lachen. (Umwelt)
>
> Ich freue mich darüber, mit meinem Hund spazieren zu gehen. Sie ist immer ganz aufgeregt, wenn ich die Leine hole. Nach einem schweren Tag hilft mir der Gedanke, dass sie sich freut, wenn ich nach Hause komme. Sie schmust mit mir auf dem Sofa und es ist schön, sie zu streicheln. (Andere)
>
> Ich habe mir Zeit genommen, um meinem älteren Nachbarn zu helfen. Er war gerade dabei, einige Büsche zu stutzen und kam nicht an die längeren Äste heran. Ich finde es wichtig, anderen zu helfen, und es fühlte sich gut an, etwas Nettes zu tun, ohne etwas dafür als Gegenleistung zu verlangen. Es machte mir sogar Spaß. Außerdem freute es mich zu sehen, dass sich seine Laune verbesserte, weil ich da war. Während wir gemeinsam arbeiteten hatten wir einen netten Plausch. (Ich)

Die Kategorien in den Arbeitsblättern 12.10 bis 12.12 helfen Ihnen beim Ausfüllen. Es geht darum, darüber nachzudenken, wie Sie Dankbarkeit in drei verschiedenen Bereichen empfinden: Umwelt, andere Menschen und Sie selbst. Achten Sie auf die Dinge, für die Sie dankbar sind, schauen Sie sich nochmals an, was Sie bereits geschrieben haben, und fügen Sie jede Woche neue Punkte hinzu.

Wie Louisas Beispiel oben zeigt, ist es sinnvoller, eingehender über einige wenige Dinge zu schreiben, als eine lange Liste aufzustellen. Versuchen Sie daher, jede Woche eine Begebenheit detaillierter zu beschreiben, auch wenn es nur ein Punkt pro Arbeitsblatt ist. Ebenso können Sie mehrere Dinge in einem oder zwei Arbeitsblättern aufführen – das variiert vielleicht von Woche zu Woche und ist vollkommen in Ordnung.

Denken Sie daran, diese Arbeitsblätter (12.10, 12.11 und 12.12) über einen Zeitraum von mindestens sechs Wochen auszufüllen. Danach beantworten Sie die Fragen auf Arbeitsblatt 12.13.

ARBEITSBLATT 12.10

Wofür bin in dankbar, in meinem Umfeld, in meinem Leben?

Dinge in meiner Umwelt und meinem Leben, für die ich dankbar bin und die ich wertschätze:

1. ____________________
2. ____________________
3. ____________________
4. ____________________
5. ____________________
6. ____________________
7. ____________________
8. ____________________
9. ____________________
10. ____________________
11. ____________________
12. ____________________
13. ____________________
14. ____________________
15. ____________________
16. ____________________
17. ____________________
18. ____________________
19. ____________________
20. ____________________

ARBEITSBLATT 12.11

Wofür bin ich anderen dankbar?

Dinge, die mit anderen Menschen zu tun haben (Familie, Freunde, Kollegen, Haustiere etc.), für die ich dankbar bin und die ich wertschätze:

1. __________
2. __________
3. __________
4. __________
5. __________
6. __________
7. __________
8. __________
9. __________
10. __________
11. __________
12. __________
13. __________
14. __________
15. __________
16. __________
17. __________
18. __________
19. __________
20. __________

ARBEITSBLATT 12.12

Wofür bin ich mir selbst dankbar?

Dinge, die mit mir zu tun haben (Charaktereigenschaften, Stärken, Werte, gute Taten etc.), für die ich dankbar bin und die ich wertschätze:

1. ______________________________
2. ______________________________
3. ______________________________
4. ______________________________
5. ______________________________
6. ______________________________
7. ______________________________
8. ______________________________
9. ______________________________
10. ______________________________
11. ______________________________
12. ______________________________
13. ______________________________
14. ______________________________
15. ______________________________
16. ______________________________
17. ______________________________
18. ______________________________
19. ______________________________
20. ______________________________

ARBEITSBLATT 12.13

Was habe ich aus meinem Dankbarkeitstagebuch gelernt?

1. Haben diese Aufzeichnungen die Art und Weise verändert, wie ich mein Leben, andere Menschen oder mich selbst betrachte? Wenn ja, wie?

2. Hatte das Auswirkungen auf meine Gefühle? Wenn ja, welche?

3. Hat es sich positiv ausgewirkt, das Geschriebene nochmals durchzulesen, auch wenn ich in der betreffenden Woche nicht viel hinzugefügt habe?

4. Ist es mit der Zeit leichter gefallen, Dinge zu bemerken, für die ich dankbar bin?

5. Inwieweit wirkte sich dieses Dankbarkeitstagebuch im Lauf der Woche darauf aus, mich für Dankbarkeit zu sensibilisieren?

6. Währten die Effekte länger, je länger ich das Protokoll führte?

7. Hat mich das Protokoll bei der Stärkung meiner neuen Grundüberzeugungen beeinflusst? Wenn ja, wie?

8. Ist es für mich sinnvoll, weiterhin Dankbarkeit zu üben? Wenn ja, wie und warum?

Wenn Sie feststellen, dass Ihnen das Dankbarkeitstagebuch hilft, positive Gefühle zu stärken, können Sie es auch über die veranschlagten sechs Wochen hinaus weiterführen. Der Vorteil der schriftlichen Form besteht darin, dass Sie jederzeit nachlesen und reflektieren können, was Sie geschrieben haben. Das hilft Ihnen an Tagen, an denen es Ihnen nicht so gut geht. Anderen reicht es vollkommen, einfach darüber nachzudenken, was sie mit einem Gefühl der Dankbarkeit erfüllt, und sollte das auch auf Sie zutreffen, ist das ebenso in Ordnung.

12.7 Dankbarkeit anderen gegenüber

Den meisten Menschen hilft es, ein Dankbarkeitstagebuch zu führen. Sich bewusst zu machen, wofür wir in unserem Leben dankbar sein können, ist ein wichtiger Schritt. Die Wirkung von Dankbarkeit kann noch stärker sein, wenn man sie anderen gegenüber ausdrückt. Das birgt viele Vorteile: Zunächst verlängert sich der Moment, in dem wir Dankbarkeit spüren, und wir haben so mehr Zeit, uns auf sie zu konzentrieren. Wenn wir zweitens über Dinge sprechen, die uns mit Dankbarkeit erfüllen, erzählen uns die anderen vielleicht von den Aspekten, für die sie dankbar sind. Dies kann zu positiveren Gesprächen führen, die dazu beitragen, dass sich unsere Stimmung verbessert. Drittens kann es unser Erlebnis von Dankbarkeit intensivieren und unsere Beziehungen verbessern, wenn wir Menschen direkt für etwas danken, was sie getan haben, oder dafür, dass sie einfach da sind. Positive Beziehungen zu anderen Menschen sind ein weiterer Weg, glücklicher zu sein. Allgemein führt das Ausdrücken von Dankbarkeit zu einem positiveren Gemütszustand.

ÜBUNG

Dankbarkeit anderen gegenüber ausdrücken

Schauen Sie, während Sie weiter Ihr Dankbarkeitstagebuch führen, was Sie bisher aufgeschrieben haben, und was Sie davon anderen Menschen mitteilen können. Es gibt zwei verschiedene Arten von Dankbarkeit, die Sie anderen (sogar Fremden) gegenüber formulieren können: Sie können erstens ausdrücken, wofür Sie in Ihrer Umwelt und in Ihrem Leben dankbar sind (s. Arbeitsblatt 12.10), beispielsweise: „Ich bin so froh, dass wir hier so gutes Wetter haben, während woanders diese schweren Stürme wüten.“ Zweitens können Sie sich noch einmal Arbeitsblatt 12.11 über andere anschauen und jemanden auswählen, den Sie dort genannt haben. Sprechen Sie entweder direkt mit dieser Person oder schreiben ihr einen Brief bzw. eine E-Mail, um Ihre Dankbarkeit auszudrücken. Nehmen Sie sich ein wenig Zeit, um darüber nachzudenken, wie diese Person Ihr Leben bereichert hat. Sie können Ihre Wertschätzung auch schriftlich formulieren und dann erst entscheiden, ob Sie den Brief abschicken oder nicht.

Entscheiden Sie sich dafür, einem Menschen Ihre Dankbarkeit zu zeigen, gibt es viele Möglichkeiten, dies zu tun: entweder in einem persönlichen Gespräch, am Telefon oder schriftlich. Sie könnten die betreffende Person sogar besuchen, ihr vorlesen, was Sie geschrieben haben, oder direkt an Ort und Stelle Ihre Dankbarkeit formulieren.

Schreiben Sie auf, welchen Personen gegenüber Sie Ihre Dankbarkeit ausgedrückt haben, und was danach geschah. Zur Illustration folgen nun einige Beispiele von Louisa.

> *Ich bedankte mich bei der Verkäuferin dafür, dass sie mir half, das richtige Shampoo zu finden.*
>
> Was passierte dann?
> *Sie schien sich wirklich darüber zu freuen, dass ich ihre Hilfe wertgeschätzt habe. Ich fühlte mich gut, weil ich sie mit solch einer Kleinigkeit aufheitern konnte.*
>
> *In der Mittagspause erwähnte ich, dass ich mich über das gute Wetter freue.*
>
> Was passierte dann?
> *Dann fingen alle an, darüber zu sprechen, was sie Schönes am Wochenende vorhatten. Das Gespräch verlief positiver, als es sonst in unserer Mittagspause üblich ist.*
>
> *Ich schrieb meiner alten Klavierlehrerin einen Brief. Ich beschrieb, wie gern ich immer noch Klavier spiele, und dankte ihr für ihre Geduld und Freundlichkeit.*
>
> Was passierte dann?
> *Während ich den Brief schrieb, stiegen in mir positive Gefühle auf. Ich habe noch nichts von ihr gehört, aber ich glaube, dass sie sich darüber freuen wird, wenn sie diesen unerwarteten Brief bekommt.*

In Arbeitsblatt 12.14 können Sie niederschreiben, wie Sie Ihre Dankbarkeit ausdrücken und was dann geschieht. Achten Sie darauf, jede Veränderung Ihrer Stimmung oder den Einfluss auf andere Menschen bzw. Ihre Beziehungen zu notieren. Manchmal zeigen sich die Auswirkungen unmittelbar, manchmal erst nach einiger Zeit.

ARBEITSBLATT 12.14 Dankbarkeit ausdrücken

1. Wem gegenüber habe ich Dankbarkeit ausgedrückt? ______________________

   Das habe ich gesagt oder geschrieben: ______________________

   ____

   Was passierte dann? ______________________

   ____

2. Wem gegenüber habe ich Dankbarkeit ausgedrückt? ______________________

   Das habe ich gesagt oder geschrieben: ______________________

   ____

   Was passierte dann? ______________________

   ____

3. Wem gegenüber habe ich Dankbarkeit ausgedrückt? ______________________

   Das habe ich gesagt oder geschrieben: ______________________

   ____

   Was passierte dann? ______________________

   ____

4. Wem gegenüber habe ich Dankbarkeit ausgedrückt? ______________________

   Das habe ich gesagt oder geschrieben: ______________________

   ____

   Was passierte dann? ______________________

   ____

5. Wem gegenüber habe ich Dankbarkeit ausgedrückt? ______________________

   Das habe ich gesagt oder geschrieben: ______________________

   ____

   Was passierte dann? ______________________

   ____

12.8 Freundlichkeit / Gutes tun

Abgesehen davon, für die guten Aspekte in unserem Leben dankbar zu sein, kann man die neuen positiven Grundüberzeugungen aktivieren und verstärken, indem man anderen etwas Gutes tut. Sind wir anderen gegenüber liebenswürdig, führt das häufig zu einer Verbesserung der Stimmung und größerer Zufriedenheit. Teilnehmer einer Studie sollten über vier Wochen anderen Menschen jeden Tag eine Freundlichkeit erweisen. Sie fühlten sich insgesamt besser und waren auch zufriedener mit ihren Beziehungen. Zu den Freundlichkeiten, die zu dieser Stimmungsverbesserung führten, gehörten, jemandem die Tür öffnen, einen Freund zum Mittagessen einladen, einem Fremden zulächeln, jemanden in der Schlage vorlassen, einen kranken Freund besuchen, ein Kompliment machen oder Nachbarn beim Einkaufen oder bei Reparaturen helfen. Wenn wir anderen Gutes tun, fühlen auch wir uns meistens mit der Zeit besser, haben positive Beziehungen zu anderen Menschen und sind glücklicher.

Christine führte ein kleines Freundlichkeiten-Experiment durch. Als sie das erste Mal in einer neuen Postfiliale in der Schlange warten musste, fiel ihr auf, dass alle Kunden mürrisch und gereizt wirkten. Sie nahm sich vor, dort jedes Mal Menschen anzulächeln, die Angestellten nett zu begrüßen und andere Wartende in ein kleines Gespräch zu verwickeln. Nach einigen Wochen stellte Christine fest, dass sie von den Beamten mit einem herzlichen Lächeln begrüßt wurde. Diese Wärme bezog auch die anderen Kunden mit ein. Mit der Zeit verbesserte sich die Stimmung in der Filiale, die Atmosphäre war freundlich und es wurde mehr gelächelt. Christines Erfahrungen illustrieren einen wichtigen Gedanken: Erweist man anderen Menschen eine Freundlichkeit, wirkt sich das nicht nur positiv auf deren Stimmung aus sondern auch auf die eigene. Dort, wo wir uns gerade aufhalten, kann ein freundliches Verhalten die Laune bessern und zu positiveren Beziehungen mit anderen führen.

ÜBUNG

Freundlichkeit erweisen

Planen Sie in den nächsten Wochen, regelmäßig jemandem eine Freundlichkeit zu erweisen. Das können kleine Dinge sein, mit denen Sie Ihrer Familie, Freunden, Kollegen, Fremden oder sogar Tieren eine Freude machen. Was genau Sie getan haben, notieren Sie in Arbeitsblatt 12.15. Nach einigen Wochen vermerken Sie unten auf dem Blatt, was Ihnen hinsichtlich Ihrer Gefühle und Beziehungen aufgefallen ist. Achten Sie außerdem darauf, ob die positiven Grundüberzeugungen, die Sie über sich, über andere und die Umwelt haben, durch diese netten Kleinigkeiten aktiviert worden sind.

ARBEITSBLATT 12.15 Freundlichkeit erweisen

Welche Freundlichkeiten habe ich anderen erwiesen? Was habe ich Ihnen Gutes getan?

1. ______	12. ______
2. ______	13. ______
3. ______	14. ______
4. ______	15. ______
5. ______	16. ______
6. ______	17. ______
7. ______	18. ______
8. ______	19. ______
9. ______	20. ______
10. ______	21. ______
11. ______	22. ______

Wie beeinflussten diese freundlichen Handlungen meine (negativen wie positiven) Gefühle?

Wie beeinflussten diese Freundlichkeiten meine Beziehungen?

Welche meiner Grundüberzeugungen (über mich, andere oder die Umwelt) wurden aktiviert?

Die Lernerfolge in diesem Kapitel bilden die Grundlage für weitere neue positive Grundüberzeugungen. Sie sorgen dafür, dass Sie glücklicher sind, und je stärker sie werden, desto weniger negative automatische Gedanken werden Sie haben. Jedoch kann es immer passieren, dass Sie Phasen erleben, in denen Sie depressiv, ängstlich oder aggressiv sind oder unter negativen Stimmungen leiden. Während dieser schwierigen Phasen können negative Gedanken und negative Grundüberzeugungen wieder aufkommen. Bei diesen Gelegenheiten ist es hilfreich, sich noch einmal die Arbeitsblätter anzuschauen, die Sie bereits ausgefüllt haben. Insbesondere die Arbeitsblätter zu neuen positiven Grundüberzeugungen und deren Einstufung (Arbeitsblätter 12.6 und 12.7), Ihr Dankbarkeitstagebuch (Arbeitsblätter 12.10 bis 12.12) sowie die Protokolle, wie Sie Ihre Dankbarkeit zum Ausdruck gebracht und anderen Freundlichkeiten erwiesen haben (Arbeitsblätter 12.14 und 12.15), eignen sich dafür. In schwierigen Phasen kann es außerdem helfen, sich Übungen noch einmal vorzunehmen, die sich in der Vergangenheit als hilfreich erwiesen haben. Noch besser wäre es, wenn es Ihnen gelänge, einige dieser nützlichen Übungen in Ihren Alltag zu integrieren. Mit der Zeit verwandeln sie sich möglicherweise in Angewohnheiten. Vielleicht stellen Sie dann fest, dass sie automatisch positive Erfahrungen sammeln, Dankbarkeit spüren und ausdrücken und Gelegenheiten ergreifen, anderen etwas Gutes zu tun.

Stimmungsbarometer

Nutzen Sie dieselben Arbeitsblätter wie zuvor, um Ihre Gefühle zu einzuschätzen:

- **Depression / Traurigkeit:** *Gedanken-verändern-Gefühle*-Bestandsaufnahme für Depression
  Arbeitsblatt 13.1 auf Seite 252 und Arbeitsblatt 13.2 auf Seite 253
- **Angstzustände / Nervosität:** *Gedanken-verändern-Gefühle*-Bestandsaufnahme für Angst
  Arbeitsblatt 14.1 auf Seite 283 und Arbeitsblatt 14.2 auf Seite 284
- **Andere Gefühle / Zufriedenheit:** Die Intensität meiner Gefühle einschätzen und beobachten
  Arbeitsblatt 15.1 auf Seite 322 f. und Arbeitsblatt 15.2 auf Seite 324

Dabei ist es besonders wichtig, Ihre Zufriedenheit einzustufen, denn zahlreiche Übungen in diesem Kapitel werden hier Wirkung zeigen.

Wie geht es weiter?

Da es verschiedene Möglichkeiten gibt, die Reihenfolge der Kapitel von *Gedanken verändern Gefühle* zu variieren, haben Sie, wenn Sie dieses Kapitel abschließen, vielleicht schon das gesamte Buch durchgelesen. Haben Sie Ihre Ziele erreicht und geht es Ihnen nun besser, ist das ein guter Zeitpunkt, jetzt Kapitel 16 zu lesen, wo es darum geht, Ihre Erfolge zu bewahren und zu noch größerer Freude zu gelangen.

Vielleicht haben Sie sich bislang mit einem einzelnen Gefühl beschäftigt, doch andere Stimmungen machen Ihnen auch noch Probleme. Dann schauen Sie sich noch einmal die entsprechenden Kapitel an (Kapitel 13 über Depression, Kapitel 14 über Angst und Kapitel 15 über Wut, Schuld und Scham). In diesen Kapiteln zeigen wir Ihnen die Fertigkeiten, die für das jeweilige Gefühl am hilfreichsten sind.

Auch wenn sich Ihr Gemütszustand bereits verbessert hat, Sie aber die übrigen Kapitel in *Gedanken verändern Gefühle* noch nicht gelesen haben, bietet es sich jetzt an, das zu tun.

Zusammenfassung

- Wenn Ihnen Ihre Gefühle immer noch Schwierigkeiten bereiten, nachdem Sie mit Gedankenprotokollen (Kapitel 6 bis 9), Maßnahmenplänen (Kapitel 10) und Verhaltensexperimenten (Kapitel 11) gearbeitet haben, müssen Sie vielleicht noch einmal Ihre Grundüberzeugungen identifizieren und sich mit ihnen auseinandersetzen.
- Grundüberzeugungen sind Alles-oder-nichts-Aussagen über uns, andere Menschen oder die Welt.
- Grundüberzeugungen stellen die Wurzeln unserer zugrunde liegenden Annahmen und automatischen Gedanken dar.
- Grundüberzeugungen sind entweder positiv oder negativ. Sind bei uns vorwiegend negative Grundüberzeugungen aktiv, ist es sinnvoll, neue positive Überzeugungen zu entwickeln und zu stärken.
- Grundüberzeugungen erkennt man entweder mittels der Pfeil-abwärts-Technik oder indem man Sätze bildet wie „Ich bin ...", „Andere Menschen sind ..." oder „Die Welt ist ...".
- Neue positive Grundüberzeugungen können verstärkt werden, indem man Erlebnisse dokumentiert, die mit ihnen übereinstimmen, das Vertrauen in Verhaltensweisen bewertet, die mit den neuen Überzeugungen verknüpft sind, und Verhaltensexperimente durchführt, um diese Überzeugung zu überprüfen.
- Grundüberzeugungen verändern sich nach und nach, doch mit der Zeit werden sie stärker und verlässlicher und üben einen großen Einfluss darauf aus, wie wir denken, uns verhalten und fühlen.

- Indem wir ein Dankbarkeitstagebuch führen und anderen gegenüber unsere Dankbarkeit ausdrücken, lassen sich unsere Grundüberzeugungen stärken und wir können mehr Zufriedenheit erreichen.
- Jemandem gegenüber freundlich sein / ihm etwas Gutes tun kann unsere Zufriedenheit und unsere Beziehungen verbessern.

13. Depressionen verstehen

Wenn Sie die Lektüre von *Gedanken verändern Gefühle* mit diesem Kapitel beginnen, liegt es vermutlich daran, dass Sie unter Depressionen leiden. Sie lernen die Geschichten von Ben, Vic und Marissa kennen und wie sie lernen, mit ihrer Depression umzugehen. Ihre Depressionen haben alle unterschiedliche Ursachen.

Sein Leben lang kannte Ben keine ernsthaften depressiven Gefühle. Bei ihm begann die Depression in dem Jahr, in dem einer seiner besten Freunde verstarb und bei seiner Frau Krebs diagnostiziert wurde. Obgleich die Behandlung bei Sylvie gut anschlug und sie vollkommen genas, sah Ben für die Zukunft schwarz und begann immer mehr, über sich und sein Leben nachzugrübeln. Mit der Zeit verlor er den Appetit, hörte auf, sich mit Dingen zu beschäftigen, die ihm Freude machten, und an manchen Tagen fiel es ihm schwer, überhaupt aufzustehen. Bens Depression fing langsam an und wurde schließlich so stark, dass jeder seiner Tage überschattet war.

Im Gegensatz dazu kannte Vic schon seit seiner Kindheit das Gefühl, wertlos zu sein und nur ein geringes Selbstwertgefühl zu haben. Die meiste Zeit seines Lebens litt er unter Alkoholismus, dennoch war es ihm mithilfe der AA und seiner Frau gelungen, in den letzten Jahren über recht lange Zeiträume trocken zu bleiben. Die Depression lähmte Vic nie vollständig, sondern war immer unterschwellig vorhanden. Meistens litt er unter Selbstzweifeln und dem Gefühl, unzureichend zu sein.

Marissa hingegen kannte schwere Depressionen schon lange. Als kleines Mädchen war sie von ihrem Vater sexuell missbraucht und später von ihren beiden Ehemännern misshandelt worden. Wurde die Depression sehr stark, kämpfte sie mit dem Impuls, sich selbst zu verletzen, und bereits zweimal hatte sie versucht, sich das Leben zu nehmen. Schon sehr früh lernte Marissa, sich selbst in einem negativen Licht zu sehen. Ihre Depression war in ihrem Leben ein echter Störfaktor, denn es fiel ihr beispielsweise sehr schwer, sich bei der Arbeit zu konzentrieren. Manchmal ging es ihr so schlecht, dass sie zu spät kam und sie Mühe hatte, ihre Aufgaben zu erledigen. Das hatte zur Folge, dass sie Gefahr lief, ihren Job zu verlieren.

Wie man an diesen drei Betroffenen sieht, kann eine Depression verschiedene Gesichter haben: Sie kann schnell oder langsam beginnen, leicht oder schwer sein, einmal auftreten oder sich durch das Leben hindurchziehen. Vielleicht ist sie auch immer im Hintergrund präsent. Wie sieht die Depression bei Ihnen aus?

Begann sie plötzlich und heftig oder wurde sie mit der Zeit stärker?

____

Beeinträchtigt sie Ihr Leben leicht, mittel oder deutlich?

____

Ist es das erste Mal, dass Sie unter diesen Gefühlen leiden? Oder kennen Sie das Gefühl von früher bzw. haben Sie Ihr Leben lang unter Depressionen gelitten?

____

Wie auch immer Ihre Antworten auf die Fragen lauten, hilft Ihnen dieses Kapitel, Ihre Depression zu verstehen und die ersten Schritte zu unternehmen, damit es Ihnen besser geht.

13.1 Symptome erkennen und einstufen

Obwohl Emotionen unser Leben im Allgemeinen bereichern, können sie störend sein, wenn sie zu stark sind. Wenn wir über etwas traurig sind, erkennen wir daran, was uns wichtig ist und was unserem Leben Sinn gibt. Zerbricht zum Beispiel die Beziehung zu jemandem, den wir lieben, sind wir normalerweise traurig. Diese Traurigkeit hilft uns zu begreifen, wie wichtig uns diese Person war und wie sehr wir gehofft haben, die Beziehung weiterzuführen. Diese Emotionen regen uns dazu an, darüber nachzudenken, was nicht funktioniert hat und was wir das nächste Mal besser machen können, damit die Verbindung hält. Entwickelt sich jedoch die Traurigkeit nach einer Trennung zu einer Depression, fangen wir an, uns für nicht liebenswert zu halten, und verlieren die Hoffnung, dass uns je jemand wieder lieben wird. Vielleicht kommen wir nicht mehr aus dem Bett und vermeiden Kontakt mit anderen Menschen. Im ärgsten Fall können unsere Emotionen unser Leben intensiv beeinträchtigen und die Dinge tatsächlich verschlimmern.

Jeder erlebt seine Depression individuell unterschiedlich. Daher besteht der erste Schritt zum Verständnis der eigenen Depression darin, die Häufigkeit bestimmter Symptome, die für eine Depression typisch sind, zu bewerten. Viele Leser sind erstaunt, dass all diese verschiedenen Erfahrungen eine Depression ausmachen können. Wenn sie nur leicht depressiv sind, erleben Betroffene nur einige dieser Symptome und das nur gelegentlich. Verschlimmert sich die Depression allerdings, ist es nicht ungewöhnlich, jeden Tag unter vielen dieser Anzeichen einer Depression zu leiden.

ÜBUNG

Symptome der Depression erfassen

Um die Symptome Ihrer Depression zu erfassen, bearbeiten Sie die *Gedanken-verändern-Gefühle*-Bestandsaufnahme für Depression (s. Arbeitsblatt 13.1). Greifen Sie im Verlauf Ihrer Lektüre dieses Buches immer mal wieder darauf zurück, um zu schauen, wie sich die Depression verändert und welche der hier gelernten Fertigkeiten für Sie am nützlichsten sind.

Berechnen Sie Ihr Ergebnis, indem Sie die einzelnen Punkte, die Sie bei der jeweiligen Fragen erzielt haben, aufsummieren. Haben Sie beispielsweise bei jeder Frage die 3 eingekreist, lautet Ihr Ergebnis 57 (3 mal 19 Fragen). Wenn Sie sich nicht eindeutig für einen Wert entscheiden können, kreisen Sie beide Zahlen ein und berechnen Sie am Ende die höhere. Kontrollieren Sie Ihr Ergebnis ein- oder zweimal wöchentlich, um zu beobachten, ob einige Symptome nachlassen (und wenn das der Fall ist, welche) oder nicht.

Dokumentieren Sie Ihre Fortschritte in der *Gedanken-verändern-Gefühle*-Ergebnisübersicht für Depression in Arbeitsblatt 13.2. Notieren Sie unten jeweils, wann Sie die Bestandsaufnahme gemacht haben. Dann machen Sie ein Kreuz in das Kästchen für die erzielte Punktzahl. Im Lauf der Zeit ergibt sich daraus eine Kurve. Am besten machen Sie diese Bestandsaufnahme regelmäßig, etwa wöchentlich oder zweiwöchentlich, damit die Kurve ein repräsentatives Abbild Ihrer Stimmungen ist. Füllen Sie den Bogen also nicht nur dann aus, wenn Sie sich besonders schlecht fühlen.

Sie werden vielleicht feststellen, dass sich die Ergebnisse von Woche zu Woche unterscheiden. Möglicherweise verbessern sich die Werte auch nicht jedes Mal, wenn Sie die Bestandsaufnahmen machen. Manchmal wird Ihr Ergebnis höher ausfallen (wenn Sie deprimierter sind) als in der Woche zuvor. Das ist weder ungewöhnlich noch ein schlechtes Zeichen. Ganz im Gegenteil, viele Betroffene erleben das als einen Teil ihrer Genesung. Erzielen Sie mit der Zeit prinzipiell niedrigere Werte, weist das darauf hin, dass die Veränderungen, die Sie durchmachen, zu Ihrer Genesung beitragen.

Im Nachwort sind die Kurven von Ben und Marissa dargestellt (Abbildungen N.1 und N.2), die zeigen, wie die Werte sinken. Steigen Ihre Ergebnisse stetig oder stellen Sie über den Zeitraum von sechs Wochen keinerlei Besserung fest, obwohl Sie die Übungen aus diesem Buch machen, könnte das darauf hinweisen, dass Sie möglicherweise einen anderen Ansatz ausprobieren oder die Hilfe eines Arztes in Anspruch nehmen sollten.

ARBEITSBLATT 13.1

Gedanken-verändern-Gefühle- Bestandsaufnahme für Depression

Kreisen Sie bei jedem Symptom die Zahl ein, die am besten wiedergibt, wie häufig es in der vergangenen Woche aufgetreten ist.

	nie	gelegentlich	häufig	meistens
1. traurige oder depressive Stimmung	0	1	2	3
2. Schuldgefühle	0	1	2	3
3. Reizbarkeit	0	1	2	3
4. geringeres Interesse oder weniger Freude an normalen Tätigkeiten	0	1	2	3
5. Zurückgezogenheit	0	1	2	3
6. Dinge zu erledigen fällt mir schwerer als sonst	0	1	2	3
7. Gefühl der Wertlosigkeit	0	1	2	3
8. Konzentrationsschwäche	0	1	2	3
9. Schwierigkeiten, Entscheidungen zu treffen	0	1	2	3
10. Selbstmordgedanken	0	1	2	3
11. wiederkehrende Gedanken an den Tod	0	1	2	3
12. Zeit auf die Planung eines Selbstmords verwenden	0	1	2	3
13. geringes Selbstwertgefühl	0	1	2	3
14. für die Zukunft schwarzsehen	0	1	2	3
15. selbstkritische Gedanken	0	1	2	3
16. Müdigkeit und Energieverlust	0	1	2	3
17. deutlicher Gewichtsverlust und geringer Appetit (unabhängig von einer Diät)	0	1	2	3
18. Veränderung der Schlafgewohnheiten, Einschlafschwierigkeiten, mehr oder weniger Schlaf als gewöhnlich	0	1	2	3
19. verringerter Sexualtrieb	0	1	2	3
Ergebnis (Summe der Punkte)				

ARBEITSBLATT 13.2 *Gedanken-verändern-Gefühle-* Ergebnisübersicht bei Depression

Ergebnis																
57																
54																
51																
48																
45																
42																
39																
36																
33																
30																
27																
24																
21																
18																
15																
12																
9																
6																
3																
0																
Datum																

Um es noch einmal zu betonen: Sowohl die *Gedanken-verändern-Gefühle*-Bestandsaufnahme für Depression als auch das Arbeitsblatt zur Ergebnisübersicht (Arbeitsblätter 13.1 und 13.2) dienen als Grundlage, um regelmäßig (beispielweise wöchentlich oder alle zwei Wochen) Veränderungen Ihres Gemütszustands zu erheben. Wenn Sie die Bestandsaufnahme zum ersten Mal durchführen, erhalten Sie eine Basis für weitere Einstufungen bzw. einen Vergleichswert. Während Sie verschiedene Strategien ausprobieren, um eine Verbesserung zu erzielen, stellen Sie möglicherweise mit der Zeit fest, dass Ihre Ergebnisse sich nach oben oder unten verändern. Vielleicht haben Sie angefangen, Sport zu machen, oder die ersten Schritte unternommen, ein Sie schon lange belastendes Problem zu lösen. Vielleicht nehmen Sie auch Medikamente ein oder haben eine Kognitive Verhaltenstherapie (KV) begonnen. Mit jeder dieser Interventionen können Sie hoffen und erwarten, dass sich Ihre Depressionssymptome lindern, was sich auch in den Werten dieser Bestandsaufnahme niederschlägt. So lässt sich die Nützlichkeit des jeweiligen Ansatzes kontrollieren.

Die *Gedanken-verändern-Gefühle*-Bestandsaufnahme für Depression ist nicht dafür geeignet, eine Depression zu diagnostizieren. Füllen Sie das Arbeitsblatt aus und vermuten daraufhin, dass Sie unter einer Depression leiden, können Sie die Ergebnisse einem Arzt oder Therapeuten vorlegen. Ihre Antworten können dem Betreffenden Hinweise auf Ihre Erfahrungen geben, um eine Diagnose zu erstellen und mit Ihnen verschiedene Behandlungsmöglichkeiten zu besprechen.

Die Symptome, um die es in dieser Erhebung geht, sind Veränderungen auf kognitiver (gedanklicher), verhaltens-, emotionaler und körperlicher Ebene (vgl. das Modell in Kapitel 2). Es ist zu beachten, dass zu den kognitiven Symptomen Selbstkritik, Hoffnungslosigkeit, Selbstmordgedanken, Konzentrationsschwäche und Pessimismus gehören. Häufig mit Depression in Zusammenhang gebrachte Verhaltensänderungen sind unter anderem Rückzug, weniger Aktivitäten, die Freude machen, und Schwierigkeiten, etwas in Angriff zu nehmen. Körperliche Symptome äußern sich in Schlaflosigkeit, einem stärkeren oder schwächeren Schlafbedürfnis als gewöhnlich, Müdigkeit; in größerem oder geringerem Appetit und einer deutlichen Änderung des Gewichts. Traurigkeit, Reizbarkeit, Wut- und Schuldgefühle sowie Nervosität machen die emotionalen Symptome einer Depression aus. Abbildung 13.1 illustriert die einzelnen Symptome der Depression.

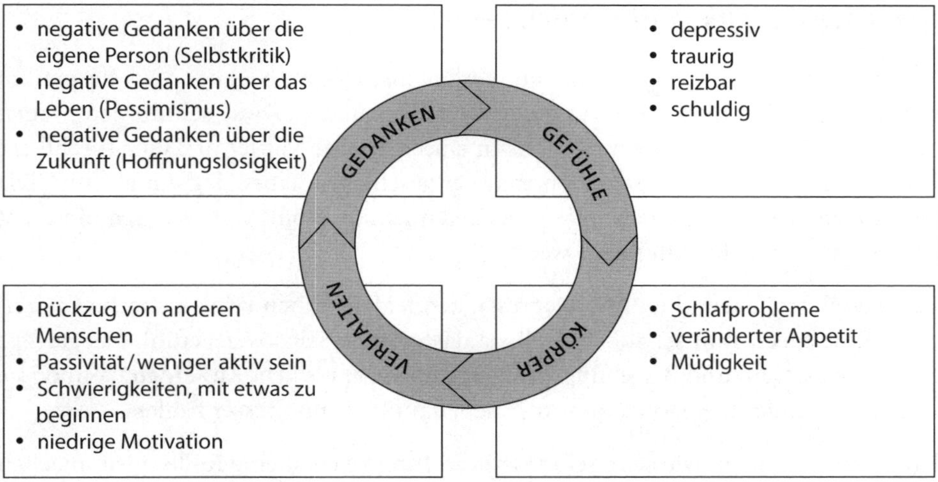

Abbildung 13.1: Übersicht der einzelnen Symptome einer Depression

Überrascht es Sie, dass einige dieser Symptome typisch für eine Depression sind? Vielen Betroffenen ist nicht klar, dass ihre Schlaf- und Essprobleme, Motivationsmangel, Konzentrationsschwächen oder Wut Teil einer Depression sein können. Eine erfolgreiche Behandlung führt jedoch bei vielen Menschen zu einer Verbesserung all dieser Symptome.

13.2 Gedanken und Depression

Aaron T. Beck hat unser heutiges Verständnis von Depression geprägt. In den 1960er-Jahren zeigte er, dass sich Depressionen dadurch auszeichnen, dass sie durch Denkmuster aufrechterhalten werden. Zum Beispiel stellte er fest, dass wir bei einer Depression negative Gedanken über uns selbst haben (Selbstkritik), wir schätzen unsere Erfahrungen negativ ein (allgemeine negative Einstellung) und sehen unsere Zukunft negativ (Hoffnungslosigkeit). In den folgenden Abschnitten gehen wir detaillierter auf diese drei Aspekte depressiver Denkmuster ein.

Negative Gedanken über mich selbst

Bevor Marissa mit ihrer Kognitiven Verhaltenstherapie begann, war sie extrem selbstkritisch. Beispielsweise war einer ihrer Gedanken: „Diese schlimmen Sachen passieren mir, weil ich böse bin", „Ich bin eine schlechte Mutter und eine furchtbare Person" und: „Dass mich meine Ehemänner geschlagen haben, lag nur an mir." Die zugrunde liegenden Themen waren die Gedanken „Ich bin wertlos", „Ich bin nicht liebenswert" und „Ich bin nichts wert".

Fast alle Betroffenen, die unter Depressionen leiden, haben selbstkritische Gedanken. Diese Ideen sind schädlich, weil sie das geringe Selbstwertgefühl, das geringe Selbstbewusstsein und Beziehungsprobleme noch verstärken. Außerdem können sie uns daran hindern, etwas zu unternehmen, damit wir uns besser fühlen.

Um herauszufinden, wie sehr Selbstkritik in Ihrem Leben eine Rolle spielt, machen Sie folgende Übung. Erinnern Sie sich an eine Zeit, als es Ihnen besonders schlecht ging. Vielleicht fühlten Sie sich da besonders wertlos oder nicht liebenswert. Gehen Sie in Gedanken zu dem Moment zurück, in dem Sie maximal depressiv waren, und entsinnen Sie sich oder erraten Sie, was Sie damals gedacht haben. Hatten Sie negative Gedanken über sich selbst? Falls das der Fall sein sollte, notieren Sie sie hier:

Diese Gedanken sind ein Beispiel für die selbstkritische Haltung, die mit Depressionen verknüpft ist.

Negative Gedanken über mein Leben

Die aktuellen Erlebnisse in einem negativen Licht zu sehen ist ein weiteres typisches Anzeichen für depressives Denken. Häufig akzeptieren wir Ereignisse nicht als das, was sie sind. Wir interpretieren alles, was um uns herum geschieht, bzw. interpretieren es falsch. Sind wir beispielsweise mit einem Freund, einem Verwandten oder Kollegen im Gespräch, denken Sie vielleicht, der andere ist negativ, gemein oder kritisch. In einem nicht depressiven Zustand würden Sie das vermutlich ganz anders sehen.

Negative Gedanken über unsere Erfahrung sind außerdem ein Denkstil, bei dem wir negative Aspekte viel deutlicher wahrnehmen und erinnern als positive oder neutrale Begebenheiten. Sind wir also depressiv, können wir uns nur an die negativen Dinge erinnern, die am Tag geschehen sind, nicht an die positiven. Man konzentriert sich dann auf die zwei von zehn Dingen, die man am Samstag nicht erledigt hat, und vergisst darüber die acht anderen, hinter die man jetzt einen Haken setzen kann.

Erinnern Sie sich nun an einen Zeitpunkt, der noch nicht so lange zurückliegt und an dem Sie sich besonders schlecht gefühlt haben. Schreiben Sie die Gedanken nieder, in denen Sie sich entweder

1. nur auf die negativen Aspekte konzentriert und die positiven Seiten ignoriert haben oder
2. Ereignisse nur in einem negativen Licht gesehen haben.

Negative Gedanken über meine Zukunft

„Was soll das alles? Was mir noch an Lebenszeit bleibt wird nur noch aus Krankheiten und Tod bestehen!“ Das sagte Ben in seiner ersten Therapiesitzung und diese Äußerung enthüllte seinen Pessimismus. Nachdem seine Frau den Krebs erfolgreich besiegt hatte und sein guter Freund Louie gestorben war, war Ben der Überzeugung, sein eigenes Leben und die Leben ihm nahestehender Menschen würden nur noch von Schicksalsschlägen geprägt sein. Am Ende stünde dann nur noch sein eigener Tod. Etwas anderes als eine düstere Zukunft konnte Ben sich nicht mehr vorstellen.

Ist man depressiv, sieht man die Zukunft äußerst negativ. Diese Vorhersage oder Erwartung, dass alles schlecht ausgeht, nennt man „Hoffnungslosigkeit“. Es sind Gedanken wie „Ich verhaue es“, „Dort wird mich niemand mögen“ oder „Es wird mir nie gelingen“. Eine negative Haltung der Zukunft gegenüber kann sich auch in Gedanken wie „Ich schaffe es nie, aus dieser Depression herauszukommen“ oder „Es zu versuchen ist sowieso zwecklos, es wird mir nie wieder besser gehen“ manifestieren. Wir gehen davon aus, dass ein Gespräch nicht gut verlaufen wird, dass eine neue Beziehung keine Chance hat, dass es für ein Problem keine Lösung und aus der Depression keinen Ausweg gibt. Im Extremfall führt diese Hoffnungslosigkeit zu Selbstmordgedanken.

Um Ihnen zu zeigen, wie negatives Denken über die Zukunft funktioniert, schreiben Sie auf, was Sie für Ihr künftiges Leben befürchten. Vielleicht gibt es eine Tätigkeit, die Sie eigentlich gerne ausüben, die Sie aber sein lassen, wenn Sie deprimiert sind, aus Angst, dass das Ergebnis nicht gut wird.

ÜBUNG

Kognitive Aspekte einer Depression erkennen

In Arbeitsblatt 13.3 sind einige negative Gedanken aufgeführt, die Menschen, die unter Depressionen leiden, häufig haben. Kreuzen Sie die Gedanken an, die auf Sie zutreffen, und ordnen Sie sie zu, ob sie sich auf Ihre Person, auf die Zukunft oder auf vergangene Erfahrungen beziehen.

ARBEITSBLATT 13.3 Kognitive Aspekte einer Depression erkennen

Kreuzen Sie jeden Gedanken an, der auf Sie zutrifft.	Bezieht er sich auf mich, meine Zukunft oder meine Erfahrungen?
☐ 1. Ich tauge nichts.	______________
☐ 2. Ich bin ein Versager.	______________
☐ 3. Niemand mag mich.	______________
☐ 4. Es wird alles nur noch schlimmer.	______________
☐ 5. Ich bin ein Verlierer.	______________
☐ 6. Ich bin nichts wert.	______________
☐ 7. Niemand kann mir helfen.	______________
☐ 8. Ich habe Menschen enttäuscht.	______________
☐ 9. Andere sind besser als ich.	______________
☐ 10. Er / sie hasst mich.	______________
☐ 11. Immer mache ich Fehler.	______________
☐ 12. Mein Leben ist eine Katastrophe.	______________
☐ 13. Er / sie mag mich nicht.	______________
☐ 14. Es hat keinen Zweck.	______________
☐ 15. Andere sind von mir enttäuscht.	______________
☐ 16. Ich kann mich nicht ändern.	______________

Im Folgenden finden Sie die Zuordnung der Punkte in Arbeitsblatt 13.3 zu den Kategorien „eigene Person, Erfahrung und Zukunft". Sollten sich Ihre Zuordnungen von denen der Liste unterscheiden, lesen Sie sich noch einmal die entsprechenden Abschnitte in diesem Kapitel durch. Wurden zwei Zuordnungen getroffen, sind beide korrekt.

Antworten für Arbeitsblatt 13.3.

1. Ich tauge nichts. .... eigene Person
2. Ich bin ein Versager. .... eigene Person
3. Niemand mag mich. .... eigene Person / Erfahrung
4. Es wird alles nur noch schlimmer. .... Zukunft
5. Ich bin ein Verlierer. .... eigene Person
6. Ich bin nichts wert. .... eigene Person
7. Niemand kann mir helfen. .... Erfahrung / Zukunft
8. Ich habe Menschen enttäuscht. .... eigene Person/Erfahrung
9. Andere sind besser als ich. .... Erfahrung / eigene Person
10. Er / sie hasst mich. .... Erfahrung
11. Immer mache ich Fehler. .... eigene Person
12. Mein Leben ist eine Katastrophe. .... eigene Person
13. Er / sie mag mich nicht. ....Erfahrung
14. Es hat keinen Zweck. .... Zukunft / Erfahrung
15. Andere sind von mir enttäuscht. .... Erfahrung
16. Ich kann mich nicht ändern. .... eigene Person

13.3 Die Behandlung von Depressionen

Die gute Nachricht ist, dass Depressionen fast immer behandelt werden können. Die meisten der in diesem Buch vorgestellten Methoden wurden ursprünglich zur Behandlung von depressiven Menschen entwickelt. In diesem Abschnitt fassen wir die Behandlungsansätze zusammen, die sich als besonders effektiv erwiesen haben: kognitive Therapie, Medikation, Stärkung persönlicher Beziehungen und Verhaltensaktivierung. Wissenschaftliche Studien haben ergeben, dass Verhaltensaktivierung und Kognitive Verhaltenstherapie die beiden effektivsten Methoden für eine nachhaltige Behandlung von Depressionen sind: Den Betroffenen geht es besser und dieser Effekt bleibt auch erhalten. Diese beiden Behandlungsansätze werden auch unter dem Begriff Kognitive Verhaltenstherapie (KV) zusammengefasst. Obgleich wir hier die kognitiven und verhaltensbezogenen Ansätze nacheinander vorstellen, lernen Sie, sie gleichzeitig anzuwenden. Wie auch bei anderen Fertigkeiten ist es sinnvoll, sie erst einzeln zu erlernen und erst dann zu kombinieren, wenn Sie sich mit beiden sicher fühlen. Weil sie so effektiv sind, stellen wir diese beiden Methoden in diesem Kapitel wie auch im gesamten Buch in den Vordergrund.

Betroffene, die ausschließlich medikamentös behandelt werden, gehen ein größeres Risiko eines Rückfalls ein, während es bei Menschen, die Medikamente mit kognitiven und verhaltensbezogenen Interventionen kombinieren, geringer ist. Nehmen Sie Antidepressiva ein, können die Fertigkeiten aus *Gedanken verändern Gefühle* dazu beitragen, dass Sie mit geringerer Wahrscheinlichkeit einen Rückfall erleiden, wenn Sie die Medikamente absetzen, sobald es Ihnen besser geht.

In den folgenden Abschnitten beschreiben wir jede Form der Intervention gegen Depressionen. Sind Sie depressiv, ist es häufig am besten, mit einer Verhaltensaktivierung zu beginnen. Jedoch schlagen wir vor, dass Sie sich zunächst mit allen Interventionen vertraut machen. Die Verhaltensaktivierung stellen wir als Letztes vor, sodass Sie die entsprechenden Übungen einige Wochen lang machen können, bevor Sie sich den anderen Kapiteln dieses Buches widmen.

Kognitive Therapie

Wenn wir depressiv sind, tendieren wir dazu, eher die negativen Aspekte unserer Alltagserfahrungen wahrzunehmen und zu erinnern und nicht so sehr die positiven oder neutralen Seiten. Bei Depression neigen wir auch eher dazu, Ereignisse in unserem Leben mit einer negativen Voreingenommenheit zu betrachten. Sind wir nicht deprimiert, ist das Gegenteil der Fall: Wir interpretieren dann Geschehnisse positiver. Nehmen wir an, Sie fragen drei Personen, ob sie mit Ihnen zu Mittag essen wollen, und zwei sagen zu. Bei einer Depression tendiert man dazu, sich auf die negativen Aspekte zu konzentrieren, dann steht diejenige Person im Fokus, die nicht kommt, und vielleicht kommen Sie dann zu der Schlussfolgerung: „Niemand kann mich leiden." Ist Ihre Gemütslage ausgeglichen, könnten Sie hingegen denken: „Die meisten Menschen mögen mich. Vielleicht hatte die Person, die abgesagt hat, etwas anderes vor, aber sie hat ein schönes gemeinsames Mittagessen verpasst."

Die Kognitive Therapie zeigt Betroffenen, wie sie ihre negativen Gedanken erkennen, überprüfen und vielleicht verändern können, indem sie alle Informationen berücksichtigen, die positiven wie die neutralen als auch die negativen. In den Kapiteln 6 bis 9 und 11 bis 12 lernen Sie, wie Sie Ihre Sichtweise verändern, damit Sie sich besser fühlen. Wie Sie sich denken können, lautet der Titel dieses Buches Gedanken verändern Gefühle, weil es in vielen Kapiteln darum geht, wie Sie Ihr Denken verändern können, um Ihr Wohlbefinden zu steigern.

Der Einsatz von Medikamenten

Auch wenn eine Medikation in einigen Fällen bei Depressionen hilft, ist sie nicht für jeden Betroffenen geeignet. Vielleicht hat Ihnen Ihr Therapeut oder ein anderer Behandler dazu geraten, einen Psychiater oder einen anderen Mediziner aufzusuchen, um feststellen zu lassen, ob bei Ihnen die Gabe von Medikamenten angezeigt ist. Einige Betroffene haben Fragen zu den Wirkungen von Antidepressiva, weshalb wir im Folgenden versuchen, Antworten auf die am häufigsten gestellten zu geben.

„Woher weiß ich, dass mir die Medikamente helfen?“

Bei der Verschreibung von Antidepressiva ist manchmal systematisches Ausprobieren nötig. Zurzeit sind Dutzende von Antidepressiva auf dem Markt. Sie und Ihr Arzt können erst mit Sicherheit sagen, ob Ihnen ein Mittel wirklich hilft, nachdem Sie es einige Woche lang eingenommen haben. Je nach Symptom werden bestimmte Medikamente verschrieben. Die Auswahl hängt auch von den Resultaten ab, die Sie und Ihr Arzt anstreben. Erzielt das erste Antidepressivum, das Ihnen verschrieben wird, nicht das gewünschte Ergebnis, wird Ihnen Ihr Arzt ein oder mehrere andere verabreichen. Im Gegensatz zu vielen anderen Medikamenten, setzt die Wirkung von Antidepressiva nicht sofort ein, es kann häufig zwei bis vier Wochen dauern, bis sich eine Besserung einstellt. Sollten Sie nicht positiv auf die ursprünglichen verschriebenen Medikamente reagieren, kann es acht Wochen oder gar länger dauern, bis das richtige Medikament sowie die korrekte Dosierung gefunden sind.

Ein Nachteil von Antidepressiva sind die Nebenwirkungen, die häufig zu Beginn der Behandlung auftreten. Dazu gehören ein trockner Mund, Benommenheit sowie Gewichtsschwankungen. Allerdings verschwinden diese Nebenwirkungen wieder oder verringern sich, sobald Sie das Medikament eine Zeit lang eingenommen haben.

„Bin ich verrückt, weil ich Medikamente nehmen muss?“

Fast jeder Mensch hat irgendwann einmal depressive Phasen. Depressiv zu sein bedeutet nicht, verrückt zu sein. Geht es Ihnen schon seit längerer Zeit schlecht oder leiden Sie unter einer relativ schweren Depression, ist es sinnvoll, Wege zu suchen, wie es Ihnen besser gehen kann. Wenn Ihnen Medikamente helfen, sich besser zu fühlen, dann können sie ein nützlicher Beitrag zur Verbesserung Ihres Gemütszustands sein. Wenn Sie Antidepressiva nehmen, bedeutet das nicht, dass Sie verrückt sind. Es ist der Versuch, verschiedene Methoden auszuprobieren, um Ihren Zustand zu verbessern. Mit Ihrem Arzt können Sie über Ihre Sorgen bezüglich der Medikation sprechen. Sie können ihn auch fragen, wie lange Sie die Medikamente voraussichtlich nehmen müssen.

„Wie lange muss ich Antidepressiva nehmen?"

Haben Sie gemeinsam mit Ihrem Arzt ein effektives Antidepressivum gefunden, werden Sie es wahrscheinlich ein oder zwei Jahre lang einnehmen. Einigen Betroffenen hilft es auch, noch länger auf das Medikament zurückzugreifen. Mit Ihrem Arzt sollten sie besprechen, wie lange Sie es nehmen. Sollte er Ihnen empfehlen, die Dosis herabzusetzen, wird er Ihnen in jedem Fall raten, dies schrittweise und kontrolliert zu tun. In jedem Fall ist es wichtig, dass Sie sich an die Anweisungen des Arztes halten. Manchmal muss die Dosis erhöht oder verringert werden, um die gewünschten Resultate zu erzielen und Nebenwirkungen zu minimieren.

Bessere persönliche Beziehungen

Bei einigen Depressions-Behandlungsmethoden liegt der Schwerpunkt auf der Verbesserung enger persönlicher Beziehungen. Familie und Freunde können Unterstützung bieten und Ihnen bei der Überwindung einer Depression helfen. Mithilfe der Methoden aus diesem Buch können Sie Ihre persönlichen Beziehungen verbessern. So zeigt sich bei Vic, wie er die erworbenen Fähigkeiten nutzt, um das Verhältnis zu seiner Frau Judy zu verbessern. Weitere Ratgeber zu diesem Thema, die Kognitive Verhaltenstherapie einzusetzen, sind *Liebe ist nie genug* von Aaron T. Beck (Kiepenheuer & Witsch 1992) und John M. Gottmans und Nat Silvers *Die 7 Geheimnisse der glücklichen Ehe* (Ullstein Taschenbuch 2014). Das letztgenannte Buch ist hilfreich, wenn man seine Ehe oder feste Beziehung verbessern will.

Befinden Sie sich allerdings in einer von Missbrauch geprägten Beziehung oder leben Sie mit einem Menschen zusammen, der Sie permanent kritisiert, kann es schwieriger sein, die Depression zu überwinden. Eine Paar- oder Familientherapie kann dabei helfen, Beziehungsstrukturen zu verändern, die möglicherweise zu Ihrer Depression beitragen. Für den Fall, dass Sie in Ihrer Beziehung körperlich oder sexuell missbraucht werden, bieten fast alle Städte und Kommunen spezielle Hilfe an. Nutzen Sie die Notrufnummern oder Hilfszentren, die Ihnen Hilfsangebote in der Nähe empfehlen.

Notieren Sie in jedem Kästchen zunächst die Aktivität, dann die Bewertung Ihrer Stimmung zwischen 0 und 100.

Einzuschätzende Stimmung: ***Depression***

Zeit	Montag	Dienstag	Mittwoch	Donnerstag	Freitag	Samstag	Sonntag
6–7	Aufwachen 60	Aufwachen 70	Aufwachen 60	Aufwachen 50	Aufwachen 60	Aufwachen 40	Aufwachen 60
7–8	Duschen, anziehen 60	Im Bett bleiben 80	Duschen, anziehen 50	Duschen, anziehen 50	Anziehen 60	Duschen, anziehen 30	Anziehen 60
8–9	Spazieren, Frühstück 40	Anziehen 80	Frühstück 50	Frühstück 40	Frühstück 40	Frühstück 20	Frühstück in der Kirche ausgeben 20
9–10	Golf 40	Frühstück 80	Baumarkt 40	Spazieren gehen 30	Garage aufräumen 40	Zu Bob fahren 20	Spazieren gehen 30
10–11	Golf 40	Im Sessel sitzen 80	Tür reparieren 30	Bob anrufen 30–60	Garage aufräumen 30	Bob und die Kinder besuchen 10	Einkaufen 40
11–12	Golf 60	Lesen 80	Tür reparieren 30	Mit Sylvie reden 60	Garage aufräumen 30	Mit Greg Fotos auf dem Computer anschauen 10	Einkaufen 30
12–13	Mittagessen mit Sylvie 40	Mittagessen mit Sylvie 70	Mittagessen mit Sylvie 20	Mittagessen 60	Mittagessen 20	Mittagessen 0	Mittagessen im Restaurant 20
13–14	Einkaufen mit Sylvie 40	Geschirr spülen 80	Geschirr spülen 30	Therapie 50	Garage ausfegen 20	In den Park gehen 0	Spazierfahrt mit Sylvie 20

14–15	Einkaufen 40	Im Sessel sitzen 80	Spazieren gehen 20	Bert anrufen 40	Mit Sylvie spazieren gehen 20	Mit den Enkeln Fußball spielen 0	Zu Hause mit Sylvie entspannen 20
15–16	Einkaufen 50	Buchhaltung 80	Briefe lesen 20	Werkbank aufräumen 40	Zeitungen online lesen, E-Mail schreiben 20	Bobs Hund Gassi führen 0	Mit Sylvie entspannen 10
16–17	Einkäufe auspacken 50	Sylvie zum Arzt fahren 70	Beim Kochen helfen 20	Beim Kochen helfen 20	Beim Kochen helfen 20	Nach Hause fahren 10	Abendessen zubereiten 10
17–18	Im Sessel sitzen 60	Essen gehen 60	Abendessen mit Sylvie 20	Abendessen 30	Abendessen 20	Abendessen 10	Abendessen 10
18–19	Abendessen 60	Spaziergang zum Einkaufszentrum 60	Abwasch 20	Abwasch 30	Abwasch 20	Abwasch 10	Abwasch 10
19–20	Fernsehen 60	Kino 50	Kartenspielen 20	Fernsehen 30	Anruf von Bob 10	Im Sessel sitzen 30	Fernsehen 20
20–21	Fernsehen 60	Kino 50	Kartenspielen 20	Fernsehen 40	Fernsehen 10	Fotoalben anschauen 30	Fernsehen 20
21–22	Fernsehen 60	Heimfahren 50	Gespräch mit Sylvie 20	Fernsehen 40	Fernsehen 10	Gespräch mit Sylvie 20	Fernsehen 20
22–23	Fernsehen 60	Fernsehen 50	Fernsehen 20	Fernsehen 40	Fernsehen 10	Fernsehen 30	Fernsehen 30
23–00	Zu Bett gehen 70	Zu Bett gehen 60	Zu Bett gehen 20	Zu Bett gehen 60	Zu Bett gehen 10	Zu Bett gehen 30	Zu Bett gehen 20
00–01	Schlafen	Schlafen	Schlafen	Schlafen	Schlafen	Schlafen	Schlafen

Abbildung 13.2: Bens Aktivitätenprotokoll

Verhaltensaktivierung

Wenn Sie Ihre Aktivitäten und negativen Gefühle aufmerksam verfolgen, werden Sie feststellen: Wenn Sie traurig sind, sind Sie auch weniger aktiv. Ein wichtiger Ansatz, eine Depression zu überwinden, besteht aus diesem Grund darin, die Anzahl Ihrer täglichen Aktivitäten zu steigern. Wichtiger als die schlichte Anzahl dieser Beschäftigungen sind jedoch deren Art und Qualität. Im Allgemeinen verbessert sich der Gemütszustand am schnellsten, wenn man Tätigkeiten nachgeht, die einem Freude machen oder das Gefühl geben, etwas vollbracht zu haben. Dazu gehört auch, sich den Herausforderungen des Lebens zu stellen, anstatt sie zu vermeiden, und sich den Dingen zu widmen, die man wertschätzt. Jeder von uns muss für sich herausfinden, welcher ganz individuelle Tätigkeiten-Mix geeignet ist, das persönliche Befinden zu verbessern. Wie man das macht, darum geht es in diesem Abschnitt.

Um nachzuvollziehen, was man alles tut, und um zu entdecken, wie die Tätigkeiten die Stimmung beeinflussen, dient das Aktivitätsprotokoll. Führen Sie es eine Woche lang, und Sie werden erkennen, was genau Sie tun, wenn Sie sehr depressiv oder nur ganz wenig depressiv sind. Darüber hinaus lässt das Protokoll Schlüsse darauf zu, welche Verhaltensänderungen zu einer Stimmungsaufhellung führen können.

Abbildung 13.2 gibt das Aktivitätsprotokoll von Ben wieder. Ben hat nur ein oder zwei Begriffe verwendet, um seine Tätigkeit zu beschreiben. Sie helfen ihm, sich zu erinnern, was er unternommen hat, wenn er sich das Protokoll später noch einmal anschaut. War er mit mehr als einem oder zwei Dingen beschäftigt, notierte er die beiden wichtigsten Aktivitäten (z. B. „gehen", „Frühstück") beziehungsweise einen Oberbegriff, der verschiedene Aspekte zusammenfasst („Einkaufen").

Ben dachte zunächst, es würde recht schwer sein, dieses Protokoll zu führen, doch es stellte sich heraus, dass er pro Stunde nur ein paar Sekunden brauchte, um die Tätigkeit zu notieren und die Intensität seiner Depression einzustufen. Am Donnerstag zwischen 10 und 11 Uhr morgens veränderte sie sich stark, daher vermerkte er die Spanne zwischen einem hohen und einem niedrigen Wert, um diesen Wandel zu verdeutlichen.

Der Zusammenhang zwischen Tätigkeiten und Gefühlen ist derart wichtig, dass wir Ihnen vorschlagen, die Lektüre dieses Kapitels an dieser Stelle zu unterbrechen, um eine ganze Woche lang ein Aktivitätenprotokoll zu führen. Wenn Sie sich mit dem Zusammenhang zwischen Betätigungen und Gemütszuständen vertraut gemacht haben, werden Sie den Rest dieses Kapitels besser nachvollziehen können. Das Arbeitsblatt 13.4 auf den Seiten 268 f. ist das erste einer Reihe von Aufgaben, mit deren Hilfe Sie lernen, wie Tätigkeiten Ihre Stimmung verbessern können.

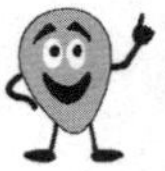

Zur Erinnerung

Führen eines Aktivitätenprotokolls

- Legen Sie sich auf ein Gefühl fest, das Sie einschätzen wollen.
- Notieren Sie für jede Stunde des Tages, was Sie getan haben.
- Stufen Sie für jede Stunde Ihren Gemütszustand auf einer Skala von 0 bis 100 ein. 0 bedeutet, dass Sie dieses Gefühl gar nicht hatten, 100 hingegen, dass Sie es so intensiv wie nie zuvor spürten. Vermerken Sie Ihre Einschätzung auf dem Blatt.
- Nachdem Sie eine Woche lang das Protokoll geführt haben: Welchen Zusammenhang entdecken Sie zwischen Ihren Tätigkeiten und Ihrer Stimmung?

Unterbrechen Sie jetzt Ihre Lektüre, bis Sie die Gelegenheit hatten, eine ganze Woche lang ein Aktivitätenprotokoll zu führen.

ÜBUNG

Mit dem Aktivitätenprotokoll arbeiten

Legen Sie sich zunächst auf eine Stimmung fest, die Sie zum Besseren verändern wollen (z. B. Depressionen oder Stimmungstiefs, wenn Sie deswegen dieses Kapitel lesen).

Stimmung: ____________________

Im Laufe der Woche werden Sie diese Stimmung auf einer Skala von 0 bis 100 einstufen.

0	10	20	30	40	50	60	70	80	90	100
gar nicht		ein wenig			mittel			sehr		so stark wie nie zuvor

Füllen Sie das Aktivitätenprotokoll eine Woche lang aus (Arbeitsblatt 13.4). Notieren Sie stündlich, was Sie gemacht haben, und schätzen Sie auf einer Skala von 0 bis 100 ein, wie Sie sich dabei gefühlt haben. Vielleicht vergessen Sie manchmal, etwas aufzuschreiben, doch je akribischer Sie die Tabelle führen, desto mehr können Sie über die Stimmung erfahren, um die es Ihnen geht. Geben Sie deshalb nicht gleich auf, weil Sie an einem Tag kein Protokoll geführt haben! Machen Sie trotzdem weiter, wenn Sie wieder daran denken.

Wenn sie unterwegs sind, nehmen Sie als Erinnerungshilfe eine Kopie der Tabelle mit, richten Sie auf Ihrem Mobiltelefon ein Erinnerung ein, damit Sie nicht vergessen, Ihre Tätigkeiten zu notieren. Viele Menschen können sich noch lange danach erinnern, mit was sie sich beschäftigt haben, daher ist es möglicherweise gar nicht nötig, dass Sie die Einträge stündlich machen. Vielleicht reicht es auch, ein paarmal am Tag das Protokoll zu vervollständigen. Beispielsweise bietet sich die Mittagspause dafür an, die Aktivitäten vom Morgen mit den entsprechenden Einschätzungen niederzuschreiben. Gleiches gilt für das Abendessen (Nachmittag) und wenn Sie ins Bett gehen (Tätigkeiten in den Abendstunden).

ARBEITSBLATT 13.4

Aktivitätenprotokoll

Notieren Sie in jedem Kästchen zunächst die Aktivität, dann die Einschätzung Ihrer Stimmung zwischen 0 und 100.

Einzuschätzende Stimmung: ______________________

Zeit	Montag	Dienstag	Mittwoch	Donnerstag	Freitag	Samstag	Sonntag
6–7							
7–8							
8–9							
9–10							
10–11							
11–12							
12–13							
13–14							

14–15							
15–16							
16–17							
17–18							
18–19							
19–20							
20–21							
21–22							
22–23							
23–00							
00–01							

Aus den Antworten auf Arbeitsblatt 13.5 können Sie herausfinden, welche Aktivitäten geeignet sind, Ihr Befinden zu verbessern. Schauen Sie sich noch einmal Bens Aktivitätenprotokoll an (Abbildung 13.2). In der folgenden Abbildung 13.3 stehen seine Antworten für Arbeitsblatt 13.5.

ÜBUNG

Was ich aus meinem Aktivitätenprotokoll lernen kann

Wenn Sie eine Woche lang notiert haben, was Sie getan und wie Sie diese Tätigkeiten bewertet haben, können Sie nun im Protokoll nach Mustern forschen. In Arbeitsblatt 13.5 sind einige Fragen aufgelistet, die Ihnen dabei helfen, Schlüsse aus dem Protokoll zu ziehen.

ARBEITSBLATT 13.5 Was ich aus meinem Aktivitätenprotokoll lernen kann

1. Hat sich meine Stimmung im Lauf der Woche verändert? Wenn ja, wie? Kann ich darin ein Muster erkennen?

2. Haben meine Tätigkeiten meine Stimmung beeinflusst? Wenn ja, wie?

3. Womit habe ich mich beschäftigt, wenn es mir besser ging? Tun mir diese Aktivitäten langfristig gut? Wenn ja, welche anderen Tätigkeiten gäbe es noch, die mir helfen könnten, mich besser zu fühlen?

4. Womit habe ich mich beschäftigt, als es mir schlechter ging? Tun mir diese Aktivitäten gut? Wenn ja, wie kann ich sie ausführen, damit es mir währenddessen besser geht?

5. Gab es bestimmte Tageszeiten (z. B. morgens) oder Tage (z. B. Wochenenden), an denen es mir schlechter ging?

6. Gibt es etwas, das ich unternehmen kann, damit es mir zu diesen Zeiten besser geht?

7. Gab es bestimmte Tageszeiten oder Tage, an denen es mir besser ging? Welche konstruktiven Schlüsse kann ich daraus ziehen?

8. Angesichts meiner Antworten auf diese Fragen: Welche Aktivitäten kann ich in der/den nächsten Woche/n einplanen, um die Wahrscheinlichkeit zu erhöhen, dass es mir besser geht?

1. Hat sich meine Stimmung im Lauf der Woche verändert? Wenn ja, wie? Kann ich darin ein Muster erkennen?

   Ja, meine Stimmung hat sich verändert. Wenn ich deprimiert bin, scheint sich das über Stunden hinzuziehen. Einige Tage waren nicht so schlimm.

2. Haben meine Tätigkeiten meine Stimmung beeinflusst? Wenn ja, wie?

   Ja. Wenn an einem Tag viel los war, ging es mir ein wenig besser. Normalerweise fühle ich mich besser, wenn ich mit Menschen zusammen bin, die mir viel bedeuten, wie meine Frau, die Kinder und die Enkel. Wenn ich allein bin und herumsitze, dann tendiere ich dazu, ins Grübeln zu verfallen, und fühle mich schlechter.

3. Womit habe ich mich beschäftigt, wenn es mir besser ging? Tun mir diese Aktivitäten langfristig gut? Wenn ja, welche anderen Tätigkeiten gäbe es noch, die mir helfen könnten, mich besser zu fühlen?

   Etwas mit Sylvie unternehmen. Sie ist ein fröhlicher Mensch und sie bedeutet mir sehr viel. Als ich die Tür reparierte, habe ich mich nützlich gefühlt. Es macht mir Freude, in der Kirche das Frühstück auszugeben, denn dann komme ich unter Leute und kann mich nützlich machen. Ja. Zeit mit den Enkeln zu verbringen. Mehr golfen gehen. Mehr ehrenamtliche Tätigkeiten in der Kirche übernehmen. Mit Sylvie essen gehen.

4. Womit habe ich mich beschäftigt, als es mir schlechter ging? Tun mir diese Aktivitäten gut? Wenn ja, wie kann ich sie ausführen, damit es mir währenddessen besser geht?

   Im Sessel sitzen und nachdenken – ich habe mir Sorgen darum gemacht, dass uns das Geld ausgeht.

   Anruf von Bob am Donnerstag – meine Enkelin Nicole hatte sich den Arm gebrochen.

   Ja, zu meinem Besten ist es nötig, dass ich mich mit schwierigen Situationen auseinandersetze oder mir überlege, was zu tun ist. Anstatt mir nur Sorgen zu machen, könnte ich mit Sylvie besprechen, was mich beschäftigt, und dann entscheiden, wie ich damit umgehe.

5. Gab es bestimmte Tageszeiten (z. B. morgens) oder Tage (z. B. Wochenenden), an denen es mir schlechter ging?

   Morgens fühlte ich mich weniger gut, bis ich in Gang kam.

   Zu Anfang der Woche ging es mir schlechter.

6. Gibt es etwas, das ich unternehmen kann, damit es mir zu diesen Zeiten besser geht?

   Vermutlich hilft es, wenn ich dusche und mich anziehe. Anscheinend tut mir auch das Spazierengehen gut, allerdings habe ich dazu keine Lust, wenn es mir miserabel geht. An schlimmen Tag ist es gut, aus dem Haus zu kommen. Mit anderen Menschen zusammenzukommen oder ihnen zu helfen verbessert häufig meine Stimmung.

7. Gab es bestimmte Tageszeiten oder Tage, an denen es mir besser ging? Welche konstruktiven Schlüsse kann ich daraus ziehen?

   Im Prinzip geht es mir im Verlauf des Tages immer besser. Diese Woche war ich am Freitag, Samstag und Sonntag besserer Verfassung. Das zeigt mir, dass meine schlimmsten Stimmungen nicht ewig andauern. Am Wochenende bin ich meistens mit anderen zusammen, und das hilft. Vielleicht kann ich mir überlegen, wie ich unter der Woche mehr unter Menschen komme.

8. Angesichts meiner Antworten auf diese Fragen: Welche Aktivitäten kann ich in der/den nächsten Woche/n einplanen, um die Wahrscheinlichkeit zu erhöhen, dass es mir besser geht?

   Im Haus Reparaturen durchführen. Mehr Aktivitäten planen, besonders Menschen treffen, die mir am Herzen liegen.

   Meine Enkelkinder besuchen. Mit Bobs Hund Gassi gehen. Weniger Zeit damit zubringen, allein herumzusitzen. Mich mehr in der Kirchengemeinde engagieren.

Abbildung 13.3: Bens Schlussfolgerungen aus seinem Aktivitätenprotokoll

Wie man sieht, hat Ben viel aus seinem Aktivitätenprotokoll gelernt. Je nachdem welches Gefühl Sie protokolliert haben, sind Ihnen vielleicht durch die Beobachtung Ihrer Stimmungsschwankungen verschiedene Dinge aufgegangen. Menschen, die unter Depressionen leiden, stellen häufig fest, dass es ihnen besser geht, wenn sie aktiver sind. Notieren Sie hier einen oder zwei Gedanken, warum Ihrer Meinung nach Beschäftigung den Gemütszustand verbessert.

Wir können nicht mit Sicherheit sagen, warum sich depressive Menschen häufig besser fühlen, wenn sie einer Tätigkeit nachgehen. Zu den möglichen Gründen gehören:

- Bestimmte Arten von Beschäftigung, etwa Spazierengehen, sorgen für die vermehrte Ausschüttung von chemischen Substanzen im Hirn, die mit einem besseren Befinden zu tun haben.
- Wenn wir gar nichts tun, denken wir häufig wieder und wieder an negative Dinge. Aktiv zu sein hilft uns, uns von negativen Gedanken zu distanzieren.
- Tätigkeiten sind Chancen, etwas hinzubekommen (z. B. ein Zimmer oder den Schreibtisch aufräumen), etwas Schönes zu unternehmen (z. B. mit jemanden, den wir gern haben, einen Spaziergang machen) oder ein Problem anzugehen (z. B. mit etwas beginnen, das erledigt werden muss). All diese Erfahrungen – Erfolg, Freude, etwas anzugehen, das wir bisher vermieden haben – können dazu beitragen, dass es uns ein wenig besser geht. Dinge zu tun, die uns wichtig sind oder die in Verbindung stehen mit Menschen, die wir schätzen, helfen, im Leben einen Sinn zu sehen. Im Allgemeinen geht es Menschen besser, wenn Sie einen Sinn oder einen Zweck im Leben haben.

Der erste naheliegende Schritt in der Behandlung einer Depression besteht häufig darin, aktiver zu sein und insbesondere Tätigkeiten nachzugehen, die einem Freude machen, einem das Gefühl geben, etwas erreicht zu haben, dazu führen, Dinge anzugehen, anstatt sie zu vermeiden, und die den eigenen Werten entsprechen. Normalerweise fühlen wir uns besser, wenn wir solche Beschäftigungen suchen.

Um herauszufinden, ob das auch für Sie zutrifft, füllen Sie die *Gedanken-verändern-Gefühle*-Bestandsaufnahme für Depression (Arbeitsblatt 13.1) noch einmal aus. Vermerken Sie Ihr aktuelles Ergebnis in Arbeitsblatt 13.2. Es kann sich von dem ersten Ergebnis unterscheiden oder auch gleich sein. Nutzen Sie danach Arbeitsblatt 13.6, um festzulegen, wann sie einige der Aktivitäten unternehmen, die Sie mithilfe von Arbeitsblatt 13.5 identifiziert haben und die wahrscheinlich Ihren Zustand verbessern werden. Arbeitsblatt 13.6 ähnelt zwar einem Aktivitätenprotokoll, es ist jedoch ein Aktivitäten*plan*. Sie sollen vorausplanen, wann Sie bestimmte Aktivitäten unternehmen, um Ihre Stimmung zu verbessern.

Nehmen Sie sich für jeden Tag einige Tätigkeiten vor und probieren Sie auch unterschiedliche Aktivitäten in unterschiedlichen Kombinationen aus. Wenn Sie zu den Menschen gehören, die sich meist damit beschäftigen, Dinge zu erledigen, dann profitieren Sie möglicherweise sehr davon, einmal etwas zu tun, das einfach nur Spaß macht. Und wenn Sie im Gegenteil ein Mensch sind, der bereits viel Angenehmes unternimmt, erleben Sie vielleicht eine stärkere Verbesserung Ihrer Stimmung, wenn Sie sich vornehmen, etwas zu erledigen, oder etwas angehen, das Sie bisher vermieden haben. In Abbildung 13.4 ist wiedergegeben, was Ben in seinen Aktivitätenplan eingetragen hat.

Angenehme Aktivitäten: Mit Sylvie spazieren gehen, die Enkel besuchen, Golf spielen, mit Bobs Hund spielen, einen Freund zum Mittagessen einladen, eine Skatrunde organisieren, ins Kino gehen, Sylvie zum Essen einladen, zur Aufführung meiner Enkelin gehen, beim Autofahren Musik hören; auf das Singen der Vögel und auf die Blumen achten, wenn ich draußen bin; den Nachbarskindern beim Spielen zuschauen, nachts den Sternenhimmel betrachten, mich am Essensduft erfreuen.

Aktivitäten, mit denen man etwas erledigt: Den tropfenden Wasserhahn reparieren, ein Vogelhäuschen bauen, Rechnungen begleichen, meine Fotos auf dem Computer sortieren, die Garage aufräumen, Wäsche waschen, bei der Gemeinde anrufen und herausfinden, wo noch Ehrenamtliche gebraucht werden.

Was kann ich tun, um mit Projekten zu beginnen, die ich bisher vermieden habe? Beim Arzt anrufen und einen Termin vereinbaren, gleich aufstehen und unter die Dusche gehen (besonders, wenn ich niedergeschlagen bin), mit Sylvie über meine Sorgen sprechen; Sylvie bitten, mit mir gemeinsam Tätigkeiten zu planen, wenn ich zu deprimiert bin, es alleine zu tun.

Aktivitäten, die mit meinen Wertvorstellungen übereinstimmen: Mich stärker ehrenamtlich in der Kirche engagieren, den Enkeln bei den Hausaufgaben helfen; dem Nachbarn anbieten, das Gartentor zu reparieren; jeden Tag jemandem etwas Nettes sagen, meinen Freund im Krankenhaus besuchen.

Abbildung 13.4: Bens Liste für seinen Aktivitätenplan.

Legen Sie angenehme Aktivitäten oder zu Erledigendes terminlich fest

Indem Sie Aktivitäten planen, die Ihnen Freude machen oder mit denen Sie etwas erledigen können und sie auch durchführen, verändern Sie Ihr Verhalten. Das wiederum kann dazu führen, dass sich Ihre Depression mildert.

- Unternehmen Sie zehn schöne Dinge in der Woche, nicht nur fünf. Damit erhöhen Sie die Wahrscheinlichkeit, dass es Ihnen besser geht.
- Beschäftigungen, die Ihnen viel Freude bereiten, helfen Ihnen wahrscheinlich mehr als solche, an denen Sie weniger Spaß haben.
- Was Freude macht, wird von jedem unterschiedlich empfunden. Wählen Sie solche Tätigkeiten aus, die Ihren Interessen und Wertvorstellungen entsprechen.
- Angenehme Aktivitäten müssen weder teuer noch zeitaufwendig sein.
- Beispiele für angenehme, alltägliche Aktivitäten: sich mit einem Freund unterhalten, Musik hören, ein Computerspiel spielen, einen Spaziergang machen, zum Mittagessen rausgehen, die Lieblingssendung oder eine Sportsendung im Fernsehen verfolgen, mit den eigenen Kindern spielen.

ÜBUNG

Aktivitäten planen

Bevor Sie Arbeitsblatt 13.6 ausfüllen, überlegen Sie sich einige Tätigkeiten, die Sie sich jeden Tag vornehmen wollen. Vielleicht hilft Ihnen dabei ein Blick auf Arbeitsblatt 13.5 und dort insbesondere auf Ihre Antworten auf die Fragen 3, 6 und 8. Es ist sinnvoll, sich für jede Kategorie einige Aktivitäten zu überlegen und sie dann auf die einzelnen Wochentage zu verteilen.

Angenehme Aktivitäten:

____

____

____

Zu erledigen:

____

____

____

Was kann ich tun, um Dinge in Angriff zu nehmen, die ich bisher vermieden habe?

____

____

____

Tätigkeiten, die mit meinen Werten übereinstimmen:

____

____

____

Einige Aktivtäten passen in mehrere Kategorien zugleich. Dazu gehört zum Beispiel Spazierengehen, denn für den einen ist es eine angenehme Tätigkeit, für den anderen ist es etwas, was er erreicht, und für den Dritten stellt es etwas dar, das mit seinem Wert übereinstimmt, fit zu bleiben. Wenn Sie bisher keinen Sport getrieben haben, ist es vielleicht sogar etwas, was Sie bisher vermieden haben. Ordnen Sie die Tätigkeiten der Kategorie zu, die Ihnen am sinnvollsten erscheint. Wichtig ist, dass Sie im Lauf der Woche Tätigkeiten aus allen vier Bereichen ausüben.

ARBEITSBLATT 13.6

Aktivitätsplan

Nutzen Sie unter Zuhilfenahme der Übung „Aktivitäten planen" dieses Arbeitsblatt, um einige Tätigkeiten terminlich festzulegen. Notieren Sie in diesem Plan, an welchen Tagen und wann Sie sich diese Beschäftigungen vornehmen. Kommt Ihnen etwas Angenehmeres oder Wichtiges dazwischen, gehen Sie dieser Aktivität nach. Entscheiden Sie sich dafür, Ihren Plan zu ändern, streichen Sie die ursprüngliche Tätigkeit durch und schreiben die neue darunter. Bei jedem Zeitraum, den Sie mit einer Beschäftigung verbringen, notieren Sie bitte auch die Einschätzung Ihrer Stimmung auf der Skala zwischen 0 und 100.

Einzuschätzende Stimmung: ______________________________

Zeit	Montag	Dienstag	Mittwoch	Donnerstag	Freitag	Samstag	Sonntag
6–7							
7–8							
8–9							
9–10							
10–11							
11–12							
12–13							

13–14							
14–15							
15–16							
16–17							
17–18							
18–19							
19–20							
20–21							
21–22							
22–23							
23–00							
00–01							

Wenn Sie eine Woche lang die geplanten Aktivitäten umgesetzt haben, führen Sie einmal mehr die *Gedanken-verändern-Gefühle*-Bestandsaufnahme für Depression (Arbeitsblatt 13.1) durch. Notieren Sie dieses Ergebnis in Arbeitsblatt 13.2. Durch den Vergleich Ihrer Ergebnisse können Sie ermitteln, ob die Planung von Tätigkeiten Ihren Gemütszustand beeinflusst. Auch minimale Veränderungen zeigen, dass kleine Verhaltensmodifikationen zu einer Verbesserung Ihrer Stimmung beitragen können. Je nach Schwere Ihrer Depression mag es nötig sein, einige Wochen lang Aktivitäten zu planen, bis sich eine Verbesserung auch in den Ergebnissen der Depressions-Bestandsaufnahme bemerkbar macht.

FAQ zur Planung von Aktivitäten

Sollte sich Ihr Gefühlszustand nicht durch Aktivitäten verbessern, leisten folgende Fragen und Antworten eine Hilfestellung, das gewünschte Ziel zu erreichen.

„Was ist, wenn mir gar nicht nach den Aktivitäten ist, die ich mir vorgenommen habe?"

Wenn Sie gar keine Lust haben, die geplante Tätigkeit auszuüben, schauen Sie, ob Sie nicht wenigstens einen Teil des Ganzen umsetzen oder für einige Minuten ausprobieren können, ob es nicht vielleicht doch klappt. Häufig sind wir nicht motiviert, etwas zu unternehmen, bis wir endlich anfangen. Es wird Sie vielleicht überraschen, dass manchmal die Motivation erst einsetzt, nachdem man etwas angefangen hat, nicht vorher. Das gilt insbesondere für den Zustand der Depression.

Wenn Sie ein oder zwei Aktivitäten ausgelassen haben, dann lassen Sie sich nach Möglichkeit nicht entmutigen und vermeiden Sie Selbstkritik. Machen Sie einfach hier und jetzt weiter und beginnen die nächste Tätigkeit, die Sie geplant haben. Wenn Sie mögen, können Sie die ausgelassene Beschäftigung zu einem späteren Zeitpunkt ansetzen. Das Ziel des Aktivitätenplans besteht darin, die Anzahl und Arten der Tätigkeiten zu erhöhen, nicht stumpf ein Plansoll zu erfüllen. Setzen Sie Ihre Planung einige Wochen lang um, werden Sie feststellen, dass es Ihnen mit der Zeit immer leichter fällt, sich an Ihre Vorsätze zu halten.

„Was ist, wenn mir die Dinge gar nicht mehr so viel Freude machen wie früher?"

Wenn die Planung von Aktivitäten Ihr erster Schritt zur Milderung Ihrer Depression sein sollte, erwarten Sie nicht, dass alle Beschäftigungen Ihnen dieselbe Freude oder Zufriedenheit bescheren, wie Sie es aus der Zeit vor Ihrer Depression gewöhnt sind. Ben hatte immer viel Spaß am Golfspielen gehabt, aufgrund seiner Depression musste er nun feststellen, dass ihn diese Tätigkeit nicht mehr so befriedigte. Hätte Ben verglichen, wie viel Freude er während seiner Depression am Golfen hatte und wie viel Freude in der Zeit davor, hätte er zu folgendem Schluss kommen können: „Es hat keinen Sinn. Es macht mir nicht mehr solchen Spaß wie früher." Möglicherweise wäre er dann nach dem Sport nur noch trauriger geworden. Ein Vergleich des Golfens mit dem Zustand, zu Hause im Sessel zu sitzen, könnte hingegen zu diesem Ergebnis führen: „Es ist gut, dass ich Golfen gegangen bin. Zumindest habe ich mich ein bisschen abgelenkt. Das war besser, als zu Hause herumzusitzen und Trübsal zu blasen."

„Was ist, wenn mir die Tätigkeiten überhaupt keine Freude bereiten?"

Achten Sie darauf, was Ihnen während dieser Beschäftigung durch den Kopf geht. Wenn Sie etwas tun, von dem Sie glaubten, es bereite Ihnen Freude (zum Beispiel ein Spaziergang im Park), und dann hängen Sie bei jedem Schritt düsteren Gedanken nach, werden Sie sicherlich kein Vergnügen empfinden. Ertappen Sie sich dabei, dass sie fortwährend negative Gedanken haben, ermuntern Sie sich sanft, sich auf die Aktivität zu konzentrieren und zu schauen, ob es nicht etwas gibt, das Ihnen Spaß dabei macht (Freude, Erledigung einer Aufgabe, Vermeidungsstrategien überwinden, nach Ihren Wertvorstellungen handeln). Lassen Sie sich nicht entmutigen, wenn Ihre Gedanken doch immer wieder zu negativen Dingen zurückkehren – das ist bei einer Depression vollkommen normal. Vielleicht müssen Sie sich immer wieder ermahnen, das Gute in der Situation zu entdecken, manchmal tausendfach am Tag. Machen Sie sich eines bewusst: Dass Sie immer wieder zu negativen Gedanken zurückkehren, ist das im Prinzip sehr gut, denn dann haben Sie die Gelegenheit, etwas anderes auszuprobieren.

Einigen Betroffenen, insbesondere Menschen, die schon seit geraumer Zeit unter Depressionen leiden, fällt es sehr schwer, positive Gefühle zu entwickeln. Sollte das bei Ihnen der Fall sein, versuchen Sie, auch die kleinsten positiven Erfahrungen festzuhalten. Eine hilfreiche Strategie für Menschen, die mehr Freude erfahren möchten, besteht darin zu üben, „Freude aufzuspüren". Dazu gehört nicht nur, Aktivitäten nachzugehen, sondern auch währenddessen aktiv Vergnügen zu entdecken.

Häufig ist es hilfreich, dabei auf die eigenen Sinneswahrnehmungen, wie visuelle Eindrücke, Gerüche, Berührungen, Geräusche und Geschmack, zu achten. Konzentrieren Sie sich im Lauf des Tages auf all Ihre fünf Sinne. Nehmen Sie die Beschaffenheit, Geräusche, Düfte und das Aussehen von Dingen wahr, vielleicht ist etwas darunter, das Ihnen ein klein wenig Freude verschafft. Genießen Sie beim Essen jeden Geschmack, den Sie erkennen. Gehen Sie hinaus, halten Sie inne und schnuppern Sie. Vielleicht ist in der Luft ein Duft verborgen, der Sie anspricht? Spüren Sie den Luftzug auf Ihrer Haut. Ist er warm oder kalt? Lauschen Sie auf interessante oder angenehme Geräusche. Hören Sie Vögel singen oder einen Motor starten? Betrachten Sie die Farben, die Sie umgeben, achten Sie auf Menschen, die Ihnen angenehm oder sogar humorvoll erscheinen. Auch nur die kleinste positive Reaktion, etwas wahrzunehmen, ist gut. Und solch kleine Momente finden sich immer im Verlauf eines Tages. Mit der Zeit wird es Ihnen leichter fallen, regelmäßiger und für längere Zeit positive Gefühle wahrzunehmen.

Gewöhnen Sie sich eine geistige Haltung an, alltägliche Kleinigkeiten zu genießen. Sobald Ihnen das gelingt, können Sie größeres Vergnügen an Ihren Tätigkeiten finden, indem Sie aktiv nach weiteren positiven Aspekten Ausschau halten. Vielleicht hören Sie zufällig ein lustiges Gespräch von Passanten mit an oder Sie plaudern ein wenig mit einem Verkäufer. Wenn wir uns bewusst dafür entscheiden, in unserem Alltag positive Dinge zu entdecken, öffnen wir positiven Erlebnissen einen Spalt breit die Tür. Schauen wir aktiv nach erfreulichen alltäglichen Begebenheiten, bedeutet das zugleich, dass wir uns weniger auf negative Gedanken konzentrieren.

Es ist empfehlenswert, für einige Wochen auf diese Weise Aktivitäten zu planen, bis sich die Ergebnisse in Ihrer Depressions-Bestandsaufnahme (Arbeitsblatt 13.1) verbessert haben. Sobald es Ihnen leichter fällt, im Laufe eines Tages mehr und mehr Tätigkeiten auszuführen, sind Sie wahrscheinlich so weit, die Fertigkeiten, um die es in den Kapiteln 5 bis 12 geht, zu erlernen und zu praktizieren. Diese werden ebenfalls dafür sorgen, Ihren Gemütszustand weiter zu verbessern. Wenn es Ihnen besser geht und die Werte in der Depressions-Bestandsaufnahme gesunken sind, lesen Sie als Nächstes Kapitel 5. Während Sie diese neuen Lernschritte meistern, unternehmen Sie weiterhin die Dinge, die zu einer Verbesserung Ihres Zustands führen.

Zusammenfassung

- Bei einer Depression geht es nicht nur um eine Stimmungsveränderung, sie beinhaltet ebenso veränderte Denk- und Verhaltensweisen sowie Körperfunktionen.
- Mithilfe der *Gedanken-verändern-Gefühle*-Bestandsaufnahme für Depression (Arbeitsblatt 13.1) lassen sich die Symptome einer Depression erheben. Die wöchentlichen Ergebnisse dieser Bestandsaufnahme werden auf Arbeitsblatt 13.2 dokumentiert, um die Veränderungen Ihres Zustands nachvollziehen zu können, während Sie sich die Fertigkeiten, die in diesem Buch vermittelt werden, immer besser aneignen.
- Für Depression gibt es zahlreiche effektive Behandlungsmethoden. Dazu gehören die Kognitive Verhaltenstherapie, Verbesserung der persönlichen Beziehungen und Medikation.
- Betroffene, die mithilfe dieses Buches Fertigkeiten erworben haben, weisen geringere Rückfallquoten auf als Patienten, die ausschließlich mit Medikamenten behandelt werden.
- Im Zustand der Depression neigen wir dazu, uns selbst, unsere Erfahrungen und unsere Zukunft negativ zu bewerten.
- Bei einer Depression hilft die Kognitive Verhaltenstherapie, neue Denk- und Verhaltensweisen zu erlernen, um nachhaltig den Gemütszustand zu verbessern.
- Den Zusammenhang zwischen Verhalten und Depression können Sie nachvollziehen, indem Sie Ihre Tätigkeiten und Gefühle auf dem Aktivitätsprotokoll (Arbeitsblätter 13.4 und 13.5) aufzeichnen und analysieren.
- Ein Aktivitätsplan (Arbeitsblatt 13.6) dient dazu, Beschäftigungen terminlich festzulegen. Das sind solche, die Ihnen Freude bereiten, mit denen Sie etwas erreichen, die Sie bisher vermieden haben, bzw. Aktivitäten, die mit Ihren Werten übereinstimmen. Der Einsatz eines Aktivitätsplans über mehrere Wochen wird Ihnen voraussichtlich helfen, Ihre Stimmung zu verbessern.

14. | Ängste verstehen

Vielleicht lesen Sie *Gedanken verändern Gefühle,* weil Sie hoffen, hier Hilfe im Umgang mit Ihren Angstgefühlen zu finden. Mit Ängsten hat eigentlich jeder Mensch zu tun und dennoch gehören sie zu den beunruhigendsten Gefühlen, die wir kennen. Einige sind den ganzen Tag über ängstlich, während andere nur in bestimmten Situationen Angst erleben.

Eines unserer Fallbeispiele erzählt die Geschichte von Linda, die bei Flügen unter Panikattacken und großen Ängsten litt. Doch es gab bei ihr auch viele Tage, an denen Angst keine Rolle spielte. Wenn sie allerdings unter Angst litt, dann war das Gefühl manchmal so stark, dass sie die Notaufnahme eines Krankenhauses aufsuchen musste. Linda zog sogar in Erwägung, eine Beförderung auszuschlagen, weil sie häufiger hätte fliegen und sich damit noch mehr Panikattacken hätte aussetzen müssen.

Welche Situationen bei ihr Angst auslösten, wusste Linda sehr wohl. Für andere Betroffene ist Angst häufig rätselhaft, besonders wenn sie aus „heiterem Himmel" zu kommen scheint. In diesem Buch erfahren Sie mehr über Angstzustände und wenn Sie die entsprechenden Übungen machen, wird es Ihnen vermutlich leichter fallen, zu entdecken, was genau bei Ihnen Angst auslöst.

Der Begriff „Angst" wird häufig für eine vorübergehende Nervosität oder Ängstlichkeit verwendet, wie sie bei Herausforderungen auftreten, etwa in Bewerbungsgesprächen oder bei medizinischen Untersuchungen. Aber er beschreibt auch länger anhaltende Angstformen, wie Phobien (die Angst vor speziellen Situationen oder Dingen, z. B. vor Höhe, Tieren, Insekten oder Flugangst), soziale Angststörungen (die Furcht, sich zum Narren zu machen und/oder von anderen kritisiert oder abgelehnt zu werden), Panikstörungen (intensive Angst, bei der die Betroffenen häufig fürchten, zu sterben oder verrückt zu werden), Posttraumatische Belastungsstörungen (wiederholte Erinnerungen an Traumata, die mit einem hohen Stressniveau verbunden sind), Sorge um die eigene Gesundheit (die ständige Angst, unter einer Krankheit oder einem körperlichen Problem zu leiden, obgleich medizinische Untersuchungen keinen Befund ergeben) und eine Generalisierte Angststörung (die sich durch häufige Sorgen und körperliche Angstsymptome auszeichnet).

Nehmen Sie sich einen Moment Zeit, um über Ihre Angst nachzudenken.

Wann trat die Angst zum ersten Mal auf? ______________________________

Begleitet Sie die Angst ständig oder tritt sie nur gelegentlich auf? ______________

Wie stark ist Ihre Angst (gering, moderat oder stark?) ______________________

Spüren Sie die Angst den ganzen Tag lang
oder nur in bestimmten Situationen? ______________________________

Wenn Sie sich in bestimmten Situationen ängstigen, notieren Sie hier die Ereignisse oder Situationen, auf die das zutrifft:

Ich bin ängstlich, wenn ______________________________

Ich bin ängstlich, wenn ______________________________

Ich bin ängstlich, wenn ______________________________

Ich bin ängstlich, wenn ______________________________

Nachdem Sie nun ermittelt haben, wann Ihre Angst auftritt und wie stark sie ist, analysieren Sie in der nächsten Übung Ihre Angstsymptome. Das Gefühl der Angst ist individuell verschieden. Wenn Sie Ihre persönlichen Muster erkennen, fällt es Ihnen vielleicht leichter, die speziellen Erlebnisse, an denen Sie etwas ändern möchten, ins Visier zu nehmen.

ÜBUNG

Angstsymptome erkennen und erfassen

Um genauer festmachen zu können, unter welchen Symptomen Sie leiden, wenn Sie Angst haben, können Sie sie mithilfe von Arbeitsblatt 14.1 einschätzen (*Gedanken-verändern-Gefühle*-Bestandsaufnahme für Angst). Füllen Sie diese Bestandsaufnahme wöchentlich einmal aus. Zugleich lernen Sie Techniken, mit Ihren Angstgefühlen umzugehen. Die regelmäßige Bestandsaufnahme hilft Ihnen herauszufinden, welche Fertigkeiten aus diesem Buch Ihnen am besten helfen und welche Fortschritte Sie machen.

Welches Ausmaß Ihre Angst hat können Sie ermitteln, indem Sie Ihre Werte aus Arbeitsblatt 14.1 aufaddieren. Haben Sie beispielsweise in jeder Zeile die 3 angekreuzt, lautet Ihr Wert 72 (3 x 24 Punkte). Sind Sie sich unschlüssig, welche Antwort auf Sie zutrifft, nehmen Sie den jeweils höheren Wert.

Verfolgen Sie, welche Fortschritte Sie machen, und dokumentieren Sie Ihre Werte in der Ergebnisübersicht für die Angst-Bestandsaufnahme (Arbeitsblatt 14.2). Notieren Sie in jeder Spalte das Datum, an dem Sie Arbeitsblatt 14.1 ausgefüllt haben. Danach markieren Sie den jeweiligen Wert in der Spalte mit einem X, um so einen Kurvenverlauf nachvollziehen zu können.

ARBEITSBLATT 14.1

Gedanken-verändern-Gefühle- Bestandsaufnahme für Angst

Markieren Sie denjenigen Wert, der am besten beschreibt, wie oft Sie jedes einzelne Symptom in der letzten Woche erlebt haben.

	gar nicht	manch-mal	häufig	meis-tens
1. nervös	0	1	2	3
2. besorgt	0	1	2	3
3. zittrig, zuckend, schlottrig	0	1	2	3
4. angespannte, schmerzende Muskeln, Muskelkater	0	1	2	3
5. Ruhelosigkeit	0	1	2	3
6. schnelle Ermüdung	0	1	2	3
7. Kurzatmigkeit	0	1	2	3
8. schneller Herzschlag	0	1	2	3
9. Schwitzen	0	1	2	3
10. trockner Mund	0	1	2	3
11. Schwindel oder Benommenheit	0	1	2	3
12. Übelkeit, Durchfall, Magenprobleme	0	1	2	3
13. verstärkter Harndrang	0	1	2	3
14. Hitzewallungen oder Kälteschauer	0	1	2	3
15. Schluckprobleme, „Kloß im Hals“	0	1	2	3
16. Anspannung	0	1	2	3
17. Schreckhaftigkeit	0	1	2	3
18. Konzentrationsprobleme	0	1	2	3
19. Einschlaf- oder Durschlafschwierigkeiten	0	1	2	3
20. Reizbarkeit	0	1	2	3
21. Vermeiden von Orten, an denen ich mich fürchten könnte	0	1	2	3
22. Gedanken an Gefahr	0	1	2	3
23. Ich kann damit nicht fertig werden	0	1	2	3
24. Furcht, dass etwas Schreckliches geschehen wird	0	1	2	3
Ergebnis (Summe der Einzelwerte)				

ARBEITSBLATT 14.2

Gedanken-verändern-Gefühle- Ergebnisübersicht für Angst

Ergebnis																
72																
69																
66																
63																
60																
57																
54																
51																
48																
45																
42																
39																
36																
33																
30																
27																
24																
21																
18																
15																
12																
9																
6																
3																
0																
Datum																

Sowohl die Angst-Bestandsaufnahme als auch die Ergebnisübersicht (Arbeitsblätter 14.1 und 14.2) können Sie regelmäßig ausfüllen (z. B. wöchentlich oder monatlich), um festzustellen, ob sich Ihre Angst verändert hat. Das erste Ergebnis der Bestandsaufnahme nennt man Ausgangswert. Vielleicht werden Sie im Lauf Ihrer Arbeit mit verschiedenen Strategien Veränderungen – Verbesserungen, aber auch Verschlechterungen – in Ihren Werten feststellen. Nehmen wir an, Sie erlernen Strategien zur Reduzierung Ihrer Angst, unternehmen Schritte, um ein Problem zu lösen, das Ihnen Sorgen macht, oder beginnen vielleicht eine Kognitive Verhaltenstherapie (KV). Mit jeder dieser Interventionen ist die Hoffnung und Erwartung verbunden, dass die Häufigkeit und Intensität Ihrer Symptome abnehmen und sich dies in der Ergebnisübersicht niederschlägt. So können Sie nachvollziehen, welche Ansätze und Schritte für Sie sinnvoll sind.

Die Ergebnisse aus der Angst-Bestandsaufnahme dienen nicht dazu, Angst zu diagnostizieren. Wenn Sie der Meinung sind, dass Sie unter Ängsten leiden, können Sie das ausgefüllte Arbeitsblatt 14.1 Ihrem Arzt oder Therapeuten vorlegen. Es liefert ihm Informationen über Ihre Erfahrungen, sodass er eine Diagnose stellen und Behandlungsvorschläge entwickeln kann.

Die Symptome, die Sie mit der Angst-Bestandsaufnahme erheben, beinhalten kognitive Aspekte (Gedanken), Verhaltensveränderungen sowie emotionale und körperliche Umstellungen. Dies findet sich in dem Modell wieder, dass wir bereits in Kapitel 2 vorgestellt haben. Beachten Sie: Die kognitiven Symptome von Angst beinhalten auch die **Gedanken** an Gefahr oder Schlimmes, das drohen könnte. Dazu gehört die Vorstellung, dass Sie mit einer Situation nicht fertig werden, oder andere Befürchtungen. Diese Gedanken treten häufig als Bilder auf, nicht als Worte. Leiden wir unter Ängsten, neigen wir dazu, die Situationen und Orte zu vermeiden, die diese Angst in uns auslösen. Vermeidung ist das häufigste **Verhalten** bei Ängsten. Die **körperlichen Angstsymptome** können ganz verschieden sein. Sie äußern sich etwa in Atemnot, erhöhter Herzfrequenz, einem trockenen Mund, Schwitzen, angespannten Muskeln, Zittern, Benommenheit, Übelkeit sowie Magenproblemen. Auch können Hitzewallungen oder Kälteschauer, Harndrang, Rastlosigkeit oder gar Schluckbeschwerden auftreten. Es gibt viele Ausdrücke für das **Gefühl** der Ängstlichkeit: „nervös", „panisch" oder „bis aufs Äußerste angespannt".

In Abbildung 14.1 sind die verschiedenen Arten von Angstsymptomen zusammengefasst. Und die gute Nachricht lautet: Mit einer Kognitiven Verhaltenstherapie und den Fertigkeiten, die Sie in diesem Buch erwerben, lassen sich all diese Symptome sehr effektiv reduzieren.

Wir machen **Erfahrungen** in unserem Leben, die Ängste aufbauen oder auslösen können. Dazu gehören ein Trauma (körperlicher, emotionaler oder sexueller Missbrauch, Einschüchterung, Verkehrsunfälle oder Krieg), Krankheit und Tod, Erlerntes („Schlangen sind giftig", „Wenn du das anfasst, wirst du krank"), Dinge, die wir beobachten und mitverfolgen (Zeitungsbericht über einen Flugzeugabsturz, „Mir blieb das Herz stehen"), oder Erfahrungen, die wir scheinbar nicht bewältigen können (eine Rede halten, eine Beförderung oder Entlassung, ein Kind bekommen) – all das kann zu Gefühlen von Angst führen. Lindas Angst setzte nach dem Tod ihres Vaters ein. Zu jener Zeit fühlte sie sich überfordert und hatte Schwierigkeiten, mit Problemen umzugehen. Sie fürchtete sich vor einer weiteren Katastrophe und davor, nicht mit ihr zurechtzukommen.

All diese körperlichen Symptome der Angst, die zu Veränderungen in unserem Verhalten oder Denken führen, gehören zu den typischen Reaktionsmustern. Man nennt sie *fight, flight, freeze,* etwa „Kampf, Flucht oder Erstarren". Diese drei Reaktionen sind Anpassungsmuster in Gefahrensituationen. Etwas deutlicher wird das vielleicht an einem Beispiel: Stellen wir uns vor, Sie sind in einer Ihnen unbekannten Stadt. Sie beschließen, einen Abendspaziergang zu machen, und finden sich plötzlich in einer dunklen Straße wieder, ohne zu wissen, wo Sie sind. Ihnen kommt ein großer Mann entgegen, er ist noch ungefähr 20 Meter von Ihnen entfernt. Sie gehen davon aus, dass er Sie sieht und vorhat, Sie anzugreifen und auszurauben. Was tun Sie? Eine Möglichkeit ist, sich zu wehren, also zu kämpfen. Dazu muss Ihr Herz schneller schlagen, sich Ihre Atmung beschleunigen und Ihre Muskeln müssten sich anspannen. Schwitzen würde dafür sorgen, Ihre Körpertemperatur wieder zu senken. Wie Sie sehen, dienen all diese körperlichen Reaktionen dazu, Sie auf einen Kampf vorzubereiten, es sind also „Kampf"-Reaktionen.

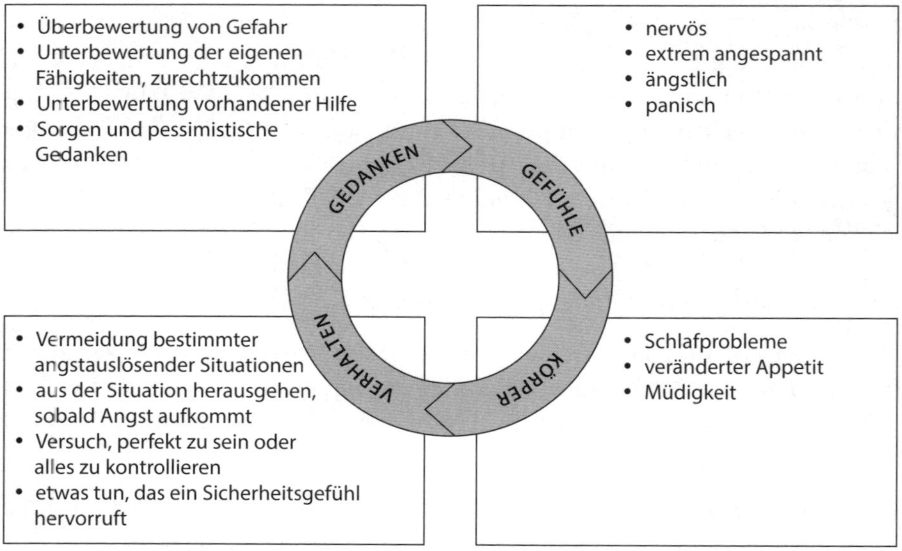

Abbildung 14.1: Übersicht der Angstsymptome

Doch vielleicht kommen Sie zu der Überzeugung, dass es doch nicht so eine gute Idee ist, mit diesem Mann zu kämpfen. Auch um zu fliehen, benötigt man eine erhöhte Herzfrequenz, ausreichend Sauerstoff, Muskelspannung und man muss schwitzen. Es laufen also dieselben Veränderungen bei der Fluchtreaktion ab wie bei der Vorbereitung zum „Kampf". Die generierte Extraenergie wird lediglich für das Laufen statt für einen Kampf eingesetzt. Mit Glück entkommen Sie durch Flucht dem Angriff.

Eine vielleicht ebenso angemessene Reaktion besteht in der Erstarrung. Möglicherweise hat der Mann Sie noch gar nicht bemerkt und wenn Sie sich nicht bewegen, sieht er Sie nicht. In diesem Fall müssen die Muskeln aufs Äußerste angespannt sein, um restlos stillzustehen. Sind die Muskeln im Brustkorb angespannt, sieht der Fremde vielleicht auch nicht, wie Sie atmen. Diese körperlichen Anpassungen, damit Sie vollkommen bewegungslos sind, gehören zur Erstarrungsreaktion.

Diese drei Angstreaktionen – Kampf, Flucht und Erstarrung – sind hervorragende Antworten auf Gefahren. Angst hilft uns, uns bei echten und ernsthaften Gefahren anzupassen, daher können wir nicht komplett auf sie verzichten.

Stellen Sie sich die Angst wie eine Reaktion auf Schmerz vor: Es wäre sehr riskant, keinen Schmerz zu spüren, denn dann wüssten wir nicht, dass es wichtig ist, die Hand von der heißen Herdplatte zurückzuziehen. Auf dieselbe Weise sind wir von unseren Angstreaktionen abhängig, um auf Gefahren aufmerksam zu werden, denen wir möglicherweise begegnen.

Leider spüren wir auch Angst, wenn wir nur einen Film anschauen, in dem es um einen Überfall geht, oder wenn wir einen Vortrag vor einer Gruppe halten sollen. Dieses Buch bringt Ihnen Methoden näher, wie Sie Ihrer Angst begegnen können, wenn kein echtes Risiko besteht oder die Gefahr nicht so groß ist, wie Sie sie wahrnehmen. Unsere Methoden helfen auch, wenn Ihre Angst zu groß wird und Ihre ansonsten angemessenen Strategien im Umgang mit solch einer Situation untergräbt. Eine Angstbehandlung soll Ihnen helfen, die Gefahr richtig und schnell einzuschätzen. Stellt sich heraus, dass eine Gefahr nicht so groß ist wie zunächst angenommen, lernen Sie außerdem, Ihre Angstreaktionen zu minimieren. Das kann manchmal bedeuten, dass Sie sich der Gefahr nähern müssen, um ihr wahres Ausmaß zu erkennen und Ihre Fähigkeit im Umgang mit ihr zu erproben.

14.1 Angstverhalten

Angst wird durch zwei Arten von Verhalten charakterisiert: Vermeidung und Sicherheitsverhalten. Wenn wir ängstlich sind, vermeiden wir Dinge und wünschen uns Sicherheit, weil diese beiden Verhaltensweisen kurzfristig dafür sorgen, dass es uns besser geht. Diese weitverbreiteten Reaktionen sorgen jedoch dafür, dass wir länger Angst verspüren und dass das mit der Zeit sogar noch schlimmer wird.

Vermeidungsverhalten

In der Schule musste Peter einen Rhetorik-Kurs belegen. Die Vorstellung, vor der Klasse sprechen zu müssen, machte ihm jedoch extreme Angst, und so schob er die Arbeit an seinem Vortrag immer wieder auf und tat etwas anderes, um das Gefühl der Angst zu vermeiden. Wenn er seine Freunde traf, anstatt den Vortrag zu schreiben, ging es ihm sofort besser, denn anstatt an sein Referat zu denken, konzentrierte er sich nun auf seine Freunde. Die Wochen verstrichen und Peters Angst vor der bevorstehenden Rede wurde immer größer. Er beteiligte sich kaum noch am Unterricht, denn immer, wenn er etwas sagen wollte, spürte er Angst in sich aufsteigen. Als er beschloss, sich nicht mehr zu melden, verschwand seine Angst sofort. Jedes Mal, wenn Peter vermied, etwas zu sagen, wurde er mit dem Gefühl belohnt, dass es ihm besser ging. Das führte dazu, dass er immer weiter vermied, sich am Unterricht zu beteiligen.

Obwohl Peters Vermeidungsverhalten kurzfristig dazu beitrug, dass er sich gut fühlte, verstärkte es mit der Zeit seine Angst nur. Es gibt vier Gründe, warum Vermeidungsverhalten zu einer Verstärkung der Angst führt:

1. Indem wir uns der Angst nicht nähern und uns nicht damit beschäftigen, was uns Angst macht, werden wir nicht lernen, wie wir unsere Angst aushalten können.
2. Wir lernen nicht den Umgang mit Situationen, die uns Angst machen.
3. Wir haben nicht die Chance zu erkennen, dass die Situation nicht so gefährlich ist, wie wir fürchten.
4. Es ergibt sich nicht die Gelegenheit festzustellen, ob wir nicht vielleicht doch ganz gut mit der Situation klarkommen können.

Peters Klassenkamerad Mark hatte ebenfalls Angst, seine Rede vor der Gruppe zu halten. Aber im Gegensatz zu Peter, der es vermied, an dem Vortrag zu arbeiten, reduzierte Mark seine Ängstlichkeit, indem er Folgendes unternahm: Er fragte andere Schüler nach der Lehrerin und wie sie zensierte, um herauszufinden, wie hoch die Anforderungen waren. Er erfuhr, dass die Lehrerin zwar streng benotete, doch diejenigen Schüler unterstützte, die sich im Unterricht Mühe gaben. Mark war nervös, als er sich hinsetzte, um seinen Vortrag vorzubereiten, aber er blieb dran und stellte fest, dass seine Angst ein wenig nachließ, sobald er sich Notizen über mögliche Themen und Stichworte machte. Sein Referat war recht früh fertig und so konnte er seinen Vortrag lange genug üben. Ihm fiel auf, dass seine Angst mit zunehmender Übung und Vorbereitung nachließ. Außerdem beteiligte er sich mündlich im Unterricht und übte damit, vor der Gruppe zu sprechen. Diese Erfahrungen gaben ihm Vertrauen, dass er es aushalten konnte, etwas zu sagen, wenn alle Blicke auf ihn gerichtet waren. Einmal war ein Klassenkamerad anderer Meinung als er und verspottete ihn. Zwar spürte Mark, dass er rot wurde, merkte dann aber, dass das auch kein Weltuntergang war. Stattdessen freute er sich, wie gut er mit der Situation umgegangen war. Eine andere Klassenkameradin sagte ihm später, sie hielte den Kritiker für gemein. So begriff Mark: Auch wenn er Fehler machte und andere ihm widersprachen, gab es doch einige Menschen, die positiv über ihn dachten.

Diese beiden Beispiele zeigen, dass Vermeidungsverhalten kurzfristig Erleichterung bringt, langfristig jedoch für eine Intensivierung der Angst sorgt. Wenn Sie bereits Angst erlebt haben, werden Sie vielleicht bestimmte Situationen oder Erfahrungen vermieden haben. Notieren Sie auf folgender Liste einige Dinge, die Sie aufgrund von Angst vermieden haben.

ÜBUNG

Was ich aus Angst vermeide

1. ____________________
2. ____________________
3. ____________________
4. ____________________
5. ____________________
6. ____________________
7. ____________________

Sicherheitsverhalten

Wenn wir Angst haben, retten wir uns nicht nur in Vermeidungsverhalten, sondern häufig auch in Sicherheitsverhalten. Was versteht man darunter? Sicherheitsverhalten umfasst all das, was wir tun, um das empfundene Risiko zu reduzieren oder uns in angsteinflößenden Situationen davor zu schützen, verletzt zu werden. Auch wenn das positiv klingt, verschlimmert Sicherheitsverhalten de facto die Angst, denn es untermauert unsere Wahrnehmung, dass wir es mit etwas Gefährlichem zu tun haben, was vielleicht gar nicht der Fall ist.

Folgende Fallgeschichten illustrieren diesen Gedanken: Tyra hat Angst vor Schlangen. Wenn sie mit ihrer Tochter in den Zoo geht, studiert sie vorher aufmerksam den Lageplan, um das Schlangenhaus möglichst zu vermeiden. Allerdings möchte ihre Tochter gern die Schlangen sehen, also geht sie mit. Während sie sich die Tiere anschauen, legt Tyra einen Arm um ihre Tochter, für den Fall, dass eine Schlange entkommt und sie beide das Gebäude schnell verlassen müssen. Weil sie den Arm um ihre Tochter gelegt hat (Sicherheitsverhalten), denkt Tyra noch mehr über die Gefahren nach. Sie ist noch nervöser, obwohl das Risiko bei einem Zoobesuch quasi bei null liegt.

Kenji hat vor vielen Dingen Angst. Nachts fürchtet er, jemand könne in sein Haus einbrechen, deswegen schließt er die Tür ab. Ein paar Minuten später steht er wieder auf, um zu kontrollieren, ob sie wirklich abgeschlossen ist (Sicherheitsverhalten). Nacht für Nacht wiederholt er dieses Ritual – bis zu neunmal. Sieht er, dass die Tür fest verschlossen ist, schwindet seine Angst kurzfristig. Jedoch kehrt die Sorge schnell zurück und Kenji traut seiner Wahrnehmung nicht, dass die Tür tatsächlich verschlossen ist. Die Kontrolle der Tür ist ein Sicherheitsverhalten und es führt dazu, dass Kenji sich auf die Gefahr eines Eindringlings konzentriert. Seine Angst verringert dieses Verhalten jedoch kaum.

Roberta hat einmal in der Woche eine Bürobesprechung. Jedes Mal wird sie sehr nervös, weil sie fürchtet, der Abteilungsleiter könnte ihr eine Frage stellen oder ihr eine Aufgabe übertragen, die sie überfordert. Zwar besucht sie jedes Meeting, setzt sich aber in die letzte Reihe (Sicherheitsverhalten). Außerdem vermeidet Roberta es, zu husten, Blickkontakt herzustellen oder Informationen, über die sie verfügt, weiterzugeben (Sicherheitsverhalten). Sie möchte einfach keine Aufmerksamkeit auf sich ziehen. Durch diese Verhaltensweisen gelingt es Roberta, dem Interesse ihres Vorgesetzten zu entgehen, aber sie helfen ihr nicht, ihre Angst loszuwerden. Mit jeder Woche, die ihr Vorgesetzter sie nicht anspricht, wächst Robertas Überzeugung, im Zweifelsfall der Situation nicht gewachsen zu sein. Ihre Angst in beruflichen Meetings wird so immer größer.

Worin unterscheiden sich Sicherheitsverhalten und Umgang mit Angst

Wenn wir Sicherheitsdenken walten lassen, tun wir das häufig in dem Glauben, souverän mit unserer Angst umzugehen, aber wie die genannten Beispiele belegen, führt dieses Verhalten dazu, dass wir auch weiterhin auf die Gefahren fokussiert sind und uns damit in unserer Annahme bestärken, es handele sich um sehr gefährliche Umstände. Wie Vermeidung hilft Sicherheitsverhalten dabei, uns kurzfristig besser zu fühlen, doch eigentlich verlängert es nur unseren Kampf gegen die Angst. Das liegt daran, dass Sicherheitsverhalten uns daran hindert, unsere Ängste zu konfrontieren. Wir nehmen uns so selbst die Chance, Vertrauen zu entwickeln, dass wir Dinge bewältigen können, deren Erfolg vielleicht fraglich ist oder die uns gefährlich erscheinen.

Zu einem guten Umgang mit solchen Situationen gehört normalerweise dazu, dass wir uns unseren Ängsten stellen, unsere Reaktionen steuern und mit den Situationen, die uns ängstigen, fertig werden. Durch Übung im Umgang mit unseren Ängsten gewinnen wir das Vertrauen, dass wir ihnen gewachsen sind, und die Ängste lassen nach. Man kann Sicherheits- und Bewältigungsverhalten in zwei Aspekten unterscheiden:

1. Sicherheitsverhalten hat zum Ziel, Gefahren zu reduzieren; Bewältigungsverhalten dient dazu, dass wir Situationen, die Angst auslösen, nicht ausweichen, sie aushalten und mit ihnen umgehen.
2. Sicherheitsverhalten hält Angst aufrecht und verstärkt sie; Bewältigungsverhalten führt mit der Zeit zu einer Minderung der Angst.

Würden Tyra, Kenji und Roberta ihr Verhalten in dem Sinne ändern, dass sie anfangen, mit ihren Ängsten umzugehen, anstatt weiterhin Sicherheitsverhalten zu zeigen, könnten sie wahrscheinlich feststellen, dass ihre Ängste mit der Zeit nachlassen. Eine gute Bewältigungsstrategie für Tyra wäre beispielsweise, ihre Tochter loszulassen und sie dabei zu beobachten, wie sie sich über den Anblick der Tiere freut. Darüber hinaus könnte sich Tyra ermahnen, dass sich alle Schlangen, besonders die hochgiftigen, in sicheren Terrarien befinden und nicht entkommen können.

Um mit seiner Angst umzugehen, könnte Kenji sich darauf konzentrieren, wie er die Haustür abschließt. Wird er trotzdem wieder nervös, könnte er sich bremsen, aufzustehen und nachzuschauen, indem er sich ermahnt, dass er die Unsicherheit und sein Unbehagen aushalten kann. Vielleicht wird ihm das zunächst schwerfallen, aber mit der Zeit wird sein Zwang, die Tür zu kontrollieren, abnehmen. Dann wird er feststellen, dass diese Kontrollen überhaupt nichts zu seiner Sicherheit beitragen.

Roberta fürchtet sich vor Fragen, die sich um ihren Job drehen oder die dafür sorgen könnten, dass sie im Zentrum der Aufmerksamkeit steht und vielleicht etwas Peinliches oder Dummes sagt. Eine gute Bewältigungsstrategie wäre für sie, in Meetings dann etwas mitzuteilen, wenn sie sich mit dem, was sie sagen will, sicher fühlt. Sie kann darüber hinaus auch üben, auf Fragen ihres Vorgesetzten zu reagieren, auf die sie keine Antworten hat. Sollte ihr eine Aufgabe übertragen werden, die sie alleine nicht erledigen kann, sollte sie einen Kollegen um Hilfe bitten, um die nötigen Fertigkeiten zu erlernen. Die ersten Male, die Roberta dieses Verhalten ausprobiert, wird sie wahrscheinlich noch unsicher sein, doch mit diesen Erfahrungen wird sie feststellen, dass meistens gar nichts Schlimmes passiert, und falls doch, dass sie damit umgehen kann. Mit der Zeit und mit Übung wird ihre Angst nachlassen und sie wird selbstbewusster werden.

Vielleicht geht es Ihnen wie Tyra, Kenji und Roberta und Sie setzen Sicherheitsverhalten ein, wenn bei Ihnen die Angst hochkommt. Können Sie zwei oder drei Sicherheitsverhalten identifizieren, mit denen Sie versuchen Angst zu vermeiden oder zu verringern? Beachten Sie: Sicherheitsverhalten können manchmal Dinge sein, die Sie tun (z. B. nur zu einer Party zu gehen, wenn eine Freundin sie begleitet; zur Sicherheit eine Beruhigungstablette dabeihaben, für den Fall, dass Sie die Angst übermannt), es können aber auch Dinge sein, die Sie gelegentlich nicht tun (z. B. Blickkontakt vermeiden, um nicht angesprochen zu werden; sich einen Sitzplatz am Rand suchen, damit Sie schnell aufstehen und gehen können). Denken Sie bei der folgenden Übung an bestimmte Situationen, in denen Sie Angst gespürt haben, und erinnern Sie sich, welches Sicherheitsverhalten Sie zeigten. Bei jeder Situation gibt es vielleicht mehrere Verhaltensalternativen.

ÜBUNG

Mein Sicherheitsverhalten, um Angst zu vermeiden

1. Situation: ______________________________

   Sicherheitsverhalten: ______________________________

2. Situation: ______________________________

   Sicherheitsverhalten: ______________________________

3. Situation: ______________________________

   Sicherheitsverhalten: ______________________________

14.2 Bange Gedanken

Verhaltensweisen wie Vermeidung und Sicherheitsdenken lassen sich noch besser nachvollziehen, wenn man die Gedanken versteht, die mit Angst einhergehen. Spüren wir Angst, denken wir an *Gefahr, Bedrohung* und die eigene *Verwundbarkeit.* Die Bedrohung bzw. die Gefahr kann körperlicher, geistiger oder sozialer Natur sein. Eine körperliche Gefahr liegt dann vor, wenn Sie glauben, Sie würden physisch verletzt werden (z. B. durch einen Schlangenbiss, Prügel, aber auch durch einen Herzanfall). Eine soziale Bedrohung kann darin bestehen, abgelehnt, erniedrigt, beschämt oder eingeschüchtert zu werden. Sind Ihre Sorgen so groß, dass Sie fürchten, verrückt zu werden oder den Verstand zu verlieren, sprechen wir von einer geistigen Bedrohung.

Über den Gedanken an eine Gefahr hinaus fühlen wir uns nicht im Stande, die Situation zu *bewältigen.* Nehmen wir wahr, dass die Gefahr, der wir gegenüberstehen, größer ist als unsere Fähigkeit, mit ihr umzugehen, sind wir in der Tat ängstlich. Stellen Sie sich vor, jemand bittet Sie, von einem hohen Felsen in einen See zu springen: Wie fühlen Sie sich? Sicher ist dieses Vorhaben nicht ganz ungefährlich, aber wenn Sie sich sicher sind, dass Sie schwimmen und tauchen können, dass der See tief genug ist, Sie außerdem anderen dabei zugesehen haben, wie sie gesprungen sind und es offensichtlich genossen haben, dann spüren Sie vielleicht Aufregung, aber keine Angst. Sie glauben nämlich, dass Sie mit dem Ausmaß der Gefahr in diesem Moment umgehen können. Anstatt sich auf die Bedrohung zu konzentrieren, sehen Sie den Reiz zu springen und die Freude, die dieser Augenblick bietet. Sind Sie jedoch nicht davon überzeugt, dass es sicher ist zu springen und dass Sie gut genug schwimmen können, spüren Sie in dieser Situation wahrscheinlich Angst anstatt Aufregung.

Jeden Tag unseres Lebens beurteilen wir auf diese Weise Gefahren und unsere Fähigkeit, sie bewältigen zu können. So entscheiden wir, ob wir schnell oder langsam fahren, an der Ampel die Straße überqueren oder nicht, in einer Gruppe unsere Meinung äußern oder es bleiben zu lassen. In all diese Urteile fließt unsere Einschätzung der Gefahren und unsere Fähigkeit, sie zu meistern, ein. Ist unsere Kompetenz gleich oder größer als die Herausforderung, führen wir Tätigkeiten, ohne zu zögern, aus. Sind wir der Meinung, dass wir nicht die bestehenden Risiken oder Gefahren bewältigen können, neigen wir dazu, uns zurückzuziehen, die Situation zu vermeiden und Sicherheitsverhalten an den Tag zu legen.

Angst ist nicht immer verkehrt, doch ist man häufig ängstlich, tendiert man in vielen Situationen dazu, die Gefahr zu *überschätzen* und die Fähigkeit mit ihr umzugehen zu *unterschätzen.* Diese Denkweise führt dazu, häufig unnötigerweise Angst zu haben. Mit der Zeit kann sich die Ängstlichkeit verschlimmern und sich auf mehr und mehr Aspekte des Lebens negativ auswirken.

„Was-wäre-wenn“-Gedanken

Angsterfüllte Gedanken sehen häufig zukünftige oder unmittelbar bevorstehende Katastrophen voraus. Sie beginnen häufig mit den Worten „Was wäre, wenn …“ und sagen ein schlimmes Ende voraus. Häufig dreht sich angsterfülltes Denken auch um Gefahren. Jemand, der beispielsweise Angst davor hat, in der Öffentlichkeit zu sprechen, denkt sich: „*Was wäre, wenn* ich ins Stolpern gerate? *Was ist, wenn* ich mein Skript vergesse? *Was geschieht, wenn* die Leute von mir denken, ich sei dumm und hätte keinen Schimmer, wovon ich rede?“ Möglicherweise stellt sich diese Person vor, wie sie erstarrt und errötend von den Zuhörern steht. In diesen Gedanken geht es um die Zukunft und einen negativen Ausgang der Situation.

Jemand mit Flugangst oder Furcht, auf der Autobahn zu fahren, denkt sich vielleicht: „*Was wäre, wenn* das Flugzeug explodiert? *Was ist, wenn* ich im Flugzeug eine Panikattacke bekommen? *Was wäre, wenn* der Sauerstoff in der Kabine ausgeht und ich keine Luft mehr bekomme?“ Oder: „*Was geschieht, wenn* ich auf der Autobahn einen Unfall habe? *Was ist, wenn* ich in den Feierabendverkehr gerate, keine Luft bekomme und keine Ausfahrt in der Nähe ist?“ Wie man sieht, sind diese Gedanken sowohl auf die Zukunft gerichtet als auch auf eine mögliche Gefahr oder ein Unglück. Mit solchen Ideen im Kopf überlegt man es sich ein zweites Mal, ob man in ein Flugzeug steigt oder auf die Autobahn fährt.

Bei einigen Menschen lösen enge Beziehungen Angst aus. Sie fürchten sich vor Nähe oder Bindung. Vielleicht machen sie sich auch Sorgen darum, verurteilt, abgelehnt oder beschämt zu werden. Auch die Gedanken von Menschen, die Bindungsängste haben, drehen sich um die Zukunft und sehen eine Gefahr oder ein Unglück voraus. Zu diesen Vorstellungen gehören: „*Was ist, wenn* ich verletzt werde? *Was wäre, wenn* ich abgelehnt werde? *Was geschieht, wenn* mein Partner spürt, dass ich schwach bin und das ausnutzt?“ Auch diese Gedanken illustrieren das Grund-Motto von Ängsten: „Etwas Schreckliches wird passieren.“

Wie Bedrohungen wahrgenommen werden, ist individuell verschieden. Einigen Menschen ist das Gefühl von Sicherheit und Schutz zu eigen, andere hingegen fühlen sich schnell bedroht und haben daher häufig Angst. Manchmal liegt das an der Lebenserfahrung. Ist man beispielsweise in ungeordneten und instabilen Verhältnissen groß geworden, kann man vielleicht zu dem Schluss kommen, dass andere Menschen immer eine Gefahr darstellen. In diesem Fall war die Fähigkeit, Bedrohungen vorauszuahnen und die eigene Verwundbarkeit zu kennen, ein Vorteil, um die Kindheit und Jugend heil zu überstehen. Wuchs man in einer von Gewalt geprägten Familie auf, war es vielleicht überlebenswichtig, Gefahren früh zu erkennen, um sich emotional und körperlich schützen zu können. Vielleicht ging damit die Entwicklung eines sehr feinen Sensoriums für gefährliche Situationen einher.

Als Erwachsener muss man jedoch lernen zu entscheiden, ob man eine Gefahr überschätzt und auf Gedanken von Bedrohung übermäßig reagiert. Möglicherweise sind die Menschen im Umfeld weniger bedrohlich als früher und können einem weniger schaden als in der Kindheit. Möglicherweise bieten die eigenen Ressourcen und Kompetenzen die Chance, als Erwachsener neue und kreative Wege zu entwickeln, mit Angst und Bedrohung umzugehen.

Vorstellungen

Ängste zeigen sich häufig in Bildern. Wenn wir eine Gefahr überschätzen, denken wir nicht einfach nur: „Was ist, wenn ich einen Unfall baue?", sondern wir haben die Szenen, die wir fürchten, deutlich vor Augen. Vielleicht stellen wir uns einen Autounfall vor oder hören die Sirene des Rettungswagens. Unterschätzen wir unsere Fähigkeit, mit einer bestimmten Situation angemessen umzugehen, sehen wir uns selbst, wie wir überwältig schauen oder sogar stark zittern. Vielleicht stellen wir uns auch vor, wie andere sich über uns lustig machen, oder hören, wie sie lachen. Manchmal beruhen unsere Vorstellungen auf Erlebnissen, die geraume Zeit zurückliegen und die mit Angst oder traumatischen Ereignissen zu tun haben. Beispielsweise stellen wir uns unseren Chef vor, der drei Meter groß ist und uns mit hochrotem Kopf anschreit. Da diese Art Bilder oder Vorstellungen in uns starke Gefühle und Ängste auslösen, ist es wichtig, sich darüber bewusst zu werden. Nur so kann man lernen, angemessen auf sie zu reagieren. Wann immer in *Gedanken verändern Gefühle* davon die Rede ist, die eigenen Gedanken zu analysieren, geht es um Gedanken, die sich entweder in Worten oder in Bildern manifestieren.

Linda: Bange Gedanken während einer Panikattacke

Linda hatte Flugangst und erlitt manchmal während eines Flugs Panikattacken. *Panik* ist eine extreme Form der Angst oder Furcht. Bei einer Panikattacke laufen Gedanken, Emotionen und körperliche Reaktionen auf bestimmte Weise zusammen. Häufig zeichnet sich eine Panikattacke durch eine Veränderung der körperlichen oder geistigen Wahrnehmung ab, dazu gehören auch eine Beschleunigung der Herzrate, Schweißausbrüche, Atemnot, das Gefühl, erdrosselt oder begraben zu werden, Zittern, Schwindel, Enge im Brustkorb, Übelkeit, Hitzewallungen oder Kälteschauer sowie Desorientierung.

Linda musste spontan zu einem Geschäftsmeeting fliegen. Vor dem Flug schenkte sie ihren Gedanken und emotionalen Reaktionen besondere Beachtung und fasste sie in einem kurzen Gedankenprotokoll zusammen (s. Abbildung 14.2).

Beachten Sie, wie Lindas Angst und Panik von Gedanken beeinflusst wurden, die sich um Gefahren und ihre Verwundbarkeit drehten. Es war nicht das Warten beim Einchecken, das bei Linda Panik auslöste. Viele Menschen müssen in Terminals warten, ohne dass sie Angst bekommen oder in Panik ausbrechen. Es waren Lindas Gedanken in dieser Situation, die bei ihr Furcht und Panik auslösten.

1. Situation Wer? Was? Wann? Wo?	**2. Gefühle / Stimmungen** a. Wie haben Sie sich gefühlt? b. Stufen Sie jedes Gefühl ein, von 0 bis 100 %.	**3. Automatische Gedanken (Bilder)** Was ging Ihnen durch den Kopf, bevor Sie anfingen, dieses Gefühl zu spüren? Welche Gedanken hatten Sie sonst noch? Welche Bilder?
Ich warte am Flughafen darauf, ins Flugzeug einsteigen zu können.	Angst 80 % Panik 90 % **Notieren Sie die körperlichen Reaktionen, die Sie hatten:** Schwitzen Atemschwierigkeiten Herzrasen	Was ist, wenn das Flugzeug einen Maschinenschaden hat? Wie sicher ist dieses Flugzeug überhaupt? Was geschieht, wenn ich an Bord eine Panikattacke bekomme? Es wäre mir peinlich, wenn mein Chef sieht, dass ich Schwierigkeiten habe zu atmen, dass ich schwitze und Panik habe. Mein Herz rast jetzt schon. Ich glaube, ich bekomme eine Panikattacke – genau jetzt. Was ist, wenn ich einen Herzanfall bekomme? Bild: Ich sehe, wie ich mir an die Brust greife, schwitze und blass werde. Die Leute im Flugzeug sehen mich ängstlich an, ob mit mir etwas nicht stimmt.

Abbildung 14.2: Lindas Gedankenprotokoll (Ausschnitt)

ÜBUNG

Mit Angst verbundene Gedanken erkennen

Füllen Sie Arbeitsblatt 14.3 aus, um herauszuarbeiten, welche Ihrer Gedanken mit Angst oder Furcht um das eigene Leben zusammenhängen. Denken Sie an eine Situation in der Vergangenheit, als Sie ängstlich, furchtsam oder nervös waren. Beschreiben Sie die Situation, Ihr(e) Gefühl(e) und etwaige körperliche Symptome (z. B. Herzrasen, Schwindel, Schweißausbrüche, Magenkrämpfe). Erinnern Sie sich daran, welche Gedanken Sie hatten – in Worten und in Bildern. Wenn Sie etwas vor Ihrem inneren Auge sahen, beschreiben Sie es. Sollten Ihre Gedanken mit „Was wäre, wenn ...“ begonnen haben, notieren Sie die Antwort auf diese Frage (z. B. den Gedanken oder die Vorstellung, die bei Ihnen die stärkste Angst ausgelöst hat).

ARBEITSBLATT 14.3

Mit Angst verbundene Gedanken erkennen

1. Situation Wer? Was? Wann? Wo?	**2. Gefühle / Stimmungen** a. Wie haben Sie sich gefühlt? b. Stufen Sie jedes Gefühl ein, von 0 bis 100 %.	**3. Automatische Gedanken (Bilder)** Was ging Ihnen durch den Kopf, bevor Sie anfingen, dieses Gefühl zu spüren? Welche Gedanken hatten Sie sonst noch? Welche Bilder?
	Notieren Sie die körperlichen Reaktionen, die Sie hatten:	

Waren die Gedanken, die Sie in dieser Übung identifiziert haben, zukunftsgerichtet? Reflektieren sie ein Gefühl von Gefahr oder von Unfähigkeit, angemessen zu reagieren, bzw. sagen sie etwas Schlimmes vorher? Ist das der Fall, dann haben Sie Gedanken analysiert, die mit Angst zu tun haben.

Häufig werden Ängste in vagen und mehrdeutigen Situationen ausgelöst. Das ist logisch, denn wenn wir dazu neigen, sehr auf Gefahren zu achten, fällt es uns schwer zu entscheiden, wie gefährlich eine Situation wirklich ist, wenn wir die genauen Umstände nicht kennen. Ängstliche Menschen möchten häufig ganz genau wissen, welche negativen Faktoren es gibt, und bleiben nicht so gerne „unwissend". U. a. aus diesem Grund kommen wir möglicherweise voreilig zu dem Schluss, etwas sei gefährlich, obgleich wir es nicht sicher wissen können. Beispielsweise leiden wir unter einem körperlichen Symptom, das uns irritiert. Sofort denken wir darüber nach, um welche ernste Erkrankung es sich handeln könnte, anstatt zu schauen, welche weniger bedrohlichen Erklärungen es dafür gibt.

Ängste treten häufig auch dann auf, wenn wir keine Kontrolle über die Ereignisse haben. Sind wir ängstlich, versuchen wir häufig, die Dinge so perfekt wie möglich zu machen, in der Hoffnung, damit zu vermeiden, dass etwas Schlimmes passiert. Wir vertrauen nicht darauf, dass wir die Gefahren, die uns ängstigen, bewältigen können; deshalb ist es nur nachvollziehbar, dass wir versuchen sie zu verhindern. Dieser Ansatz ist problematisch, denn es ist unmöglich, alles perfekt zu machen oder komplette Kontrolle über Ereignisse in der Zukunft zu haben. Es ist viel sinnvoller zu lernen, unser Vertrauen zu stärken, dass wir auch dann mit Situationen umgehen können, wenn etwas schiefläuft. Hingen Ihre Gedanken aus Arbeitsblatt 14.3 mit Kontrolle, Perfektionismus oder „Unkenntnis" der beschriebenen Situation zusammen?

Verbreitete Gedanken bei verschiedenen Arten von Angst

In Abbildung 14.3 sind die Gedanken zusammengefasst, die mit spezifischen Typen von Angst-Problemen verbunden sind. Beachten Sie, dass diese Gedanken die Gefahren betreffen, die für die jeweilige Angst typisch sind. Beispielsweise haben Menschen mit Schlangenphobien angstauslösende Gedanken im Zusammenhang mit Schlangen, bei Hypochondern hingegen stellen sich ständig Gedanken und Bilder zum Thema Krankheit ein. Bei jeder Kategorie von Ängsten zeigen sich in der Regel Zweifel an der eigenen Fähigkeit, mit den Dingen umgehen zu können, die man fürchtet.

14.3 Angst überwinden

Wenn wir unter Angst leiden, versuchen wir häufig, sie so schnell wie möglich wieder loszuwerden. Wir stellen uns dann vor, wie schön es wäre, wieder angstfrei zu leben. Doch eigentlich ist es gar nicht so erstrebenswert, jegliche Angst auszuschließen. Angst ist das Alarmsystem des Körpers; sie macht uns auf Gefahren aufmerksam. Wäre beispielsweise Ihre Wohnung oder Ihr Haus mit einer Alarmanlage ausgestattet, die jedes Mal anspringt, wenn sich eine Katze oder ein Hund nähert, würden Sie häufig unnützerweise alarmiert. Das wäre allerdings kein ausreichender Grund, die Anlage abzuschalten, Sie müssten lediglich ihre Empfindlichkeit regulieren, damit sie nicht ständig losgeht. Alternativ müssten Sie lernen, sie so schnell wie möglich wieder auszuschalten, sobald Sie feststellen, dass keine ernsthafte Gefahr durch Eindringlinge droht. Genau das ist bei der Überwindung von Angst unser Ziel. Auf der einen Seite versuchen wir, unsere innere Alarmanlage so optimal wie möglich einzustellen, damit sie nicht so häufig ausgelöst wird. Auf der anderen Seite können wir lernen, das Ausmaß der Bedrohung in einer Situation einzuschätzen, und wenn wir die Gefahr überschätzen, unsere Reaktion schneller zu deaktivieren. Und wir können unser Vertrauen in unsere Fähigkeit stärken, den Situationen, die in uns Angst auslösen, sowie der Angst per se gewachsen zu sein.

Angstarten	Häufige Gedanken und Bilder
Phobien	Gedanken und Bilder über bestimmte gefürchtete Situationen (Schlangen, Höhe, Insekten, Aufzüge)
Soziale Angst	„Andere werden mich beurteilen bzw. kritisieren“, „Ich werde mich lächerlich machen“; Vorstellungen, rot zu werden, dass andere sich lustig über einen machen etc.
Panikstörung	„Ich sterbe“ (z. B. Herzinfarkt, Schlaganfall“), „Ich verliere meinen Verstand“; Vorstellungen von Rettungssanitätern und davon, das Bewusstsein zu verlieren etc.
Posttraumatische Belastungsstörung	Rückblenden, Bilder und Erinnerungen von traumatischen Ereignissen; „Ich bin für immer und alle Zeiten verletzt“, „Ich befinde mich gerade in Gefahr“; Gedanken und Bilder, die durch Sinneseindrücke ausgelöst werden (Geräusche, Gerüche, Anblicke und Wahrnehmungen, die Sinneseindrücken während des traumatischen Erlebnisses ähneln)

Angstarten	Häufige Gedanken und Bilder
Hypochondrie	„Ich habe eine Krankheit, die noch nicht diagnostiziert worden ist", „Körperliche Veränderungen oder Schmerz sind immer ein Hinweis auf eine ernste Krankheit", „Wenn die Ärzte sagen, ich sei gesund, dann haben sie nur etwas übersehen"
Generalisiert Angststörung	„Was-wäre-wenn"-Sorgen um viele verschiedene Dinge; „Wenn etwas Schlimmes passiert, kann ich das nicht bewältigen"; Bilder oder Gefühl der Überforderung

Abbildung 14.3: Häufige Gedanken und Vorstellungen bei verschiedenen Arten von Angst

Feinjustierung des Angst-Alarmsystems

Bei der Behandlung von Angst ist die Kognitive Verhaltenstherapie erfolgreicher als bei allen anderen psychischen Problemen. Für jede Art von Angst (s. Abbildung 14.3) gibt es spezielle effektive Therapieansätze. In den folgenden Abschnitten beschreiben wir kurz die gängisten Methoden.

Angst überwinden: Exposition

Wie bereits beschrieben, ist die häufigste Reaktion auf Angst Vermeidung. Indem wir schwierige Situationen vermeiden, erleben wir zunächst eine Minderung der Angst. Das Gefühl der Erleichterung ist sehr angenehm und bringt uns dazu, diese Situation künftig noch häufiger umgehen zu wollen. Je stärker wir versuchen, die Auslöser zu vermeiden, desto ängstlicher werden wir bezogen auf diese Situation. Auf lange Sicht verstärkt Vermeidung die Angst, denn sie unterfüttert unseren Glauben, die Gefahren, vor denen wir uns fürchten, sind wirklich so schlimm und wir können sie nicht bewältigen.

Um Angst zu überwinden, müssen wir lernen, uns den Situationen oder Menschen, die wir vermeiden, anzunähern. Diese Erfahrungen geben uns die Möglichkeit, unser Vertrauen in die eigenen Bewältigungsstrategien zu stärken und damit langfristig unsere Angst zu verringern. Die Annäherung an Ängste und der Umgang mit ihnen nennt man *Exposition*. Allgemein lässt sich sagen: Je mehr Erfahrungen Sie gemacht haben, sich Ihren Ängsten auszusetzen, desto weniger sensibel reagiert Ihr Alarmsystem. Das bedeutet, wenn Sie sich häufiger in Situationen begeben, die bei Ihnen Angst auslösen, lernt das System, sie nicht mehr als derart gefährlich einzustufen. Der Prozess, das Alarmsystem durch wiederholte und immer längere Exposition zu beeinflussen, heißt *Desensibilisierung*. Im nächsten Abschnitt lernen Sie eine Angstleiter zu erstellen, die Ihnen hilft, eine Exposition zu planen, damit Sie so schnell wie möglich Ihre Ängste überwinden.

Eine Angst-Hierarchie oder Angstleiter erstellen

Wenn es um starke Ängste geht, ist es sinnvoll, eine Hierarchie der Situationen, Ereignisse oder Menschen, vor denen Sie sich fürchten, zu erstellen. Das ist eine Liste, auf der die Dinge nach der Intensität der Angst geordnet sind. Ganz oben steht die Situation oder das Ereignis, vor dem Sie sich am meisten fürchten, ganz unten ist diejenige Situation aufgeführt, vor der Sie sich nur ein wenig ängstigen. Stellen Sie sich das quasi als eine *Angstleiter* vor, bei der die niedrigste Sprosse eine Begebenheit beschreibt, in der Sie nur ein wenig Angst verspüren, und mit jeder Sprosse steigt die Intensität der Angst. Nehmen Sie zu Anfang nur die niedrigste Sprosse der Leiter und arbeiten Sie sich Schritt für Schritt nach oben. Sie werden jedes Ereignis immer ein bisschen besser bewältigen können, bis Ihre Angst nur noch von mittlerer Intensität ist. Auf jeder Sprosse halten Sie inne und setzen sich weiter der Situation aus, bis Sie sich zutrauen, den nächsten Schritt zu machen und lernen, die jeweilige Intensität der Angst zu tolerieren. Indem Sie sich schrittweise dem annähern, vor dem Sie sich fürchten, sammeln Sie außerdem Fakten für die Richtigkeit der Vorhersagen, sei es, dass das erwartete Unglück nicht eintritt oder dass Sie feststellen, dass Sie die Situation bewältigen.

Beispielsweise fürchtete sich Juanita vor einem Vortrag, den man sie gebeten hatte in der nächsten Ratssitzung zu halten. Um ihre Angst zu überwinden, erstellte sie eine Angstleiter für ihr Problem (s. Abbildung 14.4).

Juanita begann mit Situation 1 ganz unten auf ihrer Angstleiter. Indem sie Entspannungsmethoden (dazu kommen wir später), kognitive Umstrukturierung (s. Kapitel 6 bis 9) und Maßnahmenpläne (s. Kapitel 10) miteinander kombinierte, konnte sie die Herausforderungen jeder Situation erfolgreich bewältigen. Juanita ging erst zur nächsten Stufe ihrer Angstleiter weiter, wenn sie in der Lage war, bei der vorherigen ihre Angst auszuhalten und sie mehr Vertrauen hatte. Die für sie in der Realität sehr schwierige Stufe 4 wiederholte sie in ihrer Vorstellung so häufig, bis sie sich sicher war, sie umsetzen zu können. Als Juanita endlich ihren Vortrag vor dem Stadtrat hielt, war sie zwar nervös, doch die Angst war nicht annähernd so stark wie in ähnlichen Situationen in der Vergangenheit. Juanita schrieb ihren Erfolg ihrem schrittweisen Vorgehen zu. Als sie sich dem Rednerpult näherte, erinnerte sie sich selbst daran, wie gut ihr Vortrag bei den Proben gewesen war. Durch die verschiedenen Methoden gelang es ihr, in der Öffentlichkeit einen Vortrag zu halten – etwas, das sie zuvor immer vermieden hatte.

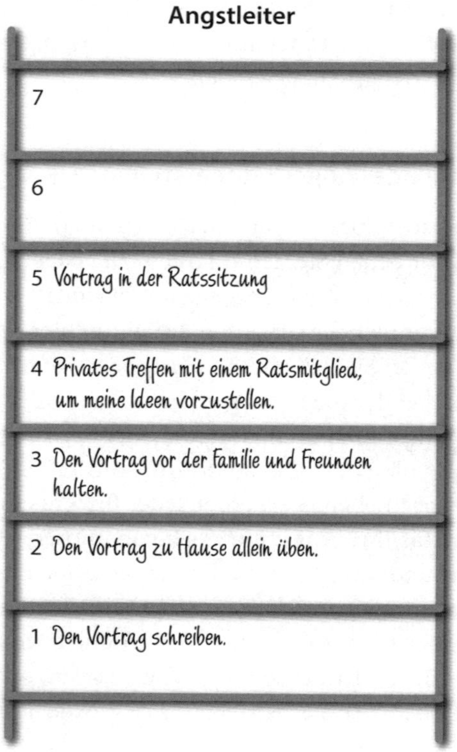

Abbildung 14.4: Juanitas Angstleiter

Juanita setzte eine Angstleiter ein, um sich dem Thema zu nähern, eine öffentliche Rede zu halten. Manchmal löst nicht nur eine einzelne Situation Angst in uns aus, sondern eine ganze Reihe an Ereignissen oder Vorhaben. Paul beispielsweise vermied zahlreiche Situationen aus Angst, er könne eine Panikattacke erleiden. Er vermied es, allein Auto zu fahren, weit zu reisen, Aufzüge zu nutzen, sich in Sitzreihen in die Mitte zu setzen und sich an Orten mit vielen Menschen aufzuhalten. All diese Situationen machten Paul ängstlich, also mied er sie. Er überlegte, welche dieser Begebenheiten für ihn am stressigsten waren, und trug sie in eine Angstleiter ein (s. Abbildung 14.5).

Wie Sie sehen können, besteht Pauls Angstleiter aus mehr Sprossen als Juanitas. Für jeden einzelnen Schritt plante er verschiedene Experimente, wozu auch Exposition eingeschlossen war, und die mit der Zeit für ihn immer schwieriger wurden. Beispielsweise setzte er sich im Kino oder bei einem Fußballspiel zunächst auf einen Platz, der einige Sitze vom Gang entfernt lag (Schritt 1), bevor er sich – sobald sein Zutrauen wuchs – immer weiter in die Mitte setzte (Schritt 2). Bei den Schritten 3 bis 7 fing er „klein" an und arbeitete sich dann vor. Sobald ihm die Exposition gelang (das heißt, dass er sich der Situation so lange aussetzte, wie es nötig war, seine Angst zu bewältigen), blieb er länger in der Situation oder suchte eine intensivere Erfahrung. Beispielsweise fuhr er häufig mit dem Fahrstuhl und erhöhte mit jeder Fahrt die Anzahl der Stockwerke, bis er am Ende in der Lage war, bis ins höchste Stockwerk zu fahren. Als ihm das in einem leeren Aufzug gelang, suchte er die Herausforderung und benutzte einen, in dem auch andere Menschen waren. Das klingt, als sei Paul Wochen damit beschäftigt gewesen, all diese Schritte auf seiner Angstleiter zu bewältigen, aber in der Tat konnte er zahlreiche Herausforderungen an einem einzigen Tag bewältigen. Damit erreichte er die oberste Sprosse seiner Angstleiter innerhalb weniger Monate – schneller als erwartet. Erstellen auch Sie Ihre persönliche Angstleiter und nutzen Sie dafür die Arbeitsblätter 14.4 und 14.5.

Angstleiter

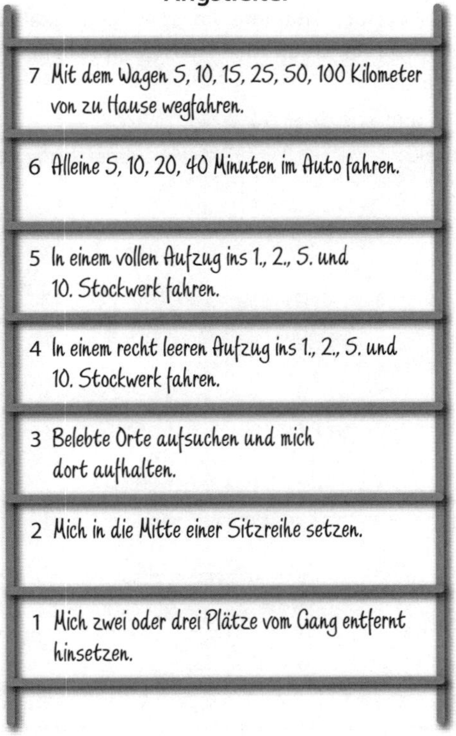

Abbildung 14.5: Pauls Angstleiter

ÜBUNG

Eine Angstleiter erstellen

Erstellen Sie Ihre Angstleiter mithilfe der Arbeitsblätter 14.4 und 14.5. Arbeitsblatt 14.4 hilft Ihnen, sich an entsprechende Situationen zu erinnern und jeweils einzuordnen, wie sehr Sie sie fürchten. Danach tragen Sie diese Auslöser in Arbeitsblatt 14.5 ein. Beginnen Sie mit der Situation, die bei Ihnen die größte Angst auslöste, und tragen Sie sie auf der obersten Sprosse ein. Mit absteigender Intensität schreiben Sie auf die unterste Sprosse die Situation, die am wenigsten angsteinflößend ist. Empfinden Sie mehrere Situationen als gleich schlimm, ordnen Sie sie so an, wie es Ihnen am logischsten erscheint. Es macht auch nichts, wenn einige der Sprossen leer bleiben.

ARBEITSBLATT 14.4 — Die Angstleiter

1. Überlegen Sie, welche Situationen, Begebenheiten oder Menschen Sie aufgrund Ihrer Angst vermeiden. Schreiben Sie sie in die linke Spalte, in beliebiger Reihenfolge.
2. Wenn Ihre Liste vollständig ist, schätzen Sie jede einzelne Situation ein. Stellen Sie sie sich jeweils vor und stufen Sie die Intensität Ihrer Angst auf einer Skala von 0 bis 100 ein (0 ist gar keine Angst, 100 die stärkste Angst, die Sie jemals gespürt haben). Tragen Sie Ihre Einschätzung in die rechte Spalte ein.

Ich vermeide	Einstufung der Angst (0–100)

ARBEITSBLATT 14.5

Meine Angstleiter

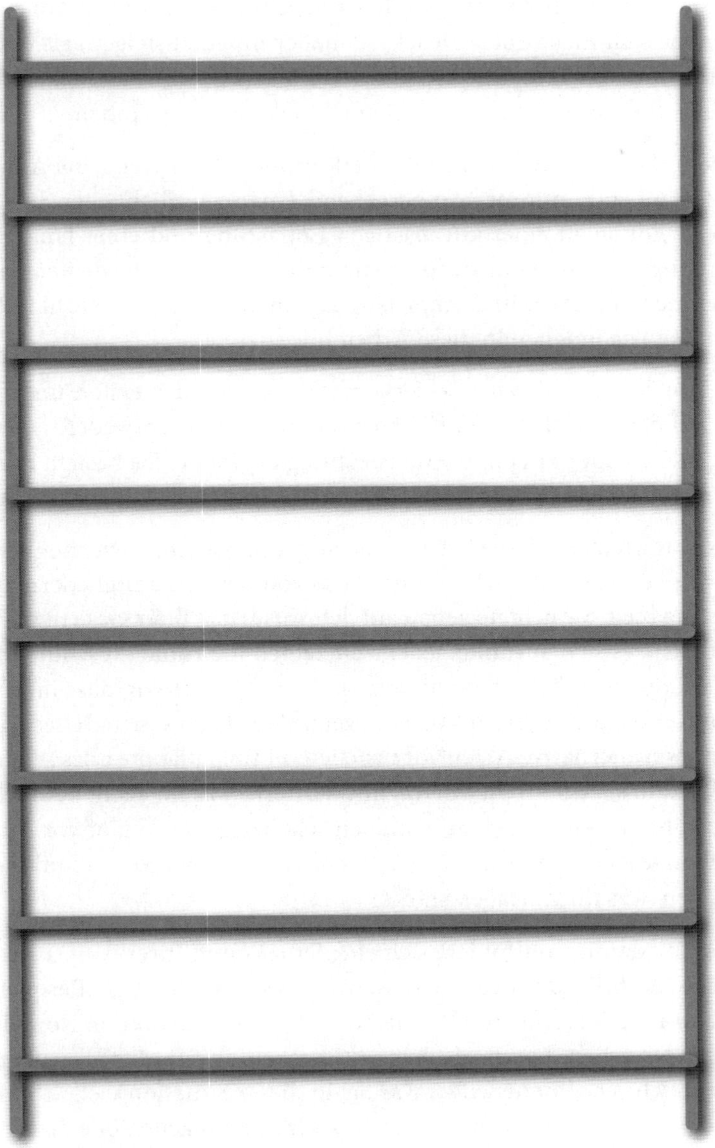

Angst und Vermeidung mit der Angstleiter bewältigen

Mit der Anfertigung Ihrer Angstleiter sind Sie bereit, sich Ihren Ängsten durch Exposition zu stellen und sie zu bewältigen. Es liegt ganz bei Ihnen, wie schnell oder langsam Sie die Leiter hinaufsteigen. Jeder Schritt geschieht in Ihrem eigenen Tempo. Setzen Sie sich nicht unter Druck, schneller hinaufzusteigen, als es Ihnen liegt. Das Gefühl, über das Tempo selbst zu bestimmen, wird Ihnen helfen, sich der Angst anzunähern und Vermeidungsstrategien schneller zu überwinden.

Niemandem fällt es leicht, die Leiter zu erklimmen. Aber wer seine Angst schneller überwinden möchte, nimmt vorübergehend Unannehmlichkeiten in Kauf. Ebenso wie Vermeidung zu einer kurzfristigen Entlastung und einer langfristigen Verschlimmerung der Angst führt, führt die Arbeit mit der Angstleiter kurzfristig zu unangenehmen Gefühlen und langfristig zu einem besseren Gefühl. Daher sollten Sie so viel Zeit wie möglich in diese Arbeit investieren.

Wenn es Ihnen sogar als zu schwierig erscheint, sich der ersten ungefährlichsten Situation auf der Angstleiter auszusetzen, können Sie sie entweder in noch kleinere Schritte einteilen oder mit einer Fantasieübung beginnen. Sie besteht darin, dass Sie sich vorstellen, auf dieser Sprosse zu verharren.

Häufig ist es hilfreich, sich die betreffende Situation so genau wie möglich vorzustellen. Beispielsweise schaute sich Juanita Fotos von den Ratsmitgliedern an, bevor sie ihren Vortrag hielt. Sie achtete genau auf den Ausdruck ihrer Gesichter. Dann stellte sie sich vor, wie es sich anfühlte, jedem Einzelnen die Hand zu schütteln und sie in ihren Büroräumen zu besuchen. Juanita stellte sich sogar vor, dass ihre Stimme ein wenig zitterte, als sie mit ihrem Vortrag begann. Ihr half es, sich dieses Aufeinandertreffen auf zwei alternative Arten vorzustellen: Einmal klappte alles reibungslos, das andere Mal kam sie bei ihrem Vortrag ins Stottern, was ihr recht peinlich war. Weil sie sich sowohl den einfachen als auch den schwierigeren Ablauf vor Augen führte, konnte sie ungeachtet dessen, wie es tatsächlich laufen würde, Handlungsalternativen einplanen, was ihr Zutrauen stärkte.

Sobald Sie sich damit wohlfühlen, sich eine Situation in Ihrer Fantasie vorzustellen, können Sie sich ihr in der Realität aussetzen. Doch wie Juanitas Beispiel zeigt, nutzen Sie zuvor möglichst alle fünf Sinne, wenn Sie die Situation im Kopf durchgehen. Was werden Sie sehen, hören, riechen, schmecken und fühlen? Darüber hinaus ist es auch hilfreich, sich vorzustellen, was Sie in dieser Situation vielleicht denken und tun. Manchmal ist es auch hilfreich, sich Notizen zu machen oder seine Gedanken auf Band aufzunehmen. Später können Sie die Aufnahme abhören oder die Notizen nochmals lesen, um die Anzahl der Expositionen zu erhöhen und schneller auf der Leiter voranzukommen.

Woran erkennen Sie, ob es Zeit ist, die nächste Sprosse zu erklimmen? Dazu muss die Angst nicht ganz verschwunden sein, was einer Einstufung von 0 entspräche. Bis sie die auslösende Situation viele Male durchlebt haben, spüren die meisten Betroffenen tatsächlich weiterhin ein wenig Angst. Ihr Ziel sollte darin bestehen, das Ausmaß der Angst auf ein erträgliches Maß zu reduzieren. Für die meisten Betroffenen ist eine gute Richtschnur, dass sich der Wert ihrer Angst halbiert oder unter 40 Punkte auf der Skala fällt. Erst dann sollte man die nächste Sprosse in Angriff nehmen.

Fällt es Ihnen schwer, sich länger einer Situation auszusetzen, bieten sich einige Bewältigungsstrategien an, auf die wir später noch zu sprechen kommen. Sie helfen Ihnen, länger auf der Sprosse zu verharren. Vielleicht kann auch Ihr Partner oder ein Freund Sie dabei unterstützen, die nächsten Schritte in Angriff zu nehmen. Suchen Sie sich einen Sparringspartner, dem Sie vertrauen, und der Ihre Ängste und Ihr Vermeidungsverhalten versteht. Diese Person motiviert und bestärkt Sie, sich Ihren Ängsten zu stellen. Idealerweise fällt es Ihnen später leicht, diese Aufgabe allein zu bewältigen.

Es ist normal, dass sich Ihre Angst zunächst verstärkt, wenn Sie beginnen, mit der Angstleiter zu arbeiten. Das ist ein gutes Zeichen, denn Sie setzen sich mit Ihren Ängsten auseinander. Spüren Sie jedoch gar keine Angst, ist die Schwelle zu niedrig oder Sie verlassen sich zu sehr auf Ihr Sicherheitsverhalten.

Auf jeder Sprosse der Leiter lernen Sie, Ihre Angst zu ertragen, insbesondere, wenn Sie sich der Situation länger aussetzen. Je häufiger Sie dies tun, desto leichter fällt es Ihnen, mit dieser Situation umzugehen und die nächste Sprosse zu erklimmen. Ironischerweise nimmt die Angst häufig ab, wenn wir uns an sie gewöhnt haben. Um sich an angstauslösende Situationen heranzuwagen und sich ihnen auszusetzen, bieten sich bei der Arbeit mit der Angstleiter die folgenden Methoden an.

Umgang mit der Angst

Wenn man Angst spürt, ist es ganz normal, sich einer Situation zu entziehen oder sie vermeiden zu wollen. Wie bereits erwähnt, ist es wichtig, diesem Drang zu widerstehen und sich den betreffenden Umständen auszusetzen. Nur so lernen Sie, Ihre Angst auszuhalten, und nur so können Sie herausfinden, dass Sie dieser Herausforderung gewachsen sind. In diesem sowie in anderen Kapiteln lernen Sie Methoden, Ihre Angst zu bewältigen, zu reduzieren und ein zunehmendes Maß an Angst auszuhalten.

Dazu gibt es verschiedene Methoden und sobald sie eine oder zwei gelernt haben, werden Sie besser in der Lage sein, Ihre Angst auszuhalten, und umso schneller die Leiter hinaufsteigen. Diese Fertigkeiten helfen Ihnen, in der jeweiligen Situation auszuharren – und das ist hier entscheidend. Sie sind kein Sicherheitsverhalten, um angstauslösende Situationen zu umgehen oder um die Angst völlig zu eliminieren. Das Ziel besteht im Gegensatz dazu darin, Strategien des Angstmanagements einzusetzen, um die Angst auf ein für Sie tolerierbares Maß zu reduzieren und Ihnen zu ermöglichen, die Situation zu ertragen.

Achtsamkeit und Akzeptanz

Bei *Achtsamkeit* geht es darum, im Augenblick zu verharren und seine ganze Aufmerksamkeit auf die eigene Erfahrung und die unmittelbare Umgebung in diesem Moment zu lenken. Dazu gehört auch, die eigenen Erfahrungen nicht zu bewerten, sondern zu akzeptieren. Beispielsweise gehen Sie vielleicht durch die Straße und denken darüber nach, was am Vortag passiert ist oder was noch passieren wird, oder vielleicht kontrollieren Sie sogar Ihr Mobiltelefon und lesen Ihre E-Mails. Achtsames Gehen bedeutet, die Aufmerksamkeit auf die Bewegung der Beine und Füße zu lenken, zu spüren, wie sich die Muskeln bewegen, wie der Wind über Ihre Haut streicht, welche Farben und Geräusche Sie umgeben sowie andere Sinneswahrnehmungen, etwa Gerüche oder das Geräusch Ihres Atems. Gibt es unangenehme Aspekte dieser Erfahrungen, lohnt es sich manchmal, Akzeptanz zu üben. Akzeptanz besteht darin, Unangenehmes zu bemerken, ohne versuchen zu wollen, den Zustand zu ändern.

Das ist leichter gesagt als getan. Wenn Sie anfangen, Achtsamkeit zu üben, und sei es nur für ein oder zwei Minuten, passiert es leicht, dass sich die Gedanken der Zukunft oder der Vergangenheit zuwenden. Das ist vorhersehbar. Es ist gut, wenn Ihnen bewusst wird, dass Ihre Gedanken abschweifen, denn es bietet Ihnen die Gelegenheit, sich wieder an den derzeitigen Augenblick zu erinnern und ihn bewusst wahrzunehmen. Zum Aufmerksam-Sein gehört, sich bewusst zu werden, dass die Gedanken abgleiten, ohne dies zu bewerten. Bringen Sie sie stattdessen sanft wieder in die Gegenwart zurück. Im Laufe eines Tages lässt sich Achtsamkeit bei verschiedenen Tätigkeiten üben, etwa während Sie gehen, essen oder mit jemandem sprechen. Sobald es Ihnen gelingt, in der Entspannung einige Minuten lang die Achtsamkeit aufrechtzuerhalten, ist der Moment gekommen, diese neue Fertigkeit in angstauslösenden Situationen auszuprobieren.

Zu Beginn ihrer Therapie erlernte Linda die Methode der Achtsamkeit. Zum Einsatz kam sie bei einem Flug, bei dem der Kapitän ankündigte, der Start würde sich um 20 Minuten verzögern, obwohl das Flugzeug bereits auf der Startbahn war. Lindas erster Gedanke: „Das halte ich nicht durch. Ich bekomme eine Panikattacke." Sie wurde nervös. Das war der Zeitpunkt, an dem sie beschloss, die Methode der Achtsamkeit auszuprobieren.

Sie richtete ihre Aufmerksamkeit auf verschiedene Aspekte ihrer derzeitigen Situation. Beim Blick aus dem Fenster bemerkte sie die unterschiedlichen Blautöne am

Himmel sowie die Farben und Formen der Wolken. Sie machte es sich zur Aufgabe, den Blick auf die Ränder der Wolken und auf deren Struktur zu lenken. Danach lauschte sie ihrer Atmung und stellte fest, dass sie sich entsprechend der weichenden Angst verlangsamte. Sie fasste ihre Kleidung an und spürte die Beschaffenheit der Materialien, während sie die Gespräche der anderen Passagiere wahrnahm. Linda war so in diese Wahrnehmungen versunken, dass die 20 Minuten Verspätung schnell vorübergingen und sie feststellte, dass sie die Angst aushielt. Achtsamkeit half ihr, die vorhandene Angst zu tolerieren. Sie dachte: „Es gibt eine unerwartete Verzögerung. Ich habe immer noch Angst vorm Fliegen, und ich verstehe und akzeptiere, dass ich ängstlich bin. Das muss ich nicht ändern. Ich kann es aushalten."

Bei Angst helfen Achtsamkeit und Akzeptanz auf verschiedenen Ebenen. Zunächst dreht sich Angst zumeist um die Zukunft, es geht nicht darum, was gerade passiert. Die Furcht richtet sich auf die Dinge, die künftig geschehen könnten, vielleicht auch in wenigen Minuten. Lernt man also, sich auf die Gegenwart zu konzentrieren, wird sich die Angst verringern. Konzentriert man sich voll auf den Augenblick, beschäftigt sich das Gehirn nicht mit der Angst. Richten Sie Ihre Aufmerksamkeit voll auf den Augenblick, lenken Sie Ihr Gehirn ab und sind in der aktuellen Erfahrung geerdet. Im Allgemeinen führt dies zu einem Zustand der Entspannung. Drittens ist einer der langfristigen Nutzen von Achtsamkeit und Akzeptanz, dass Sie Angst tolerieren und dieses Gefühl weniger spüren, denn Sie lernen, Ihre mit Angst verbundenen Gedanken als eine geistige Aktivität und nicht als die Wahrheit zu sehen. Mit etwas Übung gelingt es Ihnen, Ihre persönlichen Denkmuster und Ihre Reaktionsweisen auf Ereignisse zu erkennen. Sie können lernen, dass Sie auf diese Muster und Emotionen nicht reagieren müssen. Stattdessen können Sie sie einfach beobachten. Menschen, die regelmäßig Achtsamkeit praktizieren, berichten von größerer Ruhe, Wohlsein und der Akzeptanz von Schwierigkeiten im Leben.

Wenn Sie glauben, auch Ihnen könnte Achtsamkeit guttun, nutzen Sie Angebote in Ihrer Nähe. Viele Institutionen bieten Achtsamkeitskurse an, aber auch Bücher, Hörbücher und mobile Apps helfen Ihnen, Achtsamkeitstechniken in Ihren Alltag zu integrieren.

Atmung

Eine ähnliche Methode zur Bewältigung von Angst ist gleichmäßiges tiefes Atmen. Wenn sie ängstlich oder nervös sind, atmen viele Menschen flach und unregelmäßig. Eine solche Atmung führt zu einem unausgeglichenen Verhältnis von Sauerstoff und Kohlendioxid im Körper, was wiederum die körperlichen Symptome von Angst hervorrufen kann. Atmen wir beispielsweise flach, gelangt weniger Sauerstoff in die Lungen und von dort aus zum Herzen. Letzteres schlägt schneller, um dieselbe Menge Sauerstoff zu befördern.

Zu Beginn ist es wichtig, mindestens vier Minuten lang gleichmäßiges tiefes Atmen zu üben. Diese Zeit braucht der Körper, um das Gleichgewicht zwischen Sauerstoff und Kohlendioxid wiederherzustellen. Am effektivsten ist es, wenn Sie versuchen, langsam und gleichmäßig aus- und einzuatmen. Legen Sie dabei versuchsweise eine Hand auf den oberen Brustkorb und die andere auf den Magen. Beim Einatmen sollte sich die Hand auf dem Magen nach oben bewegen.

Zählen Sie beim Einatmen langsam bis 4 und beim Ausatmen ebenso bis 4. Dabei ist es egal, ob Sie durch den Mund oder die Nase atmen, tun Sie das, was für Sie angenehmer ist. Achten Sie darauf, sanft zu atmen und nicht hektisch Luft einzusaugen. Versuchen Sie, sich auf das Atmen und auf die Bewegung Ihrer Hände zu konzentrieren.

Probieren Sie das gleich jetzt aus und schauen Sie, ob Sie sich etwas entspannen. Wenn Sie feststellen, dass Ihre Gedanken abschweifen, kehren Sie einfach wieder zur Atmung zurück. Außerdem ist es sinnvoll, diese Atemübung zu machen, wenn Sie nicht extrem angespannt oder ängstlich sind. Gelingt es Ihnen, viermal in der Woche vier Minuten lang bewusstes Atmen zu praktizieren, werden Sie schnell Fortschritte machen. Danach können Sie diese Übung nutzen, um Ihre Angst zu bewältigen. Darüber hinaus hilft sie Ihnen, länger in Situationen auszuharren, in denen Sie dieses unangenehme Gefühl verspüren.

Progressive Muskelentspannung

Bei der *Progressiven Muskelentspannung* werden die großen Muskelgruppen im Körper abwechselnd angespannt und entspannt. Man kann entweder beim Kopf anfangen und sich zu den Füßen vorarbeiten oder umgekehrt bei den Füßen beginnen und sich dann zum Kopf nach oben arbeiten. Mittels dieser Methode können Sie eine tiefe körperliche und mentale Entspannung erreichen. Die Idee ist, zunächst die Muskeln an Stirn, Augen, Mund und Kiefer, Nacken, Schultern, am oberen Rücken, an Brust, Bizeps, Oberarmen, Händen, Bauch, Po, Lenden, Beinen, Oberschenkeln, Waden und Füßen anzuspannen, um sie dann zu entspannen. Jede Muskelgruppe wird 5 Sekunden lang angespannt, danach 10 bis 15 Sekunden lang entspannt, wieder für 5 Sekunden angespannt, danach nochmals für 10 bis 15 Sekunden entspannt. Um diese Übung durchzuführen ist es sinnvoll, eine relative ruhige Tageszeit auszuwählen und sie an einem Ort zu praktizieren, wo Sie sich wohlfühlen und ungestört sind. Um alle Muskelgruppen zu entspannen, brauchen Sie ca. 15 Minuten.

Bei der Progressiven Muskelentspannung ist es sehr wichtig, die Unterschiede zwischen den angespannten und entspannten Stadien bewusst wahrzunehmen. Manchmal fühlt sich der Körper in der Entspannungsphase schwerer oder wärmer an als beim Anspannen. Andere Menschen spüren das Gefühl von Leichtigkeit, die Erfahrungen sind also individuell verschieden. Konzentrieren Sie sich auf die Unterschiede zwischen den einzelnen Phasen, um so körperliche Spannung und Entspannung aufmerksamer wahrzunehmen. Wenn Sie sensibler für diese Zustände sind, können Sie die Entspannungsübung im Laufe des Tages nutzen und besonders dann, wenn Sie wachsende Anspannung aus Angst wahrnehmen.

Die Muskelspannung ist in einzelnen Regionen des Körpers unterschiedlich, und bei jedem Menschen sitzen die größten Verspannungen woanders. Diese Muskelpartien verdienen bei der Übung unsere besondere Aufmerksamkeit. Die meisten Menschen, die Progressive Muskelentspannung nutzen, berichten, dass die physische Anspannung nachlässt und sie entspannter sind. Wiederholungen jeglicher Entspannungsübungen führen zu tieferen Entspannungszuständen der Muskeln. Sich zu entspannen ist eine Fertigkeit, die wie Klavierspielen oder Fußballspielen geübt werden kann: Je mehr man übt, desto besser wird man darin. Wenn Sie sie einigermaßen beherrschen, können Sie diese Methode als Alternative zur Vermeidung einsetzen, um Ihre Angst zu bewältigen und auf den Sprossen der Angstleiter lange genug zu verweilen, bis Sie Ihre Angst abgebaut haben.

Imaginationen

Imaginationen können Sie einsetzen, um sich zu beruhigen, bevor Sie sich einer wahrscheinlich angstauslösenden Situation aussetzen. Auch diese Methode ermuntert Sie, auf den einzelnen Sprossen der Leiter auszuharren, bis mit der Zeit die Angst von selbst geringer wird. Sinnvoll ist, sich Szenen vorzustellen, die auf Sie entspannend wirken, oder Ideen, die Sie dazu motivieren, Ihrer Angst ins Gesicht zu schauen. In diesen entspannenden Szenarien können Sie Orte aufsuchen, die es wirklich gibt, wo Sie sich sicher und ruhig fühlen. Aber auch friedvolle Orte, die Ihrer Fantasie entspringen, sind dazu geeignet. Inspirierende Bilder können Menschen, Musik oder Situationen beinhalten, die Sie bestärken und ermutigen. Es geht weniger um die Szene an sich, sondern vielmehr darum, dass sie zu Ihrem Wohlsein beiträgt und Sie darin bestärkt, sich Ihrer Angst zu stellen.

Je mehr Sinneseindrücke Sie in Ihre Imagination einbringen können, desto hilfreicher ist sie für Sie. Wenn Sie sich die dazugehörigen Gerüche, Geräusche, Anblicke und Gefühle vorstellen können, verbessern Sie Ihre Fähigkeit, sich zu entspannen und sich inspirieren zu lassen. Wenn Sie sich zum Beispiel vorstellen, Sie wandern einen von Bäumen gesäumten Bergweg hinauf, können Sie sich auf den Gesang der Vögel, die sich in den Ästen brechenden Sonnenstrahlen und den Kieferndurft konzentrieren. Vielleicht bemerken Sie auch die Größe der Bäume und eine erfrischende kühle Brise. Oder es ist eine Filmszene, die Sie motiviert und die Ihnen dabei hilft, ein höheres Maß an Angst zu ertragen. Stellen Sie sich vor, wie Ihr Filmheld aussieht, welche Musik im Hintergrund spielt und wie sehr Sie vom Mut des Helden ergriffen sind. Jeder Sinneseindruck kann dazu beitragen, dass Sie sich entspannen und bzw. oder Zutrauen gewinnen.

Eine Imagination muss nicht mit einem bestimmten Ort oder einer Person zu tun haben. Vielleicht ist es ebenso gut, sich eine vergangene Erfahrung oder Situation ins Gedächtnis zu rufen, in der Sie sich selbstbewusst gefühlt und das Vertrauen hatten, etwas bewältigen zu können. Zum Beispiel war Jolene angesichts einer anstehenden Besprechung mit ihrem Vorgesetzten nervös. In der Vergangenheit war es ihr gelungen, solche Termine zu vermeiden, aber nun war ein solches Meeting auf ihrer Angstleiter. Sie hatte sich fest vorgenommen, jetzt diese Sprosse zu erklimmen. Vor dem Treffen arbeitete Jolene mit Imaginationen, um wieder ruhiger zu werden, Zutrauen zu gewinnen und ihre Gemütsverfassung zu verbessern. Ein Bereich, in dem sie sich kompetent fühlte, war ihr Nebenjob als Klavierlehrerin. Sie stellte sich lebhaft ihre Arbeit mit ihren Schülern vor und wie sie sich dabei fühlte. Sie rief sich in Erinnerung, wie Sie sich fühlte, wenn ihre Schüler ein Stück gut spielten: Dann spürte sie Stolz, etwas erreicht zu haben. In ihrer Vorstellung hörte Jolene die Musik und spürte die leichte Brise, die durch das Fenster in ihr Musikzimmer hineinwehte. Sie spürte nach, wie sie sich aufrecht auf den Schemel hinsetzte und die Haltung einer erfolgreichen Klavierlehrerin einnahm. Nachdem sie sich diese Szene fünf Minuten lang vorgestellt hatte, wurde sie ruhiger, gewann an Selbstbewusstsein und fühlte sich kompetenter. Als sie zu ihrem Chef hineinging, setzte sie sich aufrecht auf ihren Stuhl und war besser darauf vorbereitet, sich der Situation zu stellen und etwaige aufsteigende Ängste auszuhalten.

ÜBUNG

Entspannungstechniken üben und bewerten

Sie haben bisher gelernt, wie Achtsamkeit, Akzeptanz, Atmung, progressive Muskelentspannung und Imaginationen Ihnen helfen können, Ihre Angst zu bewältigen und Situationen, die in Ihnen Angst auslösen, auszuhalten.

- Probieren Sie jede dieser Entspannungstechniken ein- oder zweimal pro Woche aus, um festzustellen, welche für Sie die beste ist.
- Schätzen Sie das Ausmaß Ihrer Angst auf einer Skala von 0 bis 100 vor und nach jeder Übung ein. Nutzen Sie dafür Arbeitsblatt 14.6.
- Haben Sie sich für eine oder zwei Methoden entschieden, setzen Sie sie regelmäßig ein.
- Mit täglicher Übung steigt die Wahrscheinlichkeit, dass Sie diese Methoden dann effektiv einsetzen können, wenn Sie sie brauchen.

ARBEITSBLATT 14.6

Welche Entspannungstechnik funktioniert für mich am besten?

Tragen Sie in der linken Spalte die unterschiedlichen Entspannungstechniken ein: „Achtsamkeit und Akzeptanz", „Atmung", „Progressive Muskelentspannung" oder „Imaginationen". Schätzen Sie die Intensität Ihrer Angst vor und nach der Übung auf einer Skala von 0 bis 100 ein. Dabei bedeutet 0 „gar keine Angst" und 100 entspricht der größten Angst, die Sie jemals gespürt haben. Probieren Sie die Techniken Ihrer Wahl häufiger aus. Unten auf dem Arbeitsblatt haben Sie die Gelegenheit, sich zu notieren, was Sie dabei gelernt haben. Überprüfen Sie, ob sich Ihre Fähigkeit, sich zu entspannen, mit der Zeit verbessert, und vergleichen Sie die Effektivität der unterschiedlichen Methoden untereinander. Welche Technik ist für Sie die beste?

Entspannungstechnik	Angst / Anspannung vor der Übung (0–100)	Angst / Anspannung nach der Übung (0–100)

Was habe ich daraus gelernt? Konnte ich mich durch mehr Übung besser entspannen? Welche Methode ist für mich die richtige?

____

____

____

Angstauslösende Gedanken verändern

Um Ihre Ängste langfristig zu verringern, ist die Veränderung Ihrer bangen Gedanken einer der wichtigsten Ansätze. Angst lässt sich reduzieren, indem man entweder die eigene Wahrnehmung der Angst relativiert oder das Zutrauen stärkt, mit den Dingen, die einem Angst machen, umgehen zu können. Viele der Fertigkeiten, um die es in *Gedanken verändern Gefühle* geht, helfen Ihnen, Ihre angstauslösenden Ideen kritisch zu hinterfragen und zu verändern. Am Ende dieses Kapitels finden Sie einen Vorschlag, in welcher Reihenfolge Sie die Kapitel lesen können, um Ihre Fertigkeiten zur Bewältigung Ihrer Ängste zu verbessern (s. Abbildung 14.6).

Eine wichtige Methode zur Überwindung von Ängsten ist das Verhaltensexperiment (s. Kapitel 10), um die Gedanken zu überprüfen, die sich in Ihrer Angstleiter niederschlagen. Wie bereits erwähnt, ist der schnellste Weg, Angst zu reduzieren, sich ihr auszusetzen, indem man eine Angstleiter nutzt. Auf jeder der Sprossen können Sie Verhaltensexperimente durchführen, um zu schauen, wie Sie mit Situationen umgehen, die Sie zuvor gemieden haben. Mithilfe dieser Experimente können Sie erkennen, dass Sie sich mehr zutrauen können, als Sie glauben. Kapitel 10 hilft Ihnen, Maßnahmenpläne aufzustellen und Akzeptanz zu üben, um mit den Situationen auf Ihrer Angstleiter umzugehen.

In Kapitel 11 geht es um die zugrunde liegenden Annahmen, die bei Ängsten häufig eine Rolle spielen. Ängstliche Menschen haben oft die Überzeugung: „Wenn etwas schiefläuft, kann ich nicht damit umgehen." In Kapitel 11 lernen Sie, Verhaltensexperimente durchzuführen, um zu überprüfen, ob diese von angstgesteuerten Annahmen richtig sind.

Erweist sich die Arbeit mit der Angstleiter für Sie als sinnvoll, können Sie, wenn Sie dieses vierzehnte Kapitel beendet haben, zu den Kapiteln 10 und 11 übergehen.

Wollen Sie diese Kapitel zuerst lesen, empfehlen wir Ihnen anschließend die Lektüre der Kapitel 5 bis 9.

In den Kapiteln 5 und 9 lernen Sie, sich persönliche Ziele zu setzen, Verbesserungen wahrzunahmen und die Gedanken, die Ihnen Angst machen, zu hinterfragen. So können Sie schneller erkennen, wie bedrohlich eine Situation tatsächlich ist und wie gut Sie in der Lage sein werden, sie zu bewältigen. Wenn Sie sich die Fakten anschauen, verringert sich Ihre Angst vielleicht von ganz allein und Sie entdecken, dass die vermeintliche Gefahr nicht ganz so schlimm ist, wie Sie zunächst dachten. Vielleicht ist auch Ihre Fähigkeit, mit solchen Situationen umzugehen, besser als erwartet.

Wenn Ihr angstauslösender Gedanke eine bildhafte Vorstellung ist

Wie bereits erwähnt, treten angstauslösende Gedanken häufig in Form von Bildern oder Worten auf. Diese Bilder können Standaufnahmen sein, etwa von Ihrem errötenden Gesicht. Aber häufig laufen sie vor dem inneren Auge wie ein Film ab, in dem sich eine ganze Szene abspielt. Beispielsweise stellen Sie sich eine Szene vor, in der Sie etwas Peinliches sagen und dann im Gesicht knallrot werden, während die Leute über Sie lachen und sich kopfschüttelnd abwenden. Egal ob Worte oder Bilder: Angstauslösende Gedanken drehen sich normalerweise um eine Gefahr („Etwas wird nicht funktionieren", „Es ist mir so peinlich, ich sterbe einfach", „Mein Chef hält nichts von mir und schmeißt mich raus") oder die Unfähigkeit, mit etwas umzugehen („Ich schaffe das nicht", „Ich bin schwach", „Den anderen macht das gar nichts aus").

Häufig sind diese Bilder verzerrt. Stellen Sie sich beispielsweise vor, Ihr Chef ist sauer auf Sie und er erscheint in Ihrer Vorstellung größer und bedrohlicher, als er im wahren Leben ist. Oder Sie wirken in Ihrer bildhaften Vorstellung für eine andere Person überzogen unglücklich. Solche Verzerrungen sind für Angstbilder typisch. Gedankenprotokolle (Kapitel 6 bis 9) helfen Ihnen, Ihre Bilder zu hinterfragen und zu überprüfen, ob sie Ihren realen Erfahrungen entsprechen. Um verzerrte Annahmen zu überprüfen, können Sie auch Experimente einsetzen. Sind Sie sich zum Beispiel sicher, dass Sie im Gesicht knallrot sind, können Sie mit Ihrem Handy ein Selfie machen und dies mit Ihrer inneren Vorstellung vergleichen.

Sind die Bilder in Ihrem Kopf zutreffend und beschreiben sie die Risiken, denen Sie ausgesetzt sind, realistisch, ist es sinnvoll, Strategien für den Umgang mit ihnen zu entwickeln (Kapitel 10). Wie Sie sehen, geht es bei der Veränderung angstauslösender Gedanken sowohl darum, Ihre Vorannahmen zu überprüfen als auch das Bewusstsein für und das Zutrauen in Ihre Bewältigungskompetenzen zu stärken. Die hier vorgestellten Ansätze funktionieren gleich gut bei jeder Form angstauslösender Gedanken, egal ob Wort oder Bild.

Medikamente

Obgleich die Einnahme von Medikamenten bei Angstgefühlen Erleichterung verschafft, kann sie einer langfristigen Verbesserung im Wege stehen. Das liegt wissenschaftlichen Erkenntnissen zufolge vermutlich daran, dass Medikamente sich häufig negativ auf das Erlernen neuer Verhaltensweisen (wie die in diesem Buch beschriebenen) auswirken. Betroffene, die Medikamente nehmen, glauben zudem häufig: Wenn sie sich erfolgreich ihren Ängsten stellen, liegt es an den Medikamenten. Stellen Sie sich beispielsweise vor, es ist Ihnen eine ganze Weile gelungen, auf einer Sprosse der Angstleiter zu verweilen. Wenn Sie währenddessen Medikamente nehmen, schreiben Sie möglicherweise diesen den Erfolg zu, nicht Ihren eigenen Fähigkeiten und Fertigkeiten.

Bei der Überwindung von Ängsten ist es wichtig zu lernen, die Angstgefühle zu tolerieren. Verringern Medikamente Ihre Angstgefühle, dann können Sie überhaupt nicht prüfen, ob Sie diese Gefühle aushalten und bewältigen können. Wer lernen will, mit Angst umzugehen, muss lernen, die Angst zu spüren; muss üben, sie zu reduzieren und / oder sie auszuhalten. Unter Medikation können Sie nicht in vollem Umfang wertschätzen, was Ihnen Achtsamkeit und Akzeptanz, Atmung, progressive Muskelentspannung, Imaginationen, die Veränderung angstauslösenden Gedanken sowie die Überwindung von Vermeidungsverhalten bringen. Große Angst zu haben hat einen Vorteil: Sie motiviert uns, neue Fertigkeiten zu erlernen und sie umzusetzen. Wenn unsere Angst sehr groß ist, ist auch der Wunsch sehr groß, neue Methoden zu lernen, um mit der Angst umgehen zu können.

Wie effektiv Interventionen, auch Medikation, sind, misst man an den Rückfallquoten und den unmittelbaren Auswirkungen. Die Rückfallquote gibt an, wie viele Betroffene nach der Beendigung einer Intervention wieder dieselben Symptome zeigen. Patienten, die erfolgreich mit Medikamenten bei einer Angststörung behandelt wurden, zeigen eine hohe Rückfallquote. Das heißt, die Mehrheit der Patienten, deren Angst allein mit Medikamenten behandelt wird, leidet ein Jahr nach Absetzen der Medikamente erneut unter Angst. Im Gegensatz dazu belegen Studien, dass die meisten Betroffenen, die mit einer Kognitiven Verhaltenstherapie (KV) behandelt wurden, bis zu einem Jahr nach Ende der Therapie angstfrei sind. In einer KV lernen die Betroffenen Fertigkeiten, mit denen sie ihre Angst bewältigen können und die zu einer langfristigen Verbesserung führen. In anderen Worten: Wenn es Ihnen durch eine KV besser geht, wird das wahrscheinlich auch so bleiben. Von Medikation lässt sich das nicht sagen.

Darüber hinaus muss man das Suchtpotenzial von Medikamenten gegen Angst berücksichtigen. Häufig werden Tranquilizer verschrieben, die süchtig machen können. Patienten, die über lange Zeiträume Tranquilizer einnehmen, entwickeln für die Wirkstoffe eine Toleranz, was bedeutet: Um den gewünschten Effekt zu erzielen, müssen sie immer größere Mengen dieser Wirkstoffe zu sich nehmen. Außerdem leiden Betroffene unter Entzugserscheinungen, wenn sie die Medikamente plötzlich absetzen. Ihnen wird übel, sie schwitzen, zittern und entwickeln ein starkes Bedürfnis nach der Arznei. Daher wird Sie Ihr Arzt aufmerksam überwachen, wenn Sie ein Medikament aus dieser Gruppe einnehmen. Vielleicht hat er Ihnen aus genau diesem Grund dieses Buch empfohlen, um noch andere Techniken zur Bewältigung Ihrer Angst kennenzulernen.

Das soll nicht heißen, dass eine Medikation bei der Behandlung von Angst ganz und gar ausgeschlossen werden sollte. Jedoch belegen Untersuchungen, dass bei der Einnahme von Tranquilizern der Behandlungszeitraum kurz sein, also einige Wochen, nicht Jahre, betragen sollte. Außerdem deuten wissenschaftliche Ergebnisse darauf hin, dass die Einnahme von Medikamenten keine langfristige Verbesserung hervorruft. Um langfristig Erfolg zu haben, sollte man Bewältigungsstrategien gegen die Angst, wie sie in der KV vermittelt werden, berücksichtigen.

14.4 Wie nutze ich *Gedanken verändern Gefühle* optimal bei Angst?

Wenn Sie bereits Kapitel 1 bis 4 gelesen (Schritt A auf Abbildung 14.6 auf Seite 318) und all die Aufgaben in diesem Kapitel gemacht haben (Schritt B in Abbildung 14.6), sind Sie nun so weit, sich anderen Übungen zu widmen. Alle Fertigkeiten, die Sie aus *Gedanken verändern Gefühle* lernen, sind bei Ängsten hilfreich, und doch ist es sinnvoll, sie in einer bestimmten Reihenfolge anzugehen. In Abbildung 14.6 sehen Sie, welche Abfolge wir Ihnen empfehlen, damit Sie möglichst schnell Ihre Angst abbauen können.

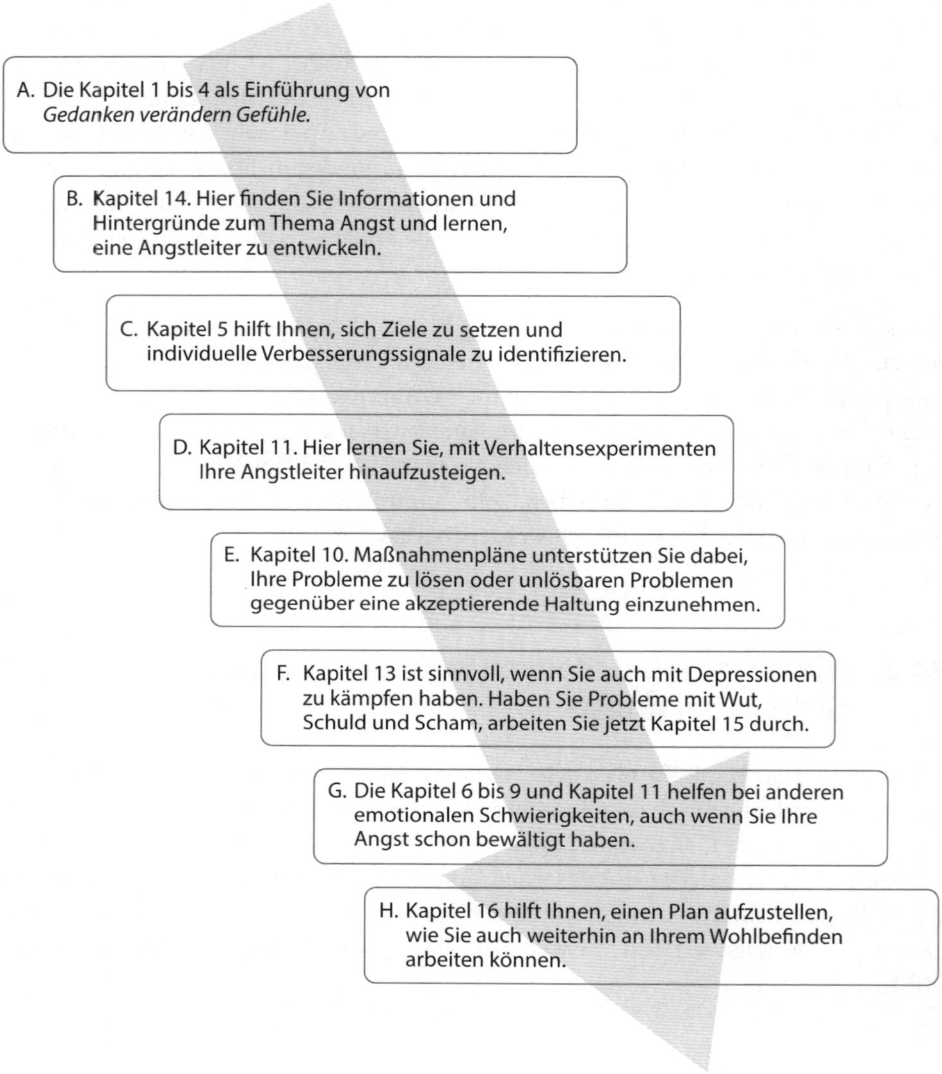

Abbildung 14.6: *Gedanken verändern Gefühle* – empfohlene Kapitelreihenfolge bei Ängsten

Zusammenfassung

- Typische Arten von Angst sind Phobien, soziale Angst, Panikstörungen, Posttraumatische Belastungsstörung, Hypochondrie und Generalisierte Angststörung.
- Angstsymptome können ganz verschiedene körperliche Reaktionen umfassen und Gefühle von Nervosität bis hin zu Panik. Hinzu kommen die Vermeidung von Situationen und Gefühlen, Sorgen um Gefahren sowie der Gedanke, mit etwas nicht umgehen zu können.
- Typische Verhaltensweisen bei Angst sind Vermeidung und Sicherheitsverhalten. Diese Reaktionen vermindern die Angst kurzfristig, verschlimmern sie aber mit der Zeit.
- Das Überschätzen von Gefahren und das Unterschätzen der eigenen Fähigkeiten führen zu ängstlichen Gedanken.
- Häufig beginnen Gedanken, die mit Angst einhergehen, mit: „Was wäre, wenn ...?“ und drehen sich darum: „Etwas Schlimmes wird passieren, und ich werde nicht in der Lage sein, diese Situation zu bewältigen.“
- Häufig tritt unsere Angst als bildhafte Vorstellung auf. Es ist entscheidend, diese Bilder zu identifizieren, damit wir auf sinnvolle Weise auf sie reagieren können.
- Verschiedene Arten von Angst zeichnen sich durch verschiedene Typen von Gedanken aus, die sich nach der Art der befürchteten Gefahr richten.
- Einer der besten Wege, unsere Angst zu überwinden, ist Exposition: uns dem zu stellen, was wir fürchten. Eine Angstleiter kann dazu beitragen, dies Schritt für Schritt in unserem eigenen Tempo zu bewältigen.
- Für den Umgang mit unserer Angst gibt es zahlreiche Techniken. Dazu gehören Achtsamkeit und Akzeptanz, Atmung, progressive Muskelentspannung, Imaginationen und die Veränderung der Gedanken, die uns Angst machen.
- Einigen Betroffenen hilft kurzfristig die Einnahme von Medikamenten, aber bei den meisten führt dies auf lange Sicht nicht zu einer Verbesserung.
- Unsere Gedanken zu verändern ist ein wichtiger Weg, um langfristig unsere Ängste abzubauen.
- Die Reihenfolge der einzelnen Kapitel in *Gedanken verändern Gefühle* kann den individuellen Bedürfnissen der Leser angepasst werden. Ein Vorschlag für eine sinnvolle Reihenfolge bei Angst ist in Abbildung 14.6 dargestellt.

15. Wut, Schuld und Scham verstehen

Gefühle wie Wut, Schuld und Scham kennen wir alle. Wahrscheinlich lesen Sie dieses Kapitel, weil Sie oder jemand, der Ihnen am Herzen liegt, besonders davon betroffen ist. Gelegentlich haben wir alle mit diesen Gefühlen zu tun. Zum Problem werden sie jedoch, wenn die Tage, an denen wir unter ihnen leiden, überwiegen und wenn sie uns dazu verleiten, Entscheidungen zu treffen, die entweder uns selbst oder anderen schaden.

Zwei Fallgeschichten in diesem Buch beschreiben Personen, die sich mit diesen Gefühlen auseinandersetzen müssen: Da ist einmal Vic, der als Handelsvertreter tätig war und normalerweise mit seinen Kollegen und Freunden gut auskam. Manchmal aber explodierte er förmlich vor Wut, nämlich immer dann, wenn er das Gefühl hatte, dass man ihm keinen Respekt entgegenbrachte oder dass jemand, der ihm nahestand, ihn scheinbar mit Gleichgültigkeit behandelte. Seine Ehe mit Judy litt unter seinem Unvermögen, seine Wut zu kontrollieren.

Ein weiteres Beispiel ist Marissa, Mutter von zwei Teenagern. Als junges Mädchen wurde sie sexuell missbraucht, was dazu führte, dass sie darüber tiefe Scham empfand, obwohl sie schon viele Schwierigkeiten in ihrem Leben gemeistert hatte. Von ihrer Scham wurden ihr Selbstwertgefühl und ihre Beziehungen negativ beeinflusst.

Wie Vics Beispiel illustriert, führt Wut häufig dazu, dass wir andere angreifen und verletzen. Leiden wir unter Scham oder Schuld, tendieren wir dazu, uns selbst herabzusetzen, wie wir an Marissas Beispiel sehen. In diesem Kapitel werden Strategien aufgezeigt, wie sich diese Gefühle verstehen und bewältigen lassen.

Geht es Ihnen bei der Lektüre dieses Buches darum, an Ihren Wut-, Schuld- und Schamgefühlen zu arbeiten, helfen Ihnen die Skalen in Arbeitsblatt 15.1 dabei, diese Gefühle regelmäßig einzuschätzen. Eine Veränderung zum Besseren werden Sie daran erkennen, dass Sie diese Gefühle seltener, kürzer oder in geringerem Ausmaß erleben. Geht es Ihnen beispielsweise um Wut, stellen Sie möglicherweise fest, dass dieses Gefühl bei Ihnen im Lauf der Lektüre seltener auftritt, dass es weniger lang anhält oder in seiner Intensität nachlässt. Es ist wichtig, derartige Veränderungen über längere Zeit zu verfolgen und zu messen, denn es sind Zeichen dafür, dass Sie Fortschritte machen.

ÜBUNG

Die Intensität meiner Gefühle im Lauf der Zeit

Arbeitsblatt 15.1 hilft Ihnen, verschiedene Gefühle wie Wut, Schuld oder Scham, aber auch positive Gefühle wie Glück über einen bestimmten Zeitraum im Auge zu behalten.

ARBEITSBLATT 15.1 Die Intensität meiner Gefühle beobachten und einstufen

Nutzen Sie dieses Arbeitsblatt, um die Häufigkeit, Intensität und Dauer desjenigen Gefühls zu beobachten, das Sie zum Positiven verändern möchten. Ebenso ist es für die Dokumentation positiver Gefühle wie Glück geeignet.

Gefühl, das ich beobachte: ______________________________

Häufigkeit

Markieren Sie die Ziffer, die am besten beschreibt, wie häufig Sie dieses Gefühl in dieser Woche gespürt haben:

0 10 20 30 40 50 60 70 80 90 100

gar nicht — manchmal — täglich — häufiger am Tag — ständig

Intensität

Markieren Sie die Ziffer, wie stark in dieser Woche das Gefühl war. Geben Sie den Wert an für den Moment, in dem Sie das Gefühl am stärksten gespürt haben, auch dann, wenn Sie es vielleicht ansonsten kaum gespürt haben. Eine 0 auf der Skala bedeutet, dass Sie das Gefühl in der betreffenden Woche nicht gehabt haben. Auf der anderen Seite bedeutet die 100 auf der Skala, dass das Gefühl so stark wie nie zuvor in Ihrem Leben gewesen ist. Sehr intensive Gefühle erreichen einen Wert über 70, mittelstarke liegen zwischen 30 und 70. Nur wenig intensive Gefühle werden zwischen 1 und 30 eingestuft.

0 10 20 30 40 50 60 70 80 90 100

gar nicht — schwach — mittelstark — stark — so stark wie nie zuvor

Dauer

Markieren Sie unten die Ziffer, die am besten beschreibt, wie lange das Gefühl angedauert hat. Auch hier gilt: Machen Sie die Zeitangaben für den Moment, in dem Sie das Gefühl am stärksten gespürt haben. Nehmen Sie als Anhaltspunkt Ihre Einstufung auf der Intensitäts-Skala. Haben Sie das fragliche Gefühl diese Woche gar nicht erlebt, kreuzen Sie die 0 an.

0	10	20	30	40	50	60	70	80	90	100
gar nicht	1 Stunde oder weniger	1–2 Std.	2–4 Std.	4–8 Std.	8–12 Std.	12–24 Std.	1–2 Tage	2–4 Tage	4–7 Tage	7 Tage

ÜBUNG

Gefühlswerte erheben

Dokumentieren Sie Ihre Einschätzungen bezüglich Häufigkeit, Intensität und Dauer des Gefühls (bzw. der Gefühle), das/die Sie auf Arbeitsblatt 15.1 beschrieben haben. Kürzen Sie die einzelnen Dimensionen mit H (Häufigkeit), I (Intensität) und D (Dauer) ab oder nutzen Sie dazu unterschiedliche Farben. Indem Sie diese Dimensionen zusammen in Arbeitsblatt 15.2 aufzeichnen, lassen sich Ihre Fortschritte leichter erkennen. Erstellen Sie für jedes Gefühl eine eigene Dokumentation. Geht es Ihnen beispielsweise sowohl um Scham und Glücksgefühle, brauchen Sie zwei Kopien von Arbeitsblatt 15.2.

ARBEITSBLATT 15.2 — Übersicht Gefühlswerte

Beobachtetes Gefühl: ______________________________

100																
90																
80																
70																
60																
50																
40																
30																
20																
10																
0																
Datum																

Wenn Sie die Häufigkeit, Intensität und Dauer des Gefühls festgestellt und Ihre Werte mit dem heutigen Datum in Arbeitsblatt 15.2 eingetragen haben, ist es nun an der Zeit, mehr über diese Gefühle zu erfahren und darüber, was Sie tun können, um sie zum Besseren zu verändern.

15.1 Wut

Bevor Rick zum Einkaufen ging, bat er seinen Partner John, für ihn sein neues Hemd zu waschen. Der Bitte kam John gern nach, tat das Hemd in die Waschmaschine und danach in den Trockner. Als Rick wieder zu Hause war, erkundigte er sich nach der Wäsche. John fiel ein, dass er das Hemd im Trockner vergessen hatte. Beim Ausladen bemerkte er, dass es offensichtlich eingelaufen war. Rick schrie John an: „Dir sind meine Sachen egal! Du bist so nachlässig und denkst nie nach!" Rick war sauer, denn nach seinem Dafürhalten hätte John zunächst die Waschanleitung lesen sollen, bevor er das Hemd in den Trockner steckte. Ricks Reaktion verletzte John. Es tat ihm zwar um das Hemd leid, doch empfand er dessen Wut als unverhältnismäßig. Also gab er wütend zurück: „Das ist alles deine Schuld! Wenn dein Hemd so empfindlich ist, hättest du mir das vorher sagen können! Das war das letzte Mal, dass ich dir einen Gefallen getan habe!"

Vielleicht hätten Sie es nicht so ausgedrückt wie John und Rick, aber sicherlich kennen Sie das Gefühl, wenn Ihnen jemand Unrecht tut. Oder Sie wissen, wie das ist, wenn jemand Sie verletzt oder Sie ausnutzt. Wie bei all den anderen Gefühlen auch verändern sich bei Wut das Denken, Verhalten und die körperlichen Reaktionen (s. Abbildung 15.1). Wenn wir wütend sind, bereitet sich der Körper auf Angriff oder Verteidigung vor. Häufig drehen sich unsere Gedanken dann um Vergeltungsmaßnahmen oder darum, es jemandem „heimzuzahlen"; wir konzentrieren uns darauf, wie „ungerecht" es war, was uns passiert ist.

Wutgefühle haben eine Bandbreite von Gereizt-Sein bis zum Zorn. Wie wütend wir in einer bestimmten Situation werden, hängt davon ab, wie wir die Umstände interpretieren und welche Bedeutung wir ihnen beimessen. Nach dem Streit um das Hemd verfiel John für den Rest des Tages in Schweigen.

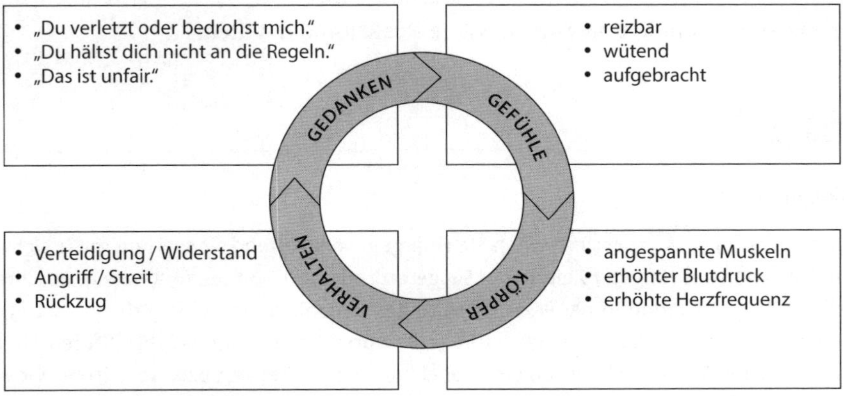

Abbildung 15.1: Übersicht der Symptome bei Wut

Hätte Rick Johns Reaktion so interpretiert, dass er ihn verletzt hatte, wäre er wohl ins Grübeln gekommen oder hätte sich um John gekümmert. Wäre er hingegen davon ausgegangen, dass er John gleichgültig war und er sich deshalb zurückzog, wäre Rick wohl noch wütender geworden.

Die Gründe, wütend zu werden, sind individuell unterschiedlich. Der eine gerät außer sich, weil er irgendwo anstehen muss, am Arbeitsplatz hingegen hört er sich vielleicht seelenruhig Kritik an. Der andere nimmt erstere Situation stoisch hin, geht aber sofort auf jeden los, der bei ihm im Job einen Fehler aufdeckt. Häufig gibt es eine Verbindung zwischen den wutauslösenden Situationen und Vorfällen in unserer Vergangenheit oder mit unseren Werten und Überzeugungen.

Ist jemand beispielsweise in der Vergangenheit häufig oder schwerwiegend missbraucht worden, ist er wahrscheinlich in Habachtstellung, was mögliche ähnliche Vorfälle in der Zukunft angeht. Sind Menschen lange Opfer von Missbrauch oder Kritik gewesen, tendieren sie dazu, auch in aktuellen Situationen Hinweise auf Missbrauch und Kritik zu sehen. Häufig leiden sie unter chronischer Wut, die manchmal in keinem Verhältnis zum Auslöser steht.

Dieses Verhaltensmuster beruht auf der Überzeugung, dass man sich vor verbalem oder tätlichem Missbrauch schützen kann. Was ist aber mit denjenigen, die mehrfach missbraucht wurden, aber nicht das Gefühl haben, sich schützen zu können? Sie reagieren auf schwierige Situationen meist nicht mit Wut, sondern resignieren und zeigen ein depressives Verhalten. Gehören Sie zu letzterer Gruppe, müssen Sie die Herausforderung meistern, Ihre Wut zuzulassen, wenn Sie von jemandem verletzt werden, denn es nützt nichts, dieses Gefühl unter Kontrolle halten zu wollen. Wut kann also in vielerlei Hinsicht ein Problem darstellen: wenn sie zu häufig auftritt, unverhältnismäßig stark ist, sich in destruktivem Verhalten niederschlägt oder auch wenn sie ganz fehlt. Es ist ganz normal, manchmal wütend zu werden, Zorn kann durchaus eine gesunde und angemessene Reaktion darstellen.

ÜBUNG

Wut verstehen

Um zu verstehen, was passiert, wenn Sie verärgert oder wütend sind, erinnern Sie sich an eine Situation aus jüngster Zeit, in der Sie gereizt oder mit Wut reagiert haben. Beschreiben Sie diese Situation in der ersten. Spalte des Gedankenprotokolls (Arbeitsblatt 15.3). Notieren Sie Ihr Gefühl mit einem Wort (z. B. wütend oder aufgebracht). Stufen Sie es dann auf einer Skala von 0 bis 100 ein, wobei 100 völlig außer sich bzw. so wütend wie nie zuvor entspricht, 50 eine mittlere Intensität und 10 „ein wenig wütend".

In dem Augenblick, in dem Sie die Wut am deutlichsten gespürt haben, was ging Ihnen da durch den Kopf? Schreiben Sie diese Gedanken, Worte, Bilder oder Erinnerungen in die dritte Spalte. Wenn Sie sich unsicher sind, welche Gedanken das waren, lesen Sie noch einmal in Kapitel 7 nach, wie Sie sie identifizieren können.

Wenn Sie Ihre Wut besser verstehen wollen, führen Sie diese Übung noch zweimal für andere Situationen durch: Beschreiben Sie den Vorfall, schätzen Sie die Intensität Ihres Gefühls ein und notieren Sie dann Ihre Gedanken oder Bilder bzw. Erinnerungen. Wenn Sie das Arbeitsblatt 15.3 mehrmals ausgefüllt haben, machen Sie mit den beiden nächsten Abschnitten in diesem Kapitel weiter. Dort lernen Sie Herangehensweisen, wie Sie Ihre Gefühle besser verstehen und sie besser bewältigen bzw. wie Sie sie auf konstruktive Weise ausdrücken können.

ARBEITSBLATT 15.3 Wut, Schuld und Scham verstehen

1. Situation Wer? Was? Wann? Wo?	**2. Gefühle / Stimmungen** a. Wie haben Sie sich gefühlt? b. Stufen Sie jedes Gefühl ein, von 0 bis 100 %.	**3. Automatische Gedanken (Bilder)** Was ging Ihnen durch den Kopf, bevor Sie anfingen, dieses Gefühl zu spüren? Welche Gedanken hatten Sie sonst noch? Welche Bilder?

Wutgedanken

Wenn wir etwas als Bedrohung, schädlich oder verletzend wahrnehmen oder glauben, dass gegen Regeln verstoßen wird, werden wir wütend. Das ist auch der Fall, wenn wir uns unfair behandelt fühlen oder meinen, uns wird etwas vorenthalten. Im Beispiel mit dem Hemd wurde Rick sauer, weil er von John erwartete, dieser würde sein Hemd waschen, ohne dass es einläuft. John wiederum war sauer, weil er Ricks persönlichen Angriff („Du bist so nachlässig und denkst nie nach!") als äußerst ungerecht empfand. Seine Gefühle für Rick sowie seine positive Absicht wurden abgewertet. Hier wird deutlich, wie wichtig Fairness, Angemessenheit und Erwartungen sind. Nicht allein die Tatsache, dass jemand uns verletzt oder aufbringt, macht uns wütend, sondern dass unsere Regeln missachtet und unsere Erwartungen enttäuscht werden.

Stellen wir uns beispielsweise einen Mann vor, der seinen Arbeitsplatz verliert. Ob er wütend wird, hängt von der Situation ab. Empfindet er seine Kündigung als gerechtfertigt, wird er sich vielleicht nicht ärgern, denn möglicherweise musste sein Arbeitgeber Insolvenz anmelden und alle Beschäftigten haben ihren Job verloren. Findet er diese Entscheidung allerdings ungerecht, weil nicht allen Beschäftigten gekündigt wurde, sondern nur Personen mit einer bestimmten Hautfarbe oder eines gewissen Alters, dann wird er vermutlich sehr aufgebracht sein.

Nehmen wir an, Sie stehen im Bus und ein Kind tritt Ihnen auf den Fuß, und das tut weh. Ob Sie wütend werden oder nicht, hängt davon ab, wie Sie die Absichten und die Reife des Kindes einschätzen. Trat Ihnen das Kind aus Versehen auf den Fuß, weil der Bus ausschwenkte und es das Gleichgewicht verlor, zucken Sie vielleicht vor Schmerz zusammen, werden wohl aber nicht wütend. Ob Sie Wut empfinden oder nicht hängt immer davon ab, ob Sie ein Verhalten als angemessen oder absichtsvoll interpretieren. In einem sehr vollen Bus könnten Sie wahrscheinlich die Tatsache, dass Ihnen jemand auf den Fuß tritt, eher ignorieren als in einem fast leeren Fahrzeug.

Diese Regeln klingen vermutlich einleuchtend. Allerdings muss man dabei berücksichtigen, dass unterschiedliche Menschen ganz anders einschätzen, was gerecht und angemessen ist. Rick erwartete, von John aufmerksam und zuvorkommend behandelt zu werden, auch dann, als er John durch sein Verhalten verletzt hatte. John hingegen erwartete, dass Rick in ruhigem Ton mit ihm sprach, auch wenn er aufgebracht war. Beide halten ihre eigenen Erwartungen für berechtigt und die des anderen für vermessen.

Rick und John mussten feststellen, dass Wut häufig in engen Beziehungen auftritt. Selten ist sie so heftig und intensiv wie im Kontakt mit dem eigenen Partner oder einem Kollegen am Arbeitsplatz. Diese Verbindung zwischen Wut und Vertrautheit lässt sich am besten nachvollziehen, wenn wir uns deutlich machen, dass jeder von uns andere Erwartungen hat, was Freundschaft, Liebesbeziehungen oder die Zusammenarbeit im Job angeht. Treffen wir jemanden nur hin und wieder, sind unsere Erwartungen an diese Person wesentlich geringer. Aus diesem Grund regen wir uns über einen Verkäufer selten ganz so extrem auf. Je enger eine Beziehung ist, desto größer werden die damit verknüpften Erwartungen. Seltsamerweise sprechen wir mit anderen erst dann über unsere Erwartungen, wenn sie nicht erfüllt worden und wir enttäuscht sind, nicht eher. Das gilt auch in den Situationen, in denen wir uns sehr wohl über unsere Erwartungen bewusst sind.

Wie umgehen mit der Wut?

Wütende Gedanken überprüfen

Wie wir auf von Wut geprägte Gedanken reagieren, hängt davon ab, welche Bedeutung wir ihnen in unserem Leben beimessen. Wenn wir eher selten wütend sind und die entsprechenden Gedanken Reaktionen auf eindeutige Ungerechtigkeiten sind, werden wir eher herauszufinden versuchen, wie wir konstruktiv mit der Situation umgehen können. Bei häufigen Wutausbrüchen, insbesondere wenn sie zu Problemen in Beziehungen führen, sollten wir uns eingehender mit diesen Reaktionen beschäftigen und herausfinden, ob man die Dinge nicht auch anders sehen könnte. Das Gedankenprotokoll (s. Kapitel 6–9) hilft dabei, alternative Sichtweisen zu entwickeln.

Wenn wir aufgebracht sind, tendieren wir dazu, die Absichten anderer persönlich zu nehmen und sie falsch zu interpretieren. Die Betreffenden sind in unseren Augen absichtlich unfreundlich zu uns oder wollen uns übervorteilen, auch wenn das mit der Realität nichts zu tun hat. Stellen Sie sich vor, Sie warten in einem Geschäft, dass der Verkäufer mit dem Kunden vor Ihnen fertig ist, weil Sie ihm eine Frage stellen möchten. Doch bevor Sie das tun können, stellt sich jemand vor Sie und nimmt den Verkäufer in Beschlag. Wenn Sie davon ausgehen, dass diese Person Sie sehr wohl gesehen und sich absichtlich vorgedrängelt hat, werden Sie wahrscheinlich wütend. Ist es aber so, dass Sie glauben, dass ein Versehen vorliegt, dann regen Sie sich vermutlich nicht auf. Der Unterschied zwischen diesen beiden Reaktionen besteht darin, ob wir die Handlung des anderen personalisieren. Gehen wir davon aus, dass „wir" gemeint sind und nehmen es persönlich, oder hat uns der andere schlicht übersehen?

Bei Wutgefühlen neigen wir dazu, das Verhalten anderer persönlich zu nehmen. Mithilfe eines Gedankenprotokolls können Sie die entsprechenden Situationen analysieren. Sie können lernen, Fragen zu entwickeln, um alternative Erklärungen für das

Verhalten anderer Menschen zu entwickeln. Es ist Ihnen doch sicherlich auch schon einmal passiert, dass Sie sich aus Versehen vorgedrängelt haben, weil Sie einen anderen Kunden übersehen haben? Das haben Sie nicht vorsätzlich getan, sondern Ihnen ist ein Fehler unterlaufen. Das passiert uns allen manchmal. Wenn Sie lernen, die Handlungen anderer weniger auf sich zu beziehen, betrachten Sie deren Absichten in einem freundlicheren Licht und versuchen, die jeweilige Situation aus verschiedenen Perspektiven zu analysieren. Dies kann helfen, besser mit der Wut umzugehen.

Wenn wir in Gedanken wütend werden, versehen wir die anderen nur allzu leicht mit einem Etikett: „Du bist nachlässig!“ Passiert das häufiger, verfestigen sich diese Etiketten und werden zu Schubladen, in die wir Menschen fest einsortieren. Wir können dann die eigentliche Absicht desjenigen nicht mehr in neutralem Licht betrachten. Wir halten ihn grundsätzlich für nachlässig und unaufmerksam. Würde Rick daran festhalten, dass John gedankenlos ist, würde er möglicherweise viele Verhaltensweisen seines Partners so interpretieren, dass sich sein Urteil bestätigt. Geht John also in die Küche, um sich einen Kaffee zu holen, wird Rick möglicherweise denken: „Mann, er ist so gedankenlos. Er könnte mir ja auch einen Becher anbieten.“ Dabei übersieht Rick, dass er nur eine Tasse am Tag trinkt und dass sein Partner das sehr wohl weiß, ihm also keine zweite anbietet. Demzufolge ist John also nicht gedankenlos, ganz im Gegenteil. Das Abstempeln und Schubladendenken führt in den meisten Fällen zu Missverständnissen und vermeidbarem Unmut.

Ertappen Sie sich dabei, dass sie jemanden regelmäßig abstempeln, sind Sie einem Schubladendenken verfallen. Sobald Sie sich dessen bewusst werden, gibt es verschiedene Wege, Ihre Wut zu dämpfen. Machen Sie sich zuerst klar, welcher wunde Punkt bei Ihnen angesprochen wird – um welche Themen geht es? Rick reagiert sehr sensibel, wenn ihm scheint, dass seine Gefühle oder Bedürfnisse ignoriert werden. Passiert es, dass jemand eines Ihrer Reizthemen anspricht, können Sie, anstatt wütend zu werden, versuchen, eine wertneutrale Beobachterposition einzunehmen. Holen Sie weitere Informationen ein und hinterfragen Sie Ihre eigenen Annahmen über die Absichten anderer.

Um seine Beziehung zu John zu verbessern, verzichtete Rick darauf zu schmollen, sondern fragte ihn: „Warum hast du mir keinen Kaffee mitgebracht?“ Damit konnte Rick seine Annahme, John würde ihn ignorieren, überprüfen. Johns Antwort: „Ich war dabei, als du heute Morgen eine Tasse getrunken hast, und weiß, dass du nie mehr als eine trinkst. Aber wenn du noch welchen möchtest, hole ich dir gern noch eine Tasse. Ich mache noch eine Kanne.“ Dieser Dialog sorgte dafür, dass Rick dank zusätzlicher Informationen erkannte, dass sein Partner bei Weitem nicht gedankenlos ist. Es bietet sich also an, mehr Informationen einzuholen, wenn wir andere negativ bewerten. Nur so können wir verstehen, was Menschen zu ihrem Tun antreibt.

Um die Wut zu kontrollieren, ist es hilfreich, sich auf Ereignisse vorzubereiten, die potenziell geeignet sind, Sie wütend zu machen. Darüber hinaus hilft es, die Vorboten der Wut zu erkennen und Maßnahmen zu ergreifen wie Timeout, Durchsetzungstraining sowie Paar- oder Familientherapie.

Bereiten Sie sich mithilfe von Imaginationen auf schwierige Situationen vor

Wenn Sie schon ahnen, dass Sie bei bestimmten Gelegenheiten wütend werden, ist es hilfreich, diese Situationen vorwegzunehmen und sich darauf vorzubereiten. Sie können sich einstimmen, indem Sie sich vor dem Ereignis beruhigen, um besser mit den typischen Auslösern der Wut umzugehen. In Kapitel 14 haben Sie gelernt, wie Sie mit Imaginationen arbeiten können. Diese Methode können Sie nicht nur bei Angst einsetzen, sondern auch, um ruhig zu werden und sich mögliche Antworten und Reaktionen zu überlegen.

Am besten führen Sie die Übungen durch, bevor Sie sich in die fragliche Situation begeben. Stellen Sie sich vor, was Sie sagen wollen, wie Sie es sagen wollen und dass Sie die Antwort bekommen, die Sie sich wünschen. Für den Fall, dass es nicht so läuft wie gewünscht, stellen Sie sich die möglichen Probleme vor. Wenn Sie sich vorstellen, wie Sie in schwierigen Situationen reagieren, lernen Sie, selbstbewusster aufzutreten und sich weniger bedroht zu fühlen, falls das Ergebnis nicht so ist, wie Sie es sich gedacht haben.

Diese Zuversicht hilft Ihnen wiederum, effektiv und flexibel zu reagieren, anstatt sich in einem Wutausbruch zu verlieren. Imaginationen funktionieren unter anderem auch deshalb, weil man mögliche Probleme zuvor durchdenkt und die eigene Reaktion vorformuliert. Darüber hinaus ist es hilfreich, sich selbst in einer stressigen Situation als effektiv und entspannt zu sehen. Schließlich führt das vorgestellte Ideal möglicherweise dazu, sich in der tatsächlichen Situation von diesem Bild leiten zu lassen.

Wenn Sie absehen können, dass ein bestimmtes Ereignis bei Ihnen Stress auslöst und die Wahrscheinlichkeit groß ist, dass Sie wütend werden, haben Sie hier die Gelegenheit, einen Plan aufzustellen, Ihren Text vorzuformulieren und einzuüben, was genau Sie sagen und wie Sie es vorbringen möchten. Anhand dieses Skriptes können Sie Ihre Strategie entwickeln, um Ihr Ziel zu erreichen und mit größerem Selbstvertrauen in diese Situation zu gehen.

Frühwarnsignale für Wut erkennen

Abgesehen von der Vorbereitung auf die Situationen, die Sie wütend machen könnten, ist es sinnvoll, die Signale dafür zu erkennen, dass Sie wütend werden oder Ihre

Wut außer Kontrolle gerät. Bei vielen Menschen sind die frühen Warnsignale eines Wutausbruches Zittern, Muskelanspannung, verspannte Kiefermuskulatur, Druck auf der Brust, Schreien, geballte Fäuste und Dinge zu sagen, die nicht zutreffen. Wut ist in Ordnung, aber wenn Sie erkennen, dass Ihr Zorn eine destruktive Wendung nimmt, halten Sie einen Moment inne und erinnern Sie sich daran, dass Sie verschiedene Handlungsoptionen haben. Sie können sich dafür entscheiden, wütend zu werden, eine Auszeit zu nehmen oder mithilfe der weiter unten beschriebenen Methode der Selbstbehauptung vorzugehen.

Timeout

Eine Auszeit zu nehmen ist ein effektives Mittel, um die Wut wieder unter Kontrolle zu bekommen. Dazu ist es wichtig, sich aus der jeweiligen Situation zurückzuziehen, sobald die ersten Warnsignale andeuten, die Wut könnte außer Kontrolle geraten. Mit einem Timeout haben Sie die Möglichkeit, wieder die Oberhand über sich und die Situation zu erlangen. Halten Sie sich dann vor Augen, was Ihnen wichtig ist und welches Ziel Sie am Ende anstreben.

Bei den frühesten Anzeichen, dass Ihre Wut dazwischenfunkt oder destruktiv zu werden droht, sind Timeouts ein effektives Mittel. Wie auch Sportler es tun, können Sie sie einsetzen, um sich zu sammeln, Ihr Vorgehen zu überdenken, sich zu entspannen oder einfach auszuruhen. Eine Auszeit kann manchmal nur fünf Minuten dauern, manchmal auch 24 Stunden. Es geht keineswegs darum, eine bestimmte Situation zu vermeiden, sondern es Ihnen zu ermöglichen, die aktuelle Situation aus einem neuen Blickwinkel zu betrachten und noch einmal von vorn anzufangen. Manchmal reicht es schon, sich kurz aus der Situation zurückzuziehen, um die Sache anders zu sehen. Vielleicht hilft es Ihnen auch, während einer Auszeit die Entspannungsübungen durchzuführen, die wir Ihnen in Kapitel 14 vorgestellt haben (s. Seite 308 ff.). In diesen Momenten kann es auch sehr hilfreich sein, die eigenen wütenden Gedanken zu hinterfragen, die wir bereits in diesem Kapitel behandelt haben (s. auch Kapitel 6–9). Bei einigen Betroffen führt ein Timeout auch dazu, mit einer neuen Strategie an die Situation heranzugehen, um eine Eskalation zu vermeiden. Wie bereits erwähnt, können Sie in Ihrer Vorstellung üben, was Sie sagen und wie Sie sich verhalten wollen, bevor Sie in die Situation zurückkehren.

Sich behaupten

Wut kann man reduzieren, wenn man lernt, sich zu behaupten. Selbstbehauptung gilt häufig als Mittelweg zwischen Aggression und sich passiv von anderen übervorteilen zu lassen. Wenn wir aggressiv sind, greifen wir die andere Person an, sind wir hingegen übertrieben passiv, lassen wir es zu, dass der andere uns angreift. Indem wir uns behaupten, stehen wir für unsere Interessen gerade, ohne den anderen zu attackieren. Stellen Sie sich vor, jemand sagt: „Du bist blöd!" Das folgende Beispiel illustriert drei Reaktionen darauf:

Aggressiv *(brüllend):* „Wenn du glaubst, ich sei blöd, dann bist du der Idiot!"

Selbstbehauptend *(ruhig und bestimmt):* „Vielleicht glaubst du, ich sei blöd, aber lass uns auf das Thema, nämlich auf XYZ, zurückkommen."

Passiv *(mit hängendem Kopf stumm bleiben)*

Sich zu behaupten bedeutet auch, die eigenen Wünsche und Bedürfnisse geradeheraus zu formulieren. Stellen Sie sich vor, Sie kommen von der Arbeit nach Hause und Ihre Kinder verlangen sofort Ihre Aufmerksamkeit. Wenn Sie müde sind, aber dennoch versuchen, den Wünschen der Kinder nachzukommen, verhalten Sie sich passiv. Das führt möglicherweise dazu, dass sich eine Überforderung einstellt, woraufhin Sie einen Wutausbruch bekommen, also aggressiv reagieren. Da ist es häufig besser, bestimmt aufzutreten, etwa so: „Ich bin wirklich müde und möchte mich einen Augenblick ausruhen. Dann spielen wir!" Das gibt Ihnen Gelegenheit, sich zu sammeln, sich daran zu erinnern, wie sehr Sie Ihre Kinder lieben, und sich darauf zu freuen, Zeit mit ihnen zu verbringen. Gegebenenfalls müssen Sie sich auch darauf vorbereiten, Grenzen zu setzen. Wenn Sie für sich selbst einstehen können, werden Sie vermutlich auch nicht mehr so oft ungerecht behandelt oder ausgenutzt. Somit werden Situationen verhindert, die Ihre Wut schüren könnten. Darüber hinaus bekommen Sie das Gefühl, über Ihr Leben selbst zu bestimmen.

Vier Strategien, für sich selbst einzustehen

1. Machen Sie **„Ich"-Aussagen**. Häufig beginnen aggressive Sätze mit dem Wort „du" und machen Schuldzuweisungen („Du denkst immer nur an dich"). Beginnt man in dieser Art ein Gespräch, wird der Gesprächspartner sofort in die Defensive gedrängt, was häufig dazu führt, dass er gar nicht mehr richtig zuhört. Selbstbehauptende Aussagen fangen mit „ich" an, um Ihre Reaktionen, Bedürfnisse oder Wünsche auszudrücken („Ich wünsche mir, dass du mir zuhörst, wenn ich über meine Gedanken und Gefühle spreche"). Wenn Sie Ihr Bedürfnis oder eine Bitte äußern, steigt die Wahrscheinlichkeit, dass Ihr Gegenüber hört, was Sie zu sagen haben – was am Ende produktiver ist.
2. Erkennen Sie einerseits die **Kritik von anderen** an, treten Sie andererseits für Ihr **Recht** ein. Stellen Sie sich vor, jemand bittet Sie darum, etwas für ihn zu erledigen, aber Sie lehnen ab. Die Reaktion lautet: „Aber es ist wirklich wichtig, und das ist

so egoistisch, dass du mir damit nicht hilfst." Ihre Antwort könnte lauten: „Ich verstehe ja, dass du enttäuscht bist. Aber ich muss Nein sagen, weil ich jetzt wirklich müde bin. Ich bin nicht egoistisch, ich nehme nur meine Bedürfnisse ernst."

3. Drücken Sie Ihre **Wünsche und Bedürfnisse** klar und deutlich aus, anstatt darauf zu hoffen, dass andere Menschen Ihre Gedanken lesen oder erahnen können, was Sie wollen. Üben Sie sich zu behaupten, indem Sie andere direkt um Hilfe bitten, ihnen sagen, was Sie brauchen, und Ihre Erwartungen klar aussprechen. Vielleicht bitten Sie Ihren Partner: „Mir tun so die Füße weh, könntest du sie mir massieren?" Die Mutter sagt zu den Kindern: „Bitte sammelt euer Spielzeug ein und räumt es weg. Wenn ich wiederkomme, möchte ich, dass nichts mehr auf dem Fußboden herumliegt." Bei einem Vorgesetzten klingt das folgendermaßen: „Dieses Projekt muss heute um 15 Uhr fertig sein. Bitte sagen Sie mir Bescheid, wenn es mit diesem Abgabetermin möglicherweise nicht klappt."
4. Wenn Sie für sich einstehen, konzentrieren Sie sich auf den **Prozess**, nicht auf die Ergebnisse. Bestimmt aufzutreten bedeutet nicht, dass Sie immer bekommen, was Sie wollen. Das Ziel eines solchen Prozesse ist eine klare und eindeutige Kommunikation. Wenn es auch keine Garantie dafür gibt, dass jede Aussage von Erfolg gekrönt sein wird: Klare Aussagen führen mit der Zeit zu einem positiveren Verhältnis zu Ihren Mitmenschen.

Gedanken und Überzeugungen, die es Ihnen schwer machen, für sich selbst einzustehen

„Wenn du mich wirklich liebst, dann würdest du wissen, was ich brauche."
„Wenn ich Nein sage, werden sich die Leute abwenden."
„Wozu das alles? Ich bekomme ja doch nicht, was ich mir wünsche."
„Das ist den ganzen Ärger nicht wert."
„Ich kann damit leben."
„Wenn jemand mir so kommt, dann bekommt er was zu hören."

In Beziehungen sind diese Überzeugungen gefährlich. Auch wenn wir anderen Menschen sehr wichtig sind, können sie nicht immer wissen, was wir uns wünschen oder brauchen. Die Annahme, dass die anderen das aber wissen *sollten,* ohne dass wir es aussprechen, führt häufig dazu, dass wir verletzt und wütend sind. In einer Beziehung ist die Fähigkeit, seine eigenen Bedürfnisse klar und deutlich auszusprechen, wichtig und sorgt dafür, dass wir weniger enttäuscht und damit weniger wütend sind.

Wenn diese Gedanken Ihrer Fähigkeit im Weg stehen, für sich einzustehen, können Sie sie mithilfe der Anleitungen aus den Kapiteln 6 bis 9 hinterfragen. Ebenso können Sie diese Gedanken mit einem Verhaltensexperiment testen (s. Kapitel 11), was möglicherweise zeigt, wie nützlich es ist, seine Wünsche klar auszudrücken.

Anderen vergeben

Wenn wir von jemandem zutiefst oder wiederholt verletzt worden sind, hält die Wut lange an und kann dazu führen, dass wir an Lebensfreude und Vitalität einbüßen. Dann ist es manchmal auf lange Sicht sinnvoll, nach einem Weg zu suchen, wie man diese Wut loslassen kann. Um dieses Ziel zu erreichen, müssen wir der anderen Person vergeben. Wenn es dem oder der Betroffenen leid tut und er oder sie sich bei uns entschuldigt, fällt dies leicht. Ist es aber so, dass dieser Mensch keine Reue spürt, ist es schwieriger zu vergeben. Dann ist es hilfreich, sich zu erinnern: Bei Vergebung geht es darum, uns selbst von der Last der Wut zu befreien, nicht darum, das Verhalten des anderen zu übersehen oder zu vergessen. Vergeben bedeutet, das Vergangene mit anderen Augen zu betrachten. Beispielsweise können wir jemandem vergeben, der uns verletzt hat, wenn wir sehen, dass er selbst in Schwierigkeiten steckt und eigene Probleme hat, die er lösen muss.

Manchmal beschließen wir auch, der anderen Person nicht zu vergeben. Das ist häufig der Fall, wenn wir von Menschen, die uns wichtig sind, ständig schlecht behandelt werden. Dann bleibt nur zu akzeptieren, dass diese Person andere respektlos behandelt. Wir müssen uns klarmachen, dass wir an der Situation keine Schuld tragen, und uns überlegen, wie wir uns schützen können. Maßnahmenpläne, wie wir sie in Kapitel 10 dargestellt haben, können dabei helfen, eine Reihe von Optionen und Reaktionen zu entwickeln, um uns vor Missbrauch und Beleidigungen zu schützen. Dazu ist es manchmal nötig, zu der respektlosen Person auf Abstand zu gehen.

Wenn Sie sich entschieden haben, jemandem zu vergeben, bieten sich zwei Ansätze an, doch bedenken Sie dabei: In einem Vergebungsprozess geht es um Sie, nicht um die andere Person. Im Prinzip muss sie noch nicht einmal davon erfahren, dass Sie ihr verzeihen. Die zweite Möglichkeit, nämlich einen Brief zu schreiben, kann zur Vergebung beitragen, selbst wenn Sie zu der betreffenden Person keinen Kontakt mehr haben.

1. **Sprechen Sie den Menschen direkt an,** der Sie verletzt hat, damit er versteht, warum Sie wütend sind. Indem sie die oben beschriebenen „Ich“-Aussagen verwenden, bekommt Ihr Gegenüber die Chance, Ihre Perspektive einzunehmen und dementsprechend zu reagieren. Beispielsweise könnten Sie Folgendes zu Ihrem Partner oder einem guten Freund sagen: „Ich fühle mich wie ein Außenseiter, wenn du mich deinen Freunden nicht vorstellst. Wir haben darüber schon mehrmals gesprochen, und wenn du das weiterhin tust, dann habe ich den Eindruck, es ist dir egal, wie ich mich fühle.“ Wenn sich die andere Person entschuldigt, können Sie entscheiden, ob Sie ihr vergeben oder was sich zukünftig ändern muss, damit Sie ihr verzeihen. Das kann dann so aussehen: „Ich glaube dir und ich nehme die Entschuldigung an. Wenn du mich in der nächsten Zeit deinen Freunden vorstellst, sehe ich, dass ich dir nicht egal bin. Es wird mir dann leichter fallen, mich nicht mehr so schlecht zu fühlen.“

2. **Schreiben Sie einen Vergebungs-Brief,** um zu formulieren, warum Sie verletzt und wütend sind. Diesen Brief werden Sie nicht abschicken, denn es ist wichtig, dass Sie sich selbst nicht zensieren, wenn Sie ihn schreiben. Versuchen Sie außerdem nicht darüber nachzudenken, wie die betreffende Person reagieren würde, sollte sie diesen Brief jemals lesen. Diesen Vergebungs-Brief schreiben Sie für sich – nicht für die Person, der sie vergeben. Daher haben Sie völlige Freiheit, ihn zu formulieren, schließlich wird er nie von anderen gelesen.

ÜBUNG

Einen Vergebungs-Brief schreiben

Arbeitsblatt 15.4 hilft Ihnen, einen Vergebungs-Brief zu schreiben. Es ist nicht leicht, denjenigen zu verzeihen, die uns schlecht behandelt haben, aber es kann sehr wichtig und sinnvoll sein, um die tiefen Wunden zu heilen, die andere uns zugefügt haben. Lassen Sie Ihre Wut los. Sollten Sie im Moment noch nicht bereit sein, diesen Brief zu schreiben, ist das auch vollkommen in Ordnung. Gehen Sie dann gleich zum nächsten Abschnitt über. Vielleicht möchten Sie später diesen Brief schreiben und lesen sich diese Seiten noch einmal durch – oder auch nicht.

ARBEITSBLATT 15.4 Einen Vergebungs-Brief schreiben

1. Das hast du mir angetan:

2. Es hat sich folgendermaßen auf mein Leben ausgewirkt:

3. So wirkt es sich immer noch aus:

4. So stelle ich mir mein Leben vor, wenn es mir gelingen sollte, dir zu verzeihen:

5. (Vergebung beginnt häufig damit, dass man die Person, die einen verletzt hat, versteht und Mitgefühl hat. Schreiben Sie hier etwas über die Lebensumstände, die vielleicht dazu geführt haben, dass die Person(en) sich Ihnen gegenüber so verhalten hat / haben.)
Deshalb kann ich nachvollziehen, was du getan hast:

6. (Es passiert jedem einmal, dass er den anderen verletzt. Wenn Sie jemanden verletzen, was würden Sie sich wünschen, das der andere über Sie denkt?)
So möchte ich von der Person gesehen werden, die ich vielleicht verletzt habe:

7. (Vergebung bedeutet nicht, dass Sie billigen, vergessen oder leugnen, was Ihnen angetan worden ist und wie sehr Sie leiden. Vergebung bedeutet, einen Weg zu finden, die Wut loszulassen und die Ereignisse aus einer anderen Perspektive zu betrachten.)
So kann ich dir verzeihen, was du mir angetan hast:

8. Folgende Qualitäten helfen mir, in die Zukunft zu blicken:

ÜBUNG

Bewerten Sie Wutbewältigungsstrategien

Bisher haben Sie die folgenden Maßnahmen kennengelernt, um besser mit Ihrer Wut umzugehen: Wütende Gedanken hinterfragen, sich auf Situationen mithilfe von Imaginationen vorbereiten, Frühwarnsignale von Wut erkennen, Timeout, Selbstbehauptung und Vergebung. Probieren Sie einige davon aus, um herauszufinden, welche Methoden Ihnen am besten helfen. Dabei unterstützt Sie Arbeitsblatt 15.5, in dem Sie vor und nach Durchführung der einzelnen Methode Ihre Wut auf einer Skala von 0 bis 100 einstufen. Sobald Sie herausgefunden haben, welche ein oder zwei Techniken am besten funktionieren, setzen Sie sie regelmäßig ein. Je mehr Sie üben, desto wahrscheinlicher ist es, dass Sie diese Strategien effektiv einsetzen können, wann immer Sie sie brauchen.

ARBEITSBLATT 15.5 Wie gut funktionieren meine Wutbewältigungsstrategien?

Notieren Sie in der Spalte „Wutbewältigungsstrategie" die jeweilige Technik: Wütende Gedanken hinterfragen, sich auf Situationen mithilfe von Imaginationen vorbereiten, Frühwarnsignale von Wut erkennen, Timeout, Selbstbehauptung und Vergebung. Bei jeder Übung schätzen Sie die Intensität Ihrer Wut auf eine Skala von 0 bis 100 ein, wobei der Wert 0 keiner Gefühlsregung und der Wert 100 so wütend wie nie zuvor entspricht. Nehmen Sie jeweils vor und nach der Übung eine Einstufung vor. Probieren Sie verschiedene Methoden aus und üben Sie sie mehrmals. Unten auf dem Arbeitsblatt können Sie notieren, was Sie dabei gelernt haben. Schauen Sie, ob Sie durch Übung Ihre Bewältigungsstrategien verbessern können, und vergleichen Sie die Methoden untereinander hinsichtlich ihrer Effektivität.

Wutbewältigungsstrategien	Intensität der Wut vorher (0–100 %)	Intensität der Wut nachher (0–100 %)

Wutbewältigungsstrategien	Intensität der Wut vorher (0–100 %)	Intensität der Wut nachher (0–100 %)

Was habe ich gelernt? Kann ich durch Übung meine Bewältigungsstrategien verbessern? Welche Methode liegt mir am meisten?

___

___

___

Paar- und Familientherapie

Häufig sind wir auf Familienmitglieder wütend. Wenn die beschriebenen Bewältigungsstrategien nicht funktionieren und Sie weiterhin Ihre Wut gegenüber den Menschen, die Ihnen am nächsten stehen, nicht unter Kontrolle haben, kann eine Paar- oder Familientherapie helfen. Grund für Ihre Wut können die Wahrnehmungen, Haltungen, Überzeugungen oder Gedanken sein, die Sie Ihrem Partner, den Kindern oder anderen Familienmitgliedern gegenüber hegen. In der Therapie lernen Sie, besser zu kommunizieren, die Interaktionen mit Ihrem Partner oder den Kindern positiver zu gestalten und die Fähigkeit zu entwickeln, Kompromisse zu schließen. In der Therapie können Sie auch lernen, Strategien zu entwickeln, wie Sie Ihre Erwartungen und Regeln aufstellen und ggf. ändern. Im Ergebnis führen diese Fertigkeiten dazu, Ihre Wutgefühle zu reduzieren und Ihre Beziehungen zu verbessern.

15.2 Schuld und Scham

Schuld und Scham hängen eng miteinander zusammen. Wir neigen dazu, uns schuldig zu fühlen, wenn wir meinen, gegen Regeln verstoßen zu haben, die uns eigentlich wichtig sind, oder wenn wir unseren eigenen Ansprüchen nicht gerecht werden. Ebenso fühlen wir uns schuldig, wenn wir glauben, etwas Falsches getan zu haben. Wenn wir denken, wir hätten anders handeln *sollen* oder hätten uns mehr anstrengen *müssen* – dann entstehen Schuldgefühle.

Schuld ist auch eng mit dem Glauben verknüpft, wir hätten etwas falsch gemacht.

Wenn wir uns schämen, glauben wir, aufgrund unseres vermeintlich falschen Handelns seien wir „voller Fehler", „nichts wert", „unzulänglich", „mies", „schlimm" oder „schlecht". Scham ist meistens mit einem sehr negativen Selbstbild verbunden und wir vermeiden es, darüber zu sprechen. Dann denken wir: „Wenn andere wüssten, was ich getan habe, würden sie mich verachten oder sich angewidert abwenden." Daher bleibt der Grund für Scham meist im Verborgenen und tut dort seine destruktive Wirkung. Häufig steht Scham in Verbindung mit einem Familiengeheimnis, das kann der Alkoholismus eines Familienmitglieds sein, sexueller Missbrauch, eine Abtreibung, Insolvenz oder anderes, das in der Gesellschaft kritisch betrachtet wird.

Marissa schämte sich dafür, dass sie als Kind sexuell missbraucht wurde. Bis zu ihrem 26. Lebensjahr behielt sie dieses Unrecht komplett für sich, obwohl sie bereits als Sechsjährige vergewaltigt worden war. Als sie versuchte, ihrer Mutter davon zu erzählen, beschuldigte sie sie als Lügnerin. Immer wenn Marissa an diese Zeit dachte, wurde sie von Schamgefühl überwältigt. In ihrer Therapie füllte sie Arbeitsblatt 15.3 aus, wodurch sie den Zusammenhang zwischen ihren Gedanken und ihrer Scham herstellen konnte (s. Abbildung 15.2). Dieses Beispiel zeigt, wie sehr Scham sich im Verborgenen abspielt („Ich könnte nie Julie erzählen, was passiert ist …"), und dass Marissas Selbstbild dadurch schwer in Mitleidenschaft gezogen wurde („Ich bin schlecht und verachtenswert").

Schuld und Scham überwinden

Wenn Sie Schuld und Scham zu überwinden versuchen, bedeutet das nicht, zu ignorieren, was Sie getan haben, wenn Sie glauben, es war falsch. Es geht stattdessen darum, in angemessener Weise Verantwortung zu übernehmen und sich damit auseinanderzusetzen, was dazu geführt hat, dass Sie Schuldgefühle haben.

1. Situation Wer? Was? Wann? Wo?	**2. Gefühle / Stimmungen** a. Wie haben Sie sich gefühlt? b. Stufen Sie jedes Gefühl ein, von 0 bis 100 %.	**3. Automatische Gedanken (Bilder)** a. Was ist Ihnen durch den Kopf gegangen, kurz bevor sich dieses Gefühl eingestellt hat? Was noch? Welche Bilder? b. Kreisen Sie den heißen Gedanken ein.
Ich fahre nach Hause, nachdem ich mit Julie essen war. Sie hat vom letzten Besuch ihres Vaters erzählt.	Scham 100 %	Ich sehe vor mir, wie mein Vater zu mir ins Bett kriecht. Ich tat so, als würde ich schlafen, aber das hielt ihn nicht ab. Visuelle und körperliche Erinnerungen an den sexuellen Missbrauch. Ich muss ein böser Mensch sein, dass mir so etwas passiert. Ich bin ein verabscheuungswürdiger Mensch. Ich könnte nie Julie erzählen, was passiert ist. Wenn sie das wüsste, würde sie sehen, was für ein furchtbarer Mensch ich bin, und will nie wieder etwas mit mir zu tun haben.

Abbildung 15.2: Marissas ausgefülltes Arbeitsblatt 15.3 zum Thema Scham

Um Schuld und Scham zu überwinden, gilt es, fünf Aspekte zu berücksichtigen:

1. die Schwere Ihres vermeintlichen Vergehens einschätzen
2. Abschätzung Ihrer persönlichen Verantwortung
3. Wiedergutmachung des Schadens, den Sie verursacht haben
4. das Schweigen brechen
5. vergeben Sie sich selbst

Häufig reicht es schon aus, ein oder zwei dieser Punkte zu erfüllen, um das eigene Schuldgefühl zu überwinden. Für die Bearbeitung von Scham müssen oft alle Ebenen bearbeitet werden.

Die Schwere Ihres vermeintlichen Vergehens einschätzen

Man kann sich für große oder kleine Vergehen schuldig fühlen. Wie schätzen Sie die Ernsthaftigkeit von Tobys Verhalten in folgendem Beispiel ein?

1. Nach einem langen Arbeitstag war Toby müde. Das Telefon klingelte, aber er hatte keine Lust, ranzugehen. Er hörte, wie seine Mutter auf den Anrufbeantworter sprach: „Toby, bist du zu Hause? Ich wollte dir von meinem Urlaub erzählen." Toby nahm das Gespräch nicht an.
2. Nachdem Tobys Mutter ihm diese Nachricht hinterlassen hatte, klingelte das Telefon schon wieder. Als er die Stimme seines besten Freundes auf dem Band hörte, nahm er ab und telefonierte mit ihm zehn Minuten lang.
3. Am nächsten Tag erzählte Toby seiner Mutter, er sei am Vorabend nicht zu Hause gewesen.

Tobys Erlebnis setzt sich aus drei relativ unbedeutenden Begebenheiten zusammen. Dennoch würden verschiedene Personen die einzelnen Begebenheiten unterschiedlich bewerten. Bei welchem dieser drei Vorkommnisse würden Sie sich schuldig fühlen? Warum?

Die Einordnung, wie schlimm jedes einzelne Verhalten ist, hängt von Ihren persönlichen Regeln und Werten ab. Viele Menschen würden sich schuldig fühlen, ihre Mutter angelogen zu haben (3.) und nicht ans Telefon gegangen zu sein (1.). Andere Personen würden sich wiederum für alle drei Reaktionen schämen.

Erleben Sie häufig Scham- und Schuldgefühle, ist das ein Hinweis darauf, dass Sie entweder auf eine Weise leben, die Ihren Prinzipien widerspricht (beispielsweise, wenn Sie eine Affäre haben, obwohl Sie an die monogame Ehe glauben) oder dass Sie Kleinigkeiten zu streng bewerten. Die Tipps auf Seite 343 helfen Ihnen, Verhalten einzuschätzen, das bei Ihnen Schuld und Scham auslöst. Durch die Fragen werden Sie dazu ermuntert, die betreffenden Situationen aus verschiedenen Perspektiven zu betrachten. Das ist insbesondere dann hilfreich, wenn Sie häufiger zu Schuld- und Schamgefühlen neigen, auch dann, wenn andere Menschen die Situationen anders als Sie einschätzen, gleichwohl sie ähnliche Werte haben. Fragen Sie sich dann: „Wie wichtig wird diese Situation in fünf Jahren sein?" Auch in fünf Jahren ist eine Affäre, obwohl man eine monogame Beziehung führt, ein wesentlicher Verstoß gegen die Regeln. In der Zukunft wird die Tatsache, dreimal hintereinander zu spät zum Abendessen nach Hause zu kommen, nicht so sehr ins Gewicht fallen, auch wenn es jetzt für Sie und Ihren Partner ein Thema ist. Daher scheint es sinnvoller, wegen einer Affäre Schuldgefühle zu haben, als zu spät zum Essen zu kommen.

Tipps

Fragen zur Bewertung des eigenen Verhaltens

- Finden andere Menschen dieses Erlebnis auch so schrecklich wie ich? Warum?
- Finden andere es nicht so schlimm? Warum?
- Wie fürchterlich würde ich die Situation finden, wenn sie meinem besten Freund passiert wäre?
- Wie wichtig wird das in einem Monat sein? In einem Jahr? In fünf Jahren?
- Als wie schwerwiegend würde ich das Geschehene wahrnehmen, wenn es mir passiert wäre?
- Wusste ich schon vorher, welche Bedeutung oder Konsequenzen mein Handeln (oder meine Gedanken) haben wird? Angesichts dieses Wissens ist meine aktuelle Einschätzung noch richtig?
- Ist Schaden entstanden? Falls ja, kann er behoben werden? Falls ja, wie lange wird das dauern?
- Gab es eine noch schlimmere Handlungsalternative, die ich überlegt und verworfen habe? (Zum Beispiel hätte ich lügen können, bin stattdessen aber nicht ans Telefon gegangen.)

ÜBUNG

Wie schwerwiegend ist mein Verhalten?

Bewerten Sie mithilfe der Fragen aus den obigen Tipps die Bedeutung, die Sie Ihrem Verhalten beimessen in Arbeitsblatt 15.6. Die Werte und Überzeugungen, was richtig und was falsch ist, sind bei allen Menschen individuell ganz unterschiedlich. Daher sollten Sie überlegen, was Ihre persönlichen Extreme sind. Notieren Sie oben auf dem Arbeitsblatt ein Verhalten, das Sie für unglaublich schwerwiegend halten. Was können Sie sich vorstellen, wozu ein Mensch in der Lage ist? Vielleicht jemanden zu foltern oder zu töten – das entspräche der 100 auf der Skala. Demgegenüber ist die 0 vollkommen harmlos, die 10 entspräche einer Kleinigkeit, etwa in einem Geschäft überzähliges Wechselgeld nicht zurückzugeben.

Denken Sie sich zu einigen Werten auf der oberen Skala Verhaltensweisen aus, um so ein Gefühl für die Unterschiede zwischen kleineren, mittleren, größeren und ernsthaften Vergehen zu bekommen, die bei Ihnen Schuld oder Scham auslösen würden. Denken Sie danach über das Schlimmste nach, was Sie in Ihrem Leben jemals getan haben. Es wird nicht so ernst wie Folter und Mord sein. Notieren Sie es entsprechend in der Skala, wo es Ihrer Meinung nach hingehört.

Sobald Sie Ihre persönliche Skala erstellt haben, hilft sie Ihnen, die Schwere des Fehlverhaltens einzustufen, das bei Ihnen Schuldgefühle auslöst.

ARBEITSBLATT 15.6

Die Bedeutung meines Verhaltens einstufen

0 10 20 30 40 50 60 70 80 90 100

völlig harmlos | weniger | mittel | ernst | schwerstes Fehlverhalten

Mein persönliches Beispiel:

Leichtes Fehlverhalten: ____________________ Meine Einschätzung: __________

Mein schwerstes Fehlverhalten: ____________________ Meine Einschätzung: __________

Einzustufendes Verhalten: ______________________________

Meine Bewertung:

0 10 20 30 40 50 60 70 80 90 100

völlig harmlos | weniger | mittel | ernst | schwerstes Fehlverhalten

Einzustufendes Verhalten: ______________________________

Meine Bewertung:

0 10 20 30 40 50 60 70 80 90 100

völlig harmlos | weniger | mittel | ernst | schwerstes Fehlverhalten

Einzustufendes Verhalten: ______________________________

Meine Bewertung:

0 10 20 30 40 50 60 70 80 90 100

völlig harmlos | weniger | mittel | ernst | schwerstes Fehlverhalten

Einschätzung der eigenen Verantwortung

Wenn Sie die Bedeutung Ihres Verhaltens bewertet haben, besteht der nächste Schritt darin, abzuwägen, wie viel Verantwortung Sie selbst an Ihrem vermeintlichen Fehlverhalten tragen. Marissa schämte sich dafür, dass sie als kleines Mädchen sexuell missbraucht worden war. Diese Übergriffe waren fraglos sehr schwerwiegende Ereignisse in ihrer Kindheit, aber ist sie dafür verantwortlich zu machen? Vic hatte Schuldgefühle, weil er seiner Frau gegenüber Wutausbrüche hatte, als sie sich darüber beschwerte, dass das Konto schon wieder überzogen war. War er verantwortlich für seine wütende Reaktion?

Um diese Fragen zu beantworten, bietet sich die Methode des Tortendiagramms an. Um ein Verantwortungs-Diagramm zu erstellen, listen Sie alle Aspekte und Menschen auf, die zu einem Ereignis beigetragen haben, das bei Ihnen für Scham oder Schuldgefühle sorgt. Auch Sie selbst gehören mit auf diese Liste. Zeichnen Sie einen Kreis wie bei einem Tortendiagramm und ordnen Sie den einzelnen Personen und Aspekten Tortenstücke zu, die in der Größe deren Bedeutung widerspiegeln. Zeichnen Sie Ihr Tortenstück ganz zum Schluss ein, um zu verhindern, dass Sie sich voreilig selbst zu viel Verantwortung zuweisen.

Abbildung 15.3 zeigt, welche Menschen und Dinge Marissa für teilweise verantwortlich für die Vergewaltigungen hielt. Obwohl sie sich immer selbst dafür verantwortlich machte, dass sie belästigt wurde, wies sie sich nur einen sehr kleinen Teil der Torte zu. Ihrer Meinung nach war sie dafür verantwortlich, ihrem Vater kein Nein entgegnet zu haben. Die meiste Verantwortung für das, was geschehen war, trug ihr Vater. Auch die Stücke, die ihre Mutter, den Großvater und Alkohol darstellten, waren größer als ihr eigenes.

Als Marissa ihr Tortendiagramm ihrem Therapeuten zeigte, sprachen sie ausführlicher über ihre „Verantwortung" für den sexuellen Missbrauch. Im Laufe einiger Sitzungen wurde Marissa klar, dass sie keineswegs Verantwortung für die Geschehnisse trug. Sie begriff, dass Missbrauch allein von dem betreffenden Erwachsenen verantwortet wird. Und wie die meisten Kinder verfügte Marissa als 6- oder 13-Jährige nicht über das Wissen oder die Selbstsicherheit, Nein zu sagen. Als sie schließlich mit 14 Jahren Nein sagte, wurde sie auch nicht mehr sexuell belästigt. Aber auch wenn sie mit 14 in der Lage war, ihren Vater zu bremsen, heißt das nicht, dass sie es schon vorher hätte tun können.

Menschen und Dinge, die für meinen sexuellen Missbrauch verantwortlich sind:

mein Vater (der mich missbraucht hat)

Alkohol (mein Vater war betrunken, wenn er mich missbrauchte)

meine Mutter (die mich nicht beschützt hat)

mein Großvater (der meinen Vater sexuell missbraucht hat)

Ich

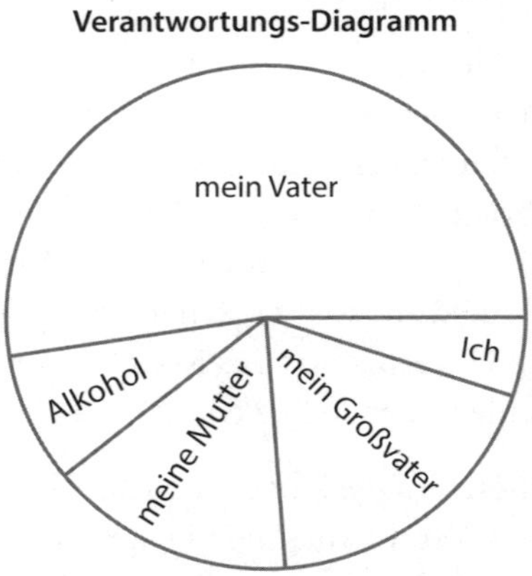

Abbildung 15.3: Marissas Verantwortungs-Diagramm

Menschen und Dinge, die für meinen Wutausbruch verantwortlich sind:

unsere Schulden und finanziellen Probleme

Judy (brachte das Thema abends auf, als ich müde war)

Überstunden im Job (ich bin extrem müde und gereizt)

Ich

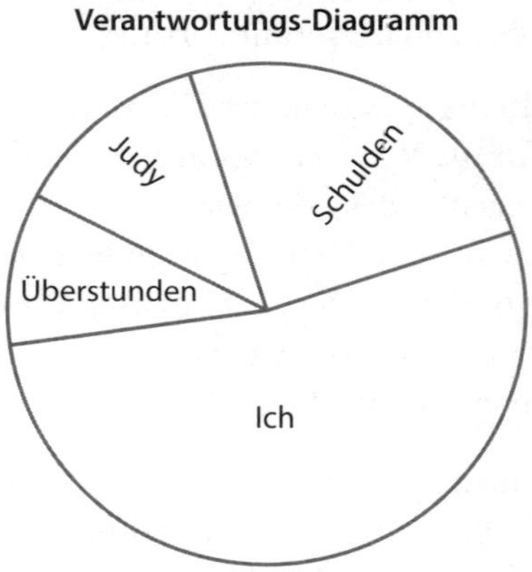

Abbildung 15.4: Vics Verantwortungs-Diagramm

Als Marissa älter war, hätte sich ihr Vater vielleicht nicht der Konfrontation mit ihr gestellt. Aber als sie noch klein war, konnte er sie mit Leichtigkeit überwältigen. Selbst wenn sie als kleines Mädchen Nein gesagt hätte, hätte ihn das nicht aufhalten können. Auch wenn ältere Kinder oder Jugendliche sich gegen sexuelle Übergriffe wehren, werden die häufig vom Täter ignoriert. Mit dem Verantwortungs-Diagramm gelang es Marissa, ihre Schuldgefühle zu reduzieren.

Weil Vic sich schlecht fühlte, nachdem er Judy angeschrien hatte, füllte er ein Verantwortungs-Diagramm aus. Grund dafür war, dass seine Frau sich bei ihm beschwert hatte, dass sie wieder kein Geld für ausstehende Rechnungen hatten. Damit hatte er sein Versprechen Judy gegenüber gebrochen, dass er sie im Streit nicht mehr angreifen würde. Obgleich er Judy weder geschlagen oder geschubst hatte, stand er doch so nahe vor ihr und schrie ihr ins Gesicht, dass sie körperlich eingeschüchtert war.

Wie die Abbildung zeigt, erkannte Vic, dass er hauptsächlich selbst für seinen Wutausbruch verantwortlich war. Auch wenn Judy, die Schulden und seine Überstunden zu dem Konflikt beigetragen hatten, kam er zu dem Schluss, dass er die Situation hätte besser handhaben müssen. Daher beschloss Vic, dass er Judy eine Wiedergutmachung schuldete. Außerdem bestätigte dieser Vorfall, dass Vic an seinen Wutreaktionen arbeiten und hier etwas verändern musste.

Wie die beiden Beispiele von Marissa und Vic zeigen, können Verantwortungs-Diagramme Ihnen dabei helfen, das Maß Ihrer Verantwortlichkeit zu ermitteln und zu schauen, welcher Teil anderen Personen und Umständen zukommt. Der Zweck eines Verantwortungs-Diagramms ist es nicht immer, Schuld zu minimieren, denn manchmal ist es auch ganz gesund, sich schuldig für etwas zu fühlen, was man getan hat. In solchen Fällen können wir denjenigen, die wir verletzt haben, eine Wiedergutmachung anbieten. Darüber hinaus erkennen wir, dass wir unser Verhalten dahingehend ändern müssen, dass es nicht unsere Werte verletzt. Menschen, die häufig schon aufgrund von Kleinigkeiten unter Schuldgefühlen und Scham leiden, können durch ein solches Diagramm erkennen, dass sie nicht zu 100 Prozent für die Dinge verantwortlich sind, die passieren. Personen, die sich schämen, weil sie anderen geschadet haben, können diese Methode nutzen, um ihre Rolle in der betreffenden Situation klarer zu ermitteln, bevor sie sich entschuldigen oder eine Wiedergutmachung anstreben (S. 348).

ÜBUNG

Verantwortungs-Diagramm bei Schuldgefühlen und Scham

1. Erinnern Sie sich an ein negatives Ereignis oder eine Situation in Ihrem Leben, das / die bei Ihnen Schuldgefühle und Scham auslöst.
2. Listen Sie unter Punkt 2 in Arbeitsblatt 15.7 alle Personen und Umstände auf, die dazu geführt haben könnten. Nennen Sie sich selbst zuletzt, um Ihren Anteil der Verantwortung als Letztes zu bewerten.
3. Teilen Sie das Tortendiagramm unter Punkt 3 in unterschiedlich große Stücke, je nach Anteil der Verantwortung der jeweiligen Person oder des Umstands – je größer die Verantwortung ist, desto größer ist das Tortenstück. Schreiben Sie den Namen der Personen bzw. den Umstand in den jeweiligen Abschnitt.
4. Bedenken Sie die Frage unter Punkt 4: Wie groß ist Ihr Anteil an der Gesamtverantwortung?

ARBEITSBLATT 15.7

Verantwortungs-Diagramm bei Schuldgefühlen und Scham

1. Negatives Ereignis oder Situation, die zu Schuldgefühlen oder Scham geführt hat:

2. Personen oder Umstände, die dazu geführt haben:

3.

4. Sind Sie für die Situation zu 100 Prozent verantwortlich? Wie wirkt sich dieses Verantwortungs-Diagramm auf Ihre Schuldgefühle bzw. Ihre Scham aus? Gibt es etwas, das Sie als Wiedergutmachung für das, was Sie zu verantworten haben, unternehmen können?

Wiedergutmachung

Wenn Sie jemanden durch Ihr Verhalten verletzt haben sollten, ist es wichtig, einen Schadensersatz oder eine Wiedergutmachung zu leisten. Der Versuch, den angerichteten Schaden zu beheben, ist ein wichtiger Schritt in Richtung Heilung sowohl der eigenen Person als auch der Beziehung. Zur Wiedergutmachung ist es nötig anzuerkennen, was man getan hat, den Mut aufzubringen, die Person aufzusuchen, die man verletzt hat, sie um Verzeihung zu bitten und festzulegen, was man tun kann, um den Schaden oder die Verletzung wiedergutzumachen.

ÜBUNG

Etwas wiedergutmachen, wenn man jemanden verletzt hat

Arbeitsblatt 15.8 hilft Ihnen, die Wiedergutmachung an einer Person zu planen.

ARBEITSBLATT 15.8 Etwas wiedergutmachen, wenn man jemanden verletzt hat

Ich habe folgende Person verletzt: ______________________________

____

Folgendes war für sie verletzend: ______________________________

____

Aus diesem Grund war es falsch, was ich getan habe (meine Regeln, gegen die ich verstoßen habe):

____

Folgendes kann ich unternehmen, um mein Verhalten wiedergutzumachen: ______________________________

____

Dies kann ich zu der betreffenden Person sagen:
Ich habe gemerkt, dass ich (beschreiben Sie hier Ihr Verhalten)

______________________________,

habe ich dich verletzt. Das war falsch, weil ______________________________

____

Es tut mir leid. Ich möchte ______________________________

______________________________,

weil ich dir zeigen möchte, wie leid es mir tut. Ich hoffe, du kannst mir irgendwann verzeihen.

Beachten Sie bitte: In Arbeitsblatt 15.8 geht es darum, dass Sie etwas wiedergutmachen, nicht darum, dass Ihnen die andere Person verzeiht. Sie können die oder den Betreffenden bitten, Ihnen irgendwann zu vergeben, aber das heißt nicht, dass dies auch geschehen wird, insbesondere, wenn Sie sie sehr oder häufiger verletzt haben. Eine Wiedergutmachung kann jedoch helfen, dass Sie sich besser fühlen, gerade wenn es Ihnen wirklich leid tut und Sie sich ändern wollen. Wenn Sie versuchen, Ihr Verhalten zum Besseren zu ändern und sich Mühe geben, Ihr Fehlverhalten der betreffenden Person gegenüber wiedergutzumachen, führt das dazu, dass Sie mehr im Einklang mit Ihren eigenen Werten handeln. Schließlich wird es Ihnen damit besser gehen.

Das Schweigen brechen

Wenn Sie sich schämen und über das Vorgefallene schweigen, hilft es manchmal, sich einer anderen Person anzuvertrauen. Häufig basiert das Bedürfnis zu schweigen auf der Angst, verurteilt, kritisiert oder abgelehnt zu werden. Nicht selten sind Menschen überrascht, auf Akzeptanz zu stoßen, wenn Sie Ihr Geheimnis, das sie zum Teil schon ihr Leben lang mit sich herumtragen, preisgeben. Die Akzeptanz des Geheimnisses läuft vollkommen der Erwartung zuwider, abgewiesen zu werden, was schließlich dazu führt, das Geheimnis anders zu bewerten.

Obgleich Sie vielleicht niemandem voll und ganz vertrauen, ist es wichtig, dass Sie Ihr Geheimnis dem Menschen erzählen, auf den Sie sich am meisten verlassen können. Sie können ihm berichten, dass Sie sehr nervös sind, über Ihr Geheimnis zu sprechen, und dass es Ihnen schwerfällt. Stellen Sie sicher, dass der Ort und der Zeitpunkt angemessen sind, damit Sie die Ruhe und ausreichend Zeit haben, alles auszusprechen, was Sie auf dem Herzen haben. Auch ist es wichtig, über die Reaktion zu sprechen, die Sie erhalten.

Petra war in einem großen Konzern eine erfolgreiche Assistentin der Geschäftsleitung. Sie verschwieg jedoch, dass sie im 3. Semester wegen Drogen von der Uni geflogen war. Damals war sie wild und feierte viel. Als Erwachsene erzählte sie nun, sie habe leider nicht die finanziellen Mittel gehabt zu studieren. Petra schämte sich für ihr Verhalten, aber mehr noch darüber, dass sie auf akademischem Gebiet versagt hatte. Sie fürchtete sich vor dem Negativurteil ihrer Kollegen und Freunde. Das wurde immer dann aktuell, wenn andere über Drogenkonsum oder über die Universitätsabschlüsse ihrer Kinder sprachen.

Eines Abends ging Petra mit ihrer besten Freundin Monique essen. Sie redeten über die Fehler, die sie in ihrem Leben gemacht hatten, als sie jünger waren. Monique berichtete, dass sie mit einem Mann zusammen gewesen war, der sie bedrohte, wenn er betrunken war. Sie räumte ein, dass es ihr selbst manchmal schwerfiel zu akzeptieren, dass es ihr als junge Frau an Urteilsvermögen gefehlt habe und sie zu lange mit den falschen Männern zusammengelebt hatte.

Petra schluckte trocken und beschloss, das Risiko einzugehen und über ihr Geheimnis zu sprechen. Sie begann zu erzählen, dass sie als Teenager manchmal Drogen genommen hatte. Es überraschte sie, dass Monique keineswegs verwundert war und sie nicht verurteilte, sondern nur zu bedenken gab: „Das haben damals in unserem Alter so viele gemacht." Diese Reaktion ermunterte Petra, mehr Details aus ihrer Jugend preiszugeben. Schon bald erzählte sie, dass sie sich dafür schämte, aufgrund von schlechten Noten und Drogenkonsum exmatrikuliert worden zu sein. Zu ihrer Überraschung reagierte ihre Freundin verständnisvoll und solidarisch. Anstatt Kritik zu üben, bewunderte Monique Petra dafür, wie viel sie in ihrem Leben erreicht hatte, trotz solch einer Jugend. Nach diesem Gespräch fühlte sich Petra mit Monique noch stärker verbunden und begann, ihr jugendliches Fehlverhalten mit weniger Schamgefühl zu betrachten.

Sich selbst vergeben

Auch wenn man sich bemüht, ein guter Mensch zu sein, bedeutet das nicht, dass man immer nur Gutes tut. Es gehört zum Menschsein dazu, auch Fehler zu machen. Wenn Sie nach eingehender Überlegung zu dem Schluss gekommen sind, dass Sie Fehler gemacht haben, kann es helfen, sich selbst zu vergeben, um Schuldgefühle zu erleichtern.

Niemand ist perfekt. Wir alle haben früher oder später mal etwas getan, das unseren eigenen Werten widerspricht. Es getan zu haben, bedeutet nicht zwangsläufig, dass man ein schlechter Mensch ist. Wie in Petras Beispiel sind unsere Taten häufig mit einer bestimmten Phase unseres Lebens oder besonderen Umständen verbunden.

Sich selbst zu vergeben kann dazu führen, dass wir unseren Regelbruch oder den Fehler aus einer neuen Perspektive betrachten. Möglicherweise ändert sich dadurch unsere Herangehensweise. Statt: „Ich habe einen Fehler gemacht, also bin ich ein schlechter Mensch", denken wir dann vielleicht: „Ich habe diesen Fehler in einer Lebensphase gemacht, die schrecklich für mich war und als es mir gleichgültig war, wie ich mich benahm."

Wie bei dem Brief in Arbeitsblatt 15.4, mit dem Sie jemanden um Verzeihung bitten, bedeutet sich selbst zu vergeben nicht, dass Sie das, was Sie einem anderen Menschen angetan haben, gutheißen, vergessen oder leugnen. Hier geht es darum, die eigene Unvollkommenheit und Schwäche zu akzeptieren. Dabei sehen Sie vielleicht auch, dass Ihr Leben nicht aus einer einzigen Reihe von Fehlern oder schwerwiegenden Missgriffen besteht. Sich selbst zu vergeben heißt auch, die eigenen guten und schlechten Eigenschaften zu erkennen und die eigenen Stärken und Schwächen zu akzeptieren.

ÜBUNG

Mir selbst vergeben

Einigen Menschen fällt es sehr schwer, sich selbst zu vergeben, weil dominante und kritische innere Stimmen sie daran hindern. Wenn es Ihnen gelingt, anderen zu vergeben, aber sich selbst nicht, tut es Ihnen vielleicht gut, genau das zu üben. Dazu gehört, dass Sie lernen, sich selbst ebenso wohlwollend oder mitfühlend zu betrachten wie andere. Arbeitsblatt 15.9 hilft Ihnen dabei, diesen Prozess anzustoßen.

ARBEITSBLATT 15.9 Mir selbst vergeben

1. Für diese Tat möchte ich mir selbst verzeihen:

2. Diese Folgen hatte mein Verhalten für mich und für andere:

3. Diese Folgen hat es immer noch für mich und für andere:

4. Wenn ich mir selbst verzeihen kann, verbessert sich mein Leben folgendermaßen:

5. Vergebung beginnt häufig mit Verständnis. Welche meiner Erfahrungen haben dazu geführt, dass ich getan habe, was ich tat?

6. Wie würde ich über jemanden denken, der so gehandelt hat?

7. Welche positiven Aspekte, bezogen auf mich und mein Leben, ignoriere ich, wenn ich mich schuldig fühle oder mich schäme?

8. Vergebung bedeutet nicht, dass man stillschweigend billigt, vergisst oder ignoriert, was passiert und welcher Schmerz entstanden ist. Vergeben bedeutet, einen Weg zu finden, die eigene Schuld und Scham loszulassen und die eigenen Handlungen aus einer anderen Perspektive zu betrachten. Wie kann ich mir selbst vergeben, was ich getan habe? (Formulieren Sie mit Mitgefühl und Zuneigung.)

9. Diese Qualitäten haben dazu geführt, dass ich es so weit gebracht habe:

Bevor Sie weiterlesen

Wenn Sie dieses Kapitel zu Ende bearbeitet haben, nehmen Sie sich noch einmal Kapitel 5 vor, um Ziele zu bestimmen und festzulegen, woran Sie erkennen, dass Sie Fortschritte machen. In den Kapiteln 6 bis 12 lernen Sie weitere Methoden kennen, um Ihre Wut, Schuldgefühle oder Scham zu bewältigen.

Zusammenfassung

- Bei der Lektüre von *Gedanken verändern Gefühle* helfen Ihnen die Arbeitsblätter 15.1 und 15.2 dabei, die Veränderungen bezüglich der Häufigkeit, Intensität und Dauer Ihrer Stimmungen zu dokumentieren.
- Wut zeigt sich häufig in Muskelanspannung, höherer Herzfrequenz, erhöhtem Blutdruck und einer Verteidigungs- oder Angriffshaltung.
- Wenn wir wütend sind, konzentrieren wir uns auf die Wahrnehmung, dass andere Menschen uns verletzen wollen, uns bedrohen, die Regeln brechen oder uns ungerecht behandeln.
- Wut reicht von leichter Reizbarkeit bis zu aggressiven Wutausbrüchen. Wie sehr wir wütend sind, hängt davon ab, wie wir Ereignisse interpretieren, was wir von anderen erwarten und ob wir glauben, dass sich unser Gegenüber bewusst oder unbewusst auf eine bestimmte Weise verhalten hat.
- Um Wut effektiv zu kontrollieren, stehen verschiedene Techniken zur Verfügung: Hinterfragen von wütenden Gedanken; Imaginationen, um sich auf Situationen vorzubereiten, in denen Wut vorprogrammiert scheint; Frühwarnzeichen von Wut erkennen, Timeouts, Selbstbehauptung, Vergebung sowie Paar- und Familientherapie.
- Wir haben Schuldgefühle, wenn wir glauben, wie hätten etwas falsch gemacht oder entsprächen nicht den Anforderungen, die wir an uns selbst stellen.
- Schuldgefühle werden häufig von Gedanken begleitet, in denen die Worte „sollte“ oder „müsste“ vorkommen.
- Die Wahrnehmung, dass wir etwas falsch gemacht haben, löst Schamgefühle aus. Häufig führt das dazu, dass man daraus ein Geheimnis macht und glaubt, dieses Fehlverhalten deute auf einen schlechten Charakter hin.
- Schuldgefühle und Scham lassen sich mindern, indem man das eigene Handeln und die eigene Verantwortlichkeit bewertet, Wiedergutmachung leistet, das Schweigen bricht und sich selbst vergibt.

16. Das Erlernte festigen und glücklicher sein

Auf einem Kai saß einmal ein weiser Mann und angelte. Zu ihm kam eine Frau, die seit einigen Tagen nichts mehr zu essen gehabt hatte. Als sie die vielen Fische in seinem Korb sah, bat sie ihn inständig, ihr einige abzugeben. Der weise Mann dachte einen Augenblick lang nach und antwortete dann: „Von meinen Fischen gebe ich dir keinen ab, aber ich kann dir zeigen, wie man angelt. Setz dich zu mir und ich gebe dir eine Rute. So wirst du nicht nur heute, sondern auch für den Rest deines Lebens immer etwas auf dem Tisch haben." Die Frau setzte sich neben ihn, lernte angeln und musste nie mehr hungern.

Wie in diesem Beispiel die Frau eine wichtige Fertigkeit erlernt hat, so haben auch Sie durch *Gedanken verändern Gefühle* Fertigkeiten erworben und eingeübt, die Ihnen nicht nur heute, sondern Ihr ganzes Leben lang nützen. In diesem letzten Kapitel geht es um einen Rückblick über das, was sie gelernt haben. Gleichzeitig sollen Sie für sich entscheiden, wie Sie Ihre neuen Kompetenzen einsetzen können, um Ihre Lebensqualität auch in Zukunft noch zu steigern.

Wenn Sie in dem Buch bis hierhin gekommen sind, haben sich Ihre Stimmungen wahrscheinlich schon zum Besseren verändert und Sie können viele der neuen Fertigkeiten problemlos einsetzen. Diese Kompetenzen werden in drei Phasen gelernt: Zunächst setzen Sie sie bewusst und gezielt ein (Gedankenprotokolle schreiben, wöchentliche Handlungspläne ausfüllen oder Verhaltensexperimente durchführen). Die zweite Phase besteht darin, dass Sie ihre Fertigkeiten häufig genug eingesetzt haben, dass Sie sie nun nur noch gedanklich praktizieren, zwar immer noch bewusst und gezielt, aber ohne ein Arbeitsblatt ausfüllen zu müssen. In der letzten Phase haben Sie sie sehr häufig eingesetzt und sie sind Ihnen mittlerweile so vertraut, dass sie sich automatisch einstellen, ohne dass Sie sich bewusst anstrengen müssen. Beispielsweise kennen Sie vielleicht den automatischen Gedanken „Ich bin so ein Versager". Doch dann fällt Ihnen plötzlich ein: „Moment mal! Das hier habe ich vermasselt, aber das heißt nicht, dass ich ein Versager bin." Später, in einer ähnlichen Situation, denken Sie vielleicht: „Oh, vermasselt", ohne auf die Idee zu kommen, Sie seien ein Versager. Das bedeutet: Sie haben die neuen Denk- und Verhaltensweisen integriert und sie funktionieren ganz automatisch.

Tipps

Wenn es einem besser geht, „setzt“ man häufig die Fertigkeiten „ab“, die dazu beigetragen haben. Aber es ist tatsächlich ratsam, sie bewusst weiter zu praktizieren, bis sie zu einem Automatismus werden.

Auch wenn Sie die hier gelernten Fertigkeiten ganz automatisch einsetzen, stellen Sie sich vielleicht vor, dass Sie manchmal wieder unter den Gefühlen leiden, die ursprünglich zur Lektüre dieses Buchs geführt haben. Es ist ganz normal, verschiedene Emotionen unterschiedlich intensiv zu spüren; es ist sogar ein unschätzbarer Aspekt des Lebens. Gleichzeitig sollten Sie darauf achten, dass sich die normalen Stimmungsschwankungen nicht zu einem „Rückfall“ entwickeln. Unter „Rückfall“ versteht man, wenn sich die negativen Gefühle verschlimmern, zu lange anhalten, zu häufig auftreten oder beginnen, negative Auswirkungen auf Ihr Leben oder Ihre Beziehungen zu haben.

Die meisten Stimmungs-Probleme lassen sich mit Unterstützung beseitigen. Wenn Sie die Übungen in diesem Buch machen und es Ihnen immer noch nicht besser geht oder Sie unter häufigen Rückfällen leiden – geben Sie die Hoffnung nicht auf! Probieren Sie Alternativen, suchen sich vielleicht einen Therapeuten, der Sie auf Ihrem Weg begleitet. Das gilt auch, wenn Sie sich so elend fühlen, dass Sie keine Lust haben, in diesem Buch zu lesen, weil Sie sich schlecht konzentrieren oder sich nicht mehr an das bereits Gelesene erinnern können.

Wenn es Ihnen aber durch die Übungen von *Gedanken verändern Gefühle* besser geht und sich dann ein Rückfall anbahnt, sollten Sie darauf vorbereitet sein und die Anzeichen dafür so schnell wie möglich erkennen. Betrachten Sie diesen Rückschritt als eine Möglichkeit, Ihre Fertigkeiten noch weiter auszubauen und zu verbessern. Je schneller Sie Ihre Kompetenzen einsetzen – gleichgültig um welches Problem es sich handelt –, desto schneller wird es Ihnen wieder besser gehen. Sollten sich die negativen Gefühle verschlimmern, ist es gut, die Methoden, die Ihnen bereits schon einmal geholfen haben, wieder bewusst und zielgerichtet zu üben. Sie werden überrascht feststellen: Wenn Sie diese Fertigkeiten wieder ganz bewusst einsetzen, stellen sich Verbesserungen schneller ein als zu Beginn, als Sie sie lernten. Das liegt daran, dass Sie ja nichts Neues lernen, sondern Ihr Wissen lediglich auffrischen. Es ist wie beim Radfahren, wenn Sie lange nicht auf einem Rad gesessen haben: Zuerst fühlt es sich ein wenig komisch an, aber schnell wissen Sie wieder, wie es geht.

ÜBUNG

Was haben Ihnen die Fertigkeiten aus Gedanken verändern Gefühle gebracht?

In diesem Kapitel geht es darum, die Fertigkeiten aus diesem Buch weiterhin zu nutzen, sie auszubauen und einem Rückfall vorzubauen. Füllen Sie zu Beginn Arbeitsblatt 16.1 aus. Dort finden Sie eine Liste der Fertigkeiten, die Sie in diesem Buch erworben haben. Mit der Skala von 0 bis 3 stufen Sie die einzelnen Techniken ein: Wie häufig haben Sie sie eingesetzt? Wie häufig halfen sie? Wie häufig nutzen Sie sie immer noch? Wie häufig werden Sie sie voraussichtlich in der Zukunft nutzen? Machen Sie sich keine Sorgen darüber, ob Sie in allen Methoden firm sind. Möglicherweise haben Sie vergessen, einige der Fertigkeiten zu üben oder haben einige Methoden übersprungen. Mittlerweile nutzen Sie vielleicht einige Fertigkeiten so automatisch, dass Sie ganz vergessen haben, dass Sie sie erst lernen mussten. Diese Checkliste erinnert Sie daran, dass es viele verschiedene Werkzeuge gibt, die Ihnen helfen können, mit Ihren Stimmungen umzugehen.

ARBEITSBLATT 16.1

Checkliste für Fertigkeiten aus *Gedanken verändern Gefühle*

Für jede der aufgeführten Fertigkeiten gibt es vier Bewertungskategorien:

- Nutzung: Haben Sie diese Fertigkeit eingesetzt?
- Nützlich: Wie häufig war sie nützlich?
- Einsatz: Setzen Sie die Fertigkeit noch ein?
- Zukünftiger Einsatz: Glauben Sie, Sie werden diese Fertigkeit in Zukunft noch einsetzen?

Stufen Sie jede Fertigkeit in allen vier Kategorien mithilfe folgender Skala ein:
0 = gar nicht; 1 = manchmal; 2 = häufig; 3 = meistens

Vgl. Kapitel	Grundfertigkeiten	Nutzung	Nützlich	Einsatz	Zukünftiger Einsatz
2	Zusammenhang zwischen Gedanken, Gefühlen, Verhalten, physischen Reaktionen und der Umwelt erkennen				
4	Gefühle erkennen				
4	Intensität der Gefühle einschätzen				
5	Ziele setzen				
5	Vor- und Nachteile einer Veränderung abwägen				

Vgl. Kapitel	Grundfertigkeiten	Nutzung	Nützlich	Einsatz	Zukünftiger Einsatz
6–7	Automatische Gedanken und Bilder identifizieren				
6–7	Die ersten drei Spalten des Gedankenprotokolls ausfüllen				
7	Heiße Gedanken identifizieren				
8	Fakten suchen, die den heißen Gedanken bestätigen oder widerlegen				
9	Alternativgedanken oder ausgewogene Sichtweisen aufgrund der Fakten entwickeln				
6–9	Siebenspaltiges Gedankenprotokoll ausfüllen				
10	Weitere Fakten suchen, um die neuen Gedanken zu stärken				
10	Maßnahmenplan umsetzen, um etwas zu ändern oder ein Ziel zu erreichen				
10	Lebensumstände, Gedanken und Gefühle zu akzeptieren üben				
11	„Wenn-dann"-Gedanken bei zugrunde liegenden Annahmen identifizieren				
11	Eine zugrunde liegende Annahme durch Verhaltensexperimente prüfen				
11	Alternative Annahmen entwickeln, die mit der Lebenserfahrung übereinstimmen				
12	Grundüberzeugungen identifizieren				
12	Neue Grundüberzeugungen identifizieren				

Vgl. Kapitel	Grundfertigkeiten	Nutzung	Nützlich	Einsatz	Zukünftiger Einsatz
12	Fakten notieren, die die neuen Grundüberzeugungen bestätigen und untermauern				
12	Vertrauen in neue Grundüberzeugungen einschätzen				
12	Anhand einer Skala positive Veränderungen einstufen				
12	Neue Grundüberzeugungen durch Verhaltensexperimente untermauern				
12	Mit einem Dankbarkeitstagebuch Dankbarkeit üben				
12	Anderen gegenüber Dankbarkeit ausdrücken				
12	Anderen eine Freundlichkeit erweisen				
Vgl. Kapitel	**Fertigkeiten bei Depression**	**Nutzung**	**Nützlich**	**Einsatz**	**Zukünftiger Einsatz**
13	Symptome der Depression einschätzen				
13	Mit einem Aktivitätenprotokoll die Verbindung zwischen Aktivitäten und Gefühlen entdecken				
13	Mit einem Aktivitätenplan Handlungen planen, die angenehm sind, etwas bewirken, Ihnen helfen, etwas bisher Vermiedenes in Angriff zu nehmen, und die mit Ihren Werten übereinstimmen.				
13	Etwas unternehmen, obwohl Sie keine Lust dazu haben				
13	Kleine positive Erfahrungen wahrnehmen und genießen				
13–16	Depressive Gedanken und Bilder hinterfragen				

Vgl. Kapitel	**Fertigkeiten bei Angst**	**Nutzung**	**Nützlich**	**Einsatz**	**Zukünftiger Einsatz**
14	Symptome der Angst einstufen				
14	Erkennen, wenn Sie etwas vermeiden, weil Sie davor Angst haben				
14	Sicherheitsverhalten identifizieren				
14	Eine Angstleiter erstellen				
14	Angstleiter einsetzen, um sich der Angst zu stellen und Vermeidungsverhalten zu überwinden				
14	Achtsamkeit und Akzeptanz einsetzen, um Angst zu bewältigen				
14	Atemübungen machen, um Angst zu bewältigen				
14	Progressive Muskelentspannung einsetzen, um Angst zu bewältigen				
14	Imaginationen nutzen, um Angst zu bewältigen				
6–9, 11, 14	Angsterzeugende Gedanken und Bilder hinterfragen				
Vgl. Kapitel	**Fertigkeiten bei Wut**	**Nutzung**	**Nützlich**	**Einsatz**	**Zukünftiger Einsatz**
15	Imaginationen, Bilder nutzen, um sich auf bestimmte Situationen vorzubereiten				
15	Frühwarnsignale von Wut erkennen				
15	Timeouts einsetzen				
15	Selbstbewusst kommunizieren				
15	Vergeben				
6–11, 15	Wütende Gedanken und Bilder hinterfragen				

Vgl. Kapitel	Fertigkeiten bei Schuldgefühlen und Scham	Nutzung	Nützlich	Einsatz	Zukünftiger Einsatz
15	Bedeutung Ihres Handelns einschätzen				
15	Verantwortungs-Diagramm erstellen				
15	Wiedergutmachung leisten				
15	Schweigen brechen				
15	Sich selbst vergeben				

Viele der in Arbeitsblatt 16.1 genannten Fähigkeiten haben Sie schon verinnerlicht, Sie setzen sie ohne nachzudenken um. Doch vielleicht gibt es auch Techniken, die in vielen Situationen nützlich sein können, die aber noch nicht automatisch ablaufen – hören Sie nicht auf, sie weiter zu üben! Vielleicht dauert es noch einige Monate, bis Sie sie so beherrschen, dass Sie sie von ganz allein einsetzen.

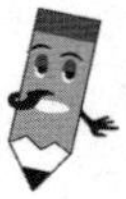

Tipps

In Arbeitsblatt 16.1 geht es unter anderem darum, Ihnen aufzuzeigen, welche Fertigkeiten Sie bereits gelernt haben. Die Fortschritte, die Sie gemacht haben, haben Sie eigenen Anstrengungen und den neuen Kompetenzen zu verdanken. Das kann Ihnen niemand mehr nehmen. In der Tat werden Sie Ihre Fertigkeiten auch noch in ganz anderen Situationen anwenden. Je häufiger dies geschieht, desto geringer wird die Wahrscheinlichkeit, dass Sie in Zukunft emotionale Probleme haben werden. Im Gegenteil: Sie werden eher glücklicher und zuversichtlicher sein.

16.1 Die Gefahr eines Rückfalls vermeiden

Wenn man meint, es geht einem besser, setzt man vielleicht zuvor erlernte Fähigkeiten nicht mehr ein. Manchmal fällt man auch in alte Verhaltensweisen zurück, obwohl man es eigentlich besser weiß. Häufiger auftretende und länger anhaltende negative Stimmungsumschwünge sind dann die Folge. So schlimm wir uns dabei auch fühlen, können diese Rückfälle doch eine Gelegenheit sein, weiter an uns zu arbeiten und unsere Fähigkeiten zu praktizieren, damit sie schließlich zu Automatismen werden. Wie bereits erwähnt, stehen die Chancen gut, dass wir schnell wieder auf die Beine kommen, wenn wir diese Rückfälle frühzeitig erkennen und etwas dagegen unternehmen.

Mit den folgenden drei Schritten verringern Sie die Wahrscheinlichkeit, dass Sie einen Rückfall erleben:

1. **Risikosituationen erkennen.** Im Lauf der Arbeit mit diesem Buch haben Sie vielleicht festgestellt, dass es bestimmte Situationen gibt, mit denen Sie Schwierigkeiten haben. Zum Beispiel trat Lindas Angst dann auf, wenn sie sich in einem Flugzeug befand und wenn sie bemerkte, dass ihr Herz schneller schlug. Hingegen war Ben oft deprimiert, wenn er das Gefühl hatte, dass seine Kinder und Enkelkinder ihn nicht mehr brauchten. Vics Wut flammte auf, sobald er das Gefühl hatte, von seinen Mitmenschen keine Unterstützung zu erfahren. Marissa ging es schlechter, wenn sie den Eindruck hatte, sie war anderen egal oder sie wurde ausgenutzt. Führen Sie in Arbeitsblatt 16.2 auf, welche Situationen für Sie risikoreich sein können, weil sie möglicherweise in Ihnen die Gefühle auslösen, die Sie bearbeiten.

2. **Frühwarnsignale erkennen.** Gleichgültig ob man sich in einer gefährlichen Situation befindet oder nicht, ist es immer gut, auf Frühwarnsignale zu achten, die uns anzeigen, dass wir immer weiter in schwierige Stimmungen hineinrutschen. Wenn es Ben besser ging, wurde er aktiv und unternahm etwas mit der Familie und Freunden. In seinen stärker depressiven Phasen, so stellte er fest, beantwortete er keine Telefonanrufe und vermied es, andere Menschen zu treffen. Sobald er gewahr wurde, dass er nicht mehr ans Telefon ging und lieber zu Hause blieb, war für ihn klar: Seine Depression kehrte zurück.

   Frühe Warnzeichen können darin bestehen, dass man etwas tut oder es gerade nicht tut, beispielsweise bleibt man länger im Bett, verschiebt Dinge auf morgen, vermeidet Situationen oder Menschen. Auch treten andere negative, sorgenvolle und selbstkritische Gedanken auf, negative Stimmungen (höhere Werte in den Depressions- oder Angstfragebögen, zunehmende Reizbarkeit) und/oder körperliche Veränderungen. Dazu gehören Schlafstörungen, Erschöpfung, Muskelanspannung und veränderter Appetit. Denken Sie an Ihre Erfahrungen in der Vergangenheit: Wie könnten mögliche Warnsignale aussehen? Wenn Ihnen keine einfallen, fragen Sie Ihre Familie oder Freunde. Tragen Sie die Signale in Arbeitsblatt 16.2 ein.

Um Frühwarnsignale ausmachen zu können, empfiehlt es sich, regelmäßig die eigenen Stimmungen einzuschätzen, auch wenn es einem schon besser geht. Litten Sie in der Vergangenheit unter Depressionen oder Angstzuständen, dann hilft Ihnen die *Gedanken-verändern-Gefühle*-Bestandsaufnahme für Depression bzw. für Angst. Wenn Sie ihn monatlich ausfüllen, kann er für Sie zu einem Überprüfungssystem für Warnsignale werden. Für andere Stimmungen nutzen Sie die Skala von 0 bis 100 auf Arbeitsblatt 15.1 in Kapitel 15, um deren Häufigkeit, Intensität und Dauer einzustufen. Sobald Sie feststellen, dass Ihre Stimmung häufiger und länger auftritt und intensiver wird, können Sie Maßnahmen ergreifen, um das Rückfallrisiko zu reduzieren.

3. **Bereiten Sie einen Maßnahmenplan vor.** Wenn Sie Techniken zum Umgang mit Ihren Stimmungen gelernt haben, helfen Sie Ihnen in schwierigen Situationen, Ihren Stress zu verstehen, zu ertragen und zu reduzieren. Unter Punkt 3 in Arbeitsblatt 16.2 können Sie festhalten, welche Fertigkeiten, Werte und Überzeugungen Ihnen in Risikosituationen zur Verfügung stehen und wie die Signale aussehen, die Sie frühzeitig vor einer Verschlimmerung Ihrer Stimmung warnen. Denken Sie daran, was Ihnen aus *Gedanken verändern Gefühle* geholfen hat, um Ihre negativen Gefühle zu bewältigen. Welches für Sie die wichtigste Erkenntnis war, haben Sie bereits in Arbeitsblatt 16.1 aufgeschrieben. Darauf können Sie nun zurückgreifen, um Ihren Vorsorge- bzw. Rettungsplan für Rückfälle zu erstellen.

   Notieren Sie in Arbeitsblatt 16.2 all die Fertigkeiten und Schritte, die Sie in Risikosituationen einsetzen und unternehmen können, oder schon vorher bei den ersten Anzeichen. Als Ben beispielsweise bemerkte, dass er sich wieder von seiner Familie und seinen Freunden zurückzog, schaute er sich Arbeitsblatt 16.1 nochmals an. Er stellte fest, dass ihm meisten geholfen hatte, einen Aktivitätenplan zu erstellen (Arbeitsblatt 13.6). Daher notierte er sich auf seinem Plan, aktiver zu sein, mehr aus dem Haus zu gehen und sich mit anderen Leuten zu verabreden, um sein Rückfallrisiko zu minimieren. Außerdem wurde ihm klar, dass anders zu denken für ihn ein wichtiger Schritt zu seiner Genesung war. Auf diese Spur kam er durch Gedankenprotokolle und das Dankbarkeitstagebuch.

   Monatelang hatte Ben Gedankenprotokolle ausgefüllt, daher fiel es ihm leicht, auf negative Gedanken automatisch mit ausgewogeneren Gedanken zu reagieren. Er musste sie noch nicht einmal mehr aufschreiben. Ben ahnte: Sollte die Depression zurückkehren, würde er nicht mehr dazu in der Lage sein. Sobald seine Werte in der Depressions-Bestandsaufnahme über 15 Punkte stiegen, würde er deshalb wieder anfangen, Gedankenprotokolle zu führen. Er nahm sich vor, seine Gedanken weiterhin zu überprüfen, bis sein Wert unter 10 gefallen war.

Als Ben sein Dankbarkeitstagebuch führte, ging ihm auf, wie wichtig ihm seine Familie und seine Freunde waren. Es ging ihm schon besser, als ihm klar wurde, wie viel Glück er hatte, so viele tolle Menschen um sich herum zu haben. Auch maß er seinen Aktivitäten mehr Bedeutung bei. Daher beschloss er in seinem Rettungsplan bei Rückfällen, jede Woche in seinem Dankbarkeitstagebuch zu lesen und es zu ergänzen. Darüber hinaus beabsichtigte er, wöchentlich mindestens einem Menschen zu sagen, worüber er sich freute.

ÜBUNG

Das Rückfallrisiko minimieren

Mithilfe von Arbeitsblatt 16.2 können Sie das Risiko eines Rückfalls vermindern, indem Sie

1. Risikosituationen identifizieren,
2. erkennen, welche Frühwarnsignale Ihnen anzeigen, dass Sie tiefer in die Depression, Angstzustände, Aggression, Schuldgefühle oder Scham zu sinken drohen,
3. einen Maßnahmenplan entwerfen, um mit den Herausforderungen in dieser schwierigen Phase umgehen zu können.

ARBEITSBLATT 16.2 Mein Plan, um das Rückfallrisiko zu minimieren

1. Situationen mit hohem Risiko:

____

____

____

2. Meine Frühwarnsignale:

____

____

____

Regelmäßige Einstufung meines Gefühls (monatlich, wöchentlich etc.).

Mein Alarmwert liegt bei: ______________________________

3. Mein Maßnahmenplan (schauen Sie sich Arbeitsblatt 16.1 noch einmal an)

____

____

____

ÜBUNG

Stellen Sie sich vor, wie Sie eine Situation meistern

Es ist sinnvoll, einen Maßnahmenplan wie in Arbeitsblatt 16.2 einzuüben, bevor Sie ihn im Ernstfall wirklich brauchen. Hierfür können Sie sich eine für Ihre Stimmungsbalance riskante Situation vorstellen. Malen Sie sich die Situation in jedem Detail aus: Was passiert? Was sehen und hören Sie? Als Nächstes stellen Sie sich vor, dass Sie einige oder sogar alle Frühwarnsignale wahrnehmen. Wie fühlt sich das an? Was denken Sie dabei? Was tun Sie? Nun stellen Sie sich vor, wie Sie Ihren Maßnahmenplan in die Tat umsetzen. Nehmen Sie sich für jeden einzelnen Schritt einige Minuten Zeit und achten Sie dabei auf die Details. Während Sie sich das alles vor Augen halten, achten Sie darauf, was Sie tun, denken und fühlen: Wie verändert das Ihr Gefühl? Wie verhält es sich mit Ihren Gedanken, Ihrem Verhalten und Ihren körperlichen Erfahrungen?

Wie zuversichtlich sind Sie nach dieser Übung, dass Ihr Maßnahmenplan aus Arbeitsblatt 16.2 Ihnen bei einem Rückfall helfen kann? Ist Ihre Zuversicht gering, mittel oder groß? Ist sie groß, dann ist Ihr Maßnahmenplan vermutlich gut. Sollte sie gering sein, überlegen Sie, wie Sie den Plan ändern können, damit er Ihnen in Zukunft bei Herausforderungen hilft. Kommen Sie zu dem Schluss, dass Ihr Plan sinnvoll ist, Sie aber befürchten, ihn in fraglichen Situationen nicht umsetzen zu können, üben Sie weiter! Das Beste, was Sie tun können: Führen Sie die Maßnahmen aus Ihrem Plan weiterhin durch, auch wenn es Ihnen gut geht. Im Idealfall setzen Sie in einem stabilen Zustand die meisten Fertigkeiten automatisch ein, die Sie brauchen, um das Rückfallrisiko zu mindern. Wenn es Ihnen wieder einmal nicht so gut geht, können Sie sich darauf verlassen, dass sie Wirkung entfalten.

16.2 Was Sie weiterhin mit diesem Buch tun können

Bewahren Sie dieses Buch an einer Stelle auf, wo Sie es sehen können

Wahrscheinlich haben Sie regelmäßig in diesem Buch gelesen und die Übungen ebenso regelmäßig gemacht. Wenn es Ihnen jetzt besser geht, ist es naheliegend, das Buch zur Seite zu legen, insbesondere wenn Sie es schon fast durchgelesen und die meisten Arbeitsblätter ausgefüllt haben. Doch es ist sinnvoll, immer mal wieder ins Buch zu schauen, selbst wenn Sie es nicht mehr gewohnheitsmäßig nutzen. Wenn Sie beispielsweise jeden Tag darin gelesen haben, ist es nützlich, es an eine Stelle zu legen, wo Sie es sehen können. So werden Sie hin und wieder daran erinnert, noch einmal nachzulesen, was Sie gelernt haben, etwa einmal wöchentlich über einige Monate hinweg. Haben Sie in *Gedanken verändern Gefühle* einmal in der Woche gelesen, schauen Sie vielleicht alle paar Wochen oder einmal monatlich hinein, und auch das über einige Monate hinweg. Untersuchungen zufolge erleiden Menschen weniger Rückfälle, die weiterhin das üben, was sie gelernt haben, als andere, die mit dem Üben aufgehört haben.

Nutzen Sie „Gedanken verändern Gefühle“, um Ihre Lebensqualität zu verbessern und mehr Freude zu spüren

Die meisten Menschen nutzen dieses Buch, um Gefühle bewältigen zu können, die Ihnen Schwierigkeiten bereiten. Doch dieselben Fertigkeiten, die Sie hier gelernt haben, können Ihnen auch dabei helfen, mehr Freude zu erleben. Die Fertigkeiten aus *Gedanken verändern Gefühle* funktionieren wie ein Aufzug: Sie befördern Sie aus dem Keller ins Erdgeschoss, aber sie führen auch bis aufs Dach.

In Kapitel 12 haben Sie beispielsweise gelernt, ein Dankbarkeitstagebuch zu führen, anderen gegenüber Ihre Dankbarkeit auszudrücken und ihnen Freundlichkeiten zu erweisen. All das führt zu einem stärkeren Glücksgefühl. In Kapitel 14 wird beschrieben, wie man mittels positiver Bilder Angst bewältigen kann. Diese Technik können Sie auch einsetzen, um sich auszumalen, wie Sie gern in Zukunft wären. Wenn Sie sich aktiv neue Verhaltensweisen vorstellen, steigt die Wahrscheinlichkeit, dass Sie sich auch so benehmen. Positive Vorstellungen helfen dabei, positive Veränderungen im Leben zu gestalten.

Um Veränderungen zum Besseren anzuregen, können Sie Maßnahmenpläne (vgl. Kapitel 10) oder Verhaltensexperimente (vgl. Kapitel 11) nutzen. Probieren Sie neue Verhaltensweisen aus und schauen Sie, was für Sie am besten funktioniert. Gesteigertes Wohlbefinden lässt sich durch Akzeptanz (vgl. Kapitel 10) und Achtsamkeit (vgl. Kapitel 14) erreichen. Um Depressionen zu lindern empfehlen wir, kleine positive Erfahrungen bewusst wahrzunehmen und zu genießen (vgl. Kapitel 13). Doch auch wenn es Ihnen gut geht, kann das bewusste Wahrnehmen von positiven Erfahrungen zu mehr Zufriedenheit beitragen. Sie haben auch gelernt, dass ein breites Spektrum an Aktivitäten (nämlich solche, die als angenehm empfunden werden, Ihnen das Gefühl geben, Sie haben etwas erreicht, Ihnen helfen, mit Vermeidungsverhalten umzugehen und entsprechend Ihrer Werte zu leben) bei Depressionen hilft. Nutzen Sie dieselben Aktivitäten, wenn es Ihnen besser geht! Sie führen dazu, Ihr Leben befriedigender zu gestalten und Ihr Wohlbefinden zu steigern. Auch wenn es Ihnen jetzt vielleicht gut geht und Sie die Depression, Angst oder Wut hinter sich gelassen haben, überlegen Sie, wie Sie *Gedanken verändern Gefühle* auch weiterhin nutzen können, um mit dem Aufzug bis zur höchsten Etage zu fahren.

Wenn es Ihnen gefallen hat, mit verhaltenstherapeutischen Techniken zu arbeiten, helfen Ihnen folgende Webseiten, jemanden zu finden, der Kognitive Verhaltenstherapie anbietet:

In Deutschland:
↗ http://www.dgvt.de

In Österreich:
↗ http://www.oegvt.at

In der Schweiz:
↗ http://www.sgvt-sstcc.ch

Finden Sie auf diesen Seiten keine Hinweise, wenden Sie sich an Ihre Krankenkasse oder lassen Sie sich von jemandem, dem Sie vertrauen, einen Therapeuten empfehlen. Haben Sie festgestellt, dass *Gedanken verändern Gefühle* Ihnen geholfen hat, werden viele Therapeuten dies in der Therapie berücksichtigen. Wenn Sie während einer Therapie mit diesem Buch arbeiten und keine Fortschritte feststellen können, fragen Sie Ihren Therapeuten, durch welche Interventionen Sie die Behandlung effektiver gestalten können. Bestimmt gibt es auch für Sie eine Lösung. Geben Sie nicht auf, bis Sie sich besser fühlen!

Zusammenfassung

- Das Lernen mit Gedanken verändern Gefühle verläuft in drei Phasen: bewusstes und reflektiertes Üben, die Fertigkeiten bewusst in Gedanken ausführen können und schließlich erreichen, dass die neuen Verhaltensweisen und Denkweisen automatisch, mühelos und ungeplant eintreten.
- Wenn es ihnen besser geht, neigen Menschen dazu, die Fertigkeiten nicht mehr einzusetzen. Doch ist es besser weiterzumachen, bis sie sich verselbstständigen.
- Stimmungsschwanken treten bei jedem auf und sind normal. Doch ist es wichtig zu erkennen, ob es einem schlechter geht oder ein „Rückfall" droht, d. h., dass die negativen Gefühle zunehmen, zu lange andauern, zu häufig auftreten oder sich in negativer Weise auf das Leben und persönliche Beziehungen auswirken.
- Mit der Checkliste auf Arbeitsblatt 16.1 ziehen Sie ein Resümee, welche Fertigkeiten Sie genutzt haben, wie häufig sie Ihnen genützt haben, ob Sie sie immer noch einsetzen und wie häufig Sie sie in Zukunft einsetzen werden.
- Diese Checkliste hilft Ihnen auch, Ihre Fortschritte einzuschätzen, die das Ergebnis Ihrer Anstrengungen und der erlernten Fertigkeiten sind.
- Um das Rückfallrisiko zu minimieren, ist es sinnvoll, gefährliche Situationen zu identifizieren, Frühwarnsignale zu erkennen lernen und einen Maßnahmenplan aufgrund der neu erworbenen Fertigkeiten zu erstellen.
- Ebenso sinnvoll ist es, in der eigenen Vorstellung einen Plan zur Risikominimierung durchzuspielen, auch wenn es Ihnen gut geht. So können Sie ermessen, ob er Ihnen im Ernstfall auch helfen würde.
- Bewahren Sie „Gedanken verändern Gefühle" an einem Ort auf, wo Sie das Buch sehen können, auch wenn Sie nicht mehr darin lesen. So werden Sie daran erinnert, was Sie gelernt haben und Ihre Fertigkeiten weiter zu festigen, damit es Ihnen noch besser geht.
- Dieselben Aktivitäten, die Ihnen helfen, eine Depression, Angstzustände, Wut, Schuldgefühle und Scham zu überwinden, können, sobald es Ihnen besser geht, auch dafür sorgen, dass Ihr Wohlbefinden noch weiter zunimmt.

Nachwort

Sie haben in diesem Buch Geschichten verschiedener Menschen lesen können. Etwas ausführlicher haben wir Ben, Linda, Marissa und Vic beschrieben und sie haben Sie durch dieses Buch begleitet. Welche Fortschritte haben sie weiterhin gemacht? Darum soll es in diesem Nachwort gehen.

Ben: Älter und besser

Ben konnte seine Depression überwinden, indem er Gedankenprotokolle ausfüllte und Verhaltensexperimente durchführte. Er lernte so, mit seinen Kindern und Enkelkindern auf andere Art in Kontakt zu sein. Hilfreich für ihn erwiesen sich auch Maßnahmenpläne und das Führen eines Dankbarkeitstagebuches. Am Ende der Therapie ging es Ben viel besser, er war glücklicher. Er traf sich auch wieder mit seinen Freunden, bastelte in der Garage herum und unternahm viel mit Sylvie, seiner Frau. Er sprach auch mit ihr darüber, wie es sein würde, wenn einer von ihnen starb. Obwohl Ben hoffte, dass sie beide gleich alt würden, war er zuversichtlicher, sein Leben auch dann genießen zu können, selbst wenn Sylvie vor ihm sterben sollte.

Ben war von der dramatischen Verbesserung seiner Stimmungslage überrascht und erfreut. Bei der letzten Therapiesitzung sprang er aus seinem Sessel auf und drückte seinem Therapeuten herzlich die Hand: „Vielen Dank, Herr Doktor. Sie waren mir eine große Hilfe! Und dabei glaubte ich anfangs gar nicht, dass eine Therapie etwas ausrichten könnte." Der Therapeut lächelte: „Nein, es ist Ihr Verdienst. Sie haben sich angestrengt, damit es Ihnen besser geht."

In der Tat hatte Ben im Lauf der Therapie große Anstrengungen unternommen. Jeden Tag versuchte er bewusst dafür zu sorgen, dass es ihm besser ging. An einigen Tagen identifizierte er seine Gefühle und Gedanken, an anderen raffte er sich auf und unternahm etwas oder probierte neue Verhaltensweisen aus. Ben unternahm vor allem mehr Dinge, die ihm Freude machten. Manchmal ging es auch nur darum, den inneren Schweinehund zu überwinden und etwas zu tun, was er zuvor vermieden hatte (s. Kapitel 13). Außerdem machte sich Ben klar, was ihm wichtig war, nämlich seine Familie und seine Freunde. Deshalb sorgte er dafür, etwas mit ihnen zu unternehmen. Obgleich er sich immer anstrengte, schwankten seine Stimmungen. Abbildung N.1 stellt dar, wie Ben im Verlauf seiner Therapie seine Depression mithilfe der Depressions-Bestandsaufnahme aus Arbeitsblatt 13.1 einschätzte.

Es ist ganz normal, dass sich die Werte nicht stetig von Woche zu Woche verbessern. So glaubte Ben in der dritten Woche sicherlich, es gehe gar nicht voran, und in der Tat stiegen seine Werte. Aber mit der Zeit verbesserte sich sein Zustand, besonders nach der sechsten Woche, als er sicher im Umgang mit dem Gedankenprotokoll war. Obwohl Bens Werte manchmal stiegen oder auch gleich blieben, ging es ihm mit der Zeit doch immer besser.

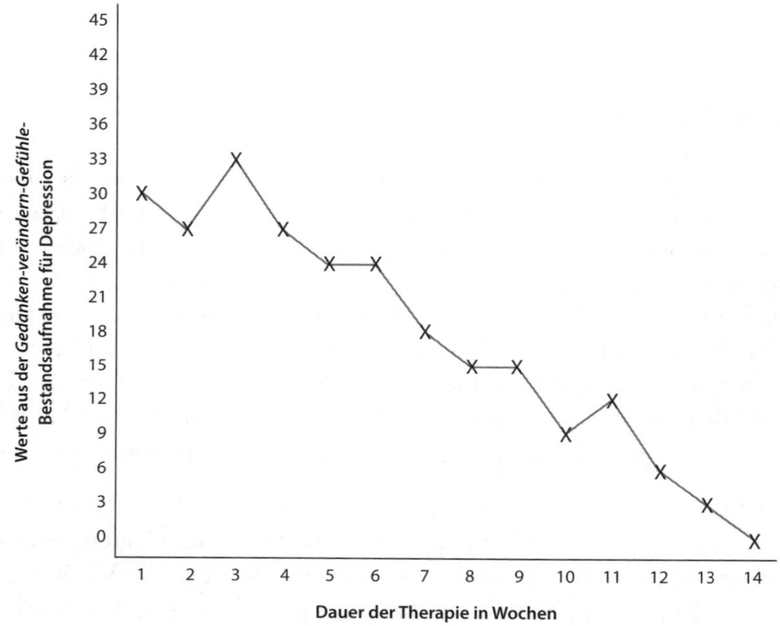

Abbildung N.1: Bens Depressionswerte im Verlauf der Therapie

Marissa: Endlich ist das Leben lebenswert

Wie man an den Depressionswerten von Marissa in Abbildung N.2 gut erkennt, verlief Ihre Genesung ganz anders als bei Ben. Im Verlauf der Therapie sanken und stiegen ihre Werte immer wieder. Es gab Zeiten, in denen sie besonders hoch stiegen, es ihr also schlechter ging. Das war der Fall, wenn sie z. B. Probleme am Arbeitsplatz hatte, sie mit ihrem Therapeuten über den Missbrauch in ihrer Kindheit sprach und wenn sie der Mut verließ und sie aufhörte, Gedankenprotokolle zu schreiben. Wenn es ihr gelang, Probleme zu lösen, Gedankenprotokolle auszufüllen und Verhaltensexperimente zu machen, ging es ihr besser und dann sanken ihre Werte.

Manchmal stiegen ihre Werte auf das Niveau zu Beginn ihrer Therapie, doch die meiste Zeit waren sie im Verlauf der Therapie niedriger. In den ersten zehn Wochen lagen Marissas Werte sieben Wochen lang über 30 Punkten. In den nächsten zehn Wochen traf das nur auf eine Woche zu. Obwohl Marissa monatelang mit ihrer Depression kämpfte, half ihr diese Kurve zu erkennen, dass es immer weniger Wochen gab, in denen sie extrem depressiv war. Der Grund dafür war, dass sie nicht nur die Gedankenprotokolle ausgefüllt hatte, sondern auch die anderen Fertigkeiten einsetzte, die sie bereits erlernt hatte.

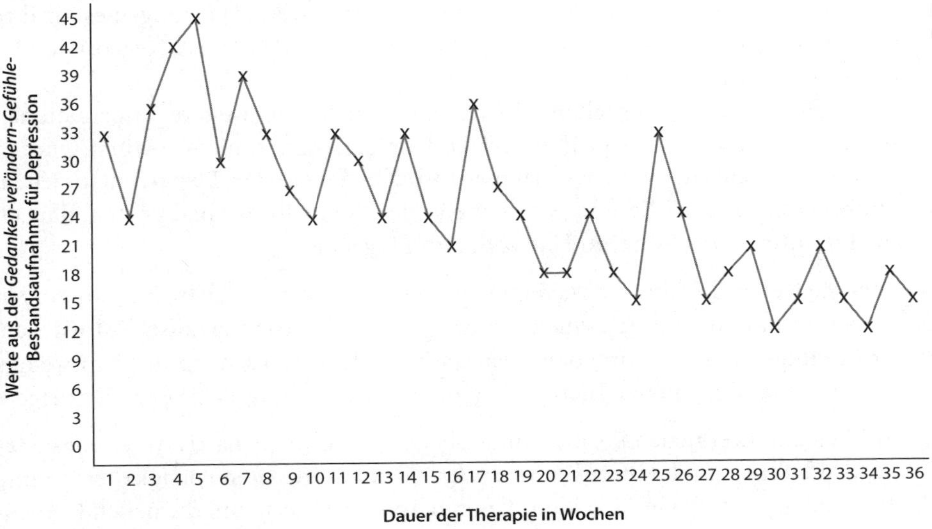

Abbildung N.2: Marissas Depressionswerte im Verlauf der Therapie

Wie viele Menschen, die mit *Gedanken verändern Gefühle* gearbeitet haben, stellte auch Marissa fest, dass sie seltener deprimiert war, und wenn es ihr schlecht ging, war es nicht so schlimm, auch dauerten die schlechten Phasen nicht so lange an wie sonst.

Wenn es akute Schwierigkeiten in ihrem Leben gibt, sucht Marissa noch hin und wieder ihren Therapeuten auf. Sonst aber arbeitet sie seit drei Jahren schon für sich allein mit den Techniken aus *Gefühle verändern Gedanken.* In den letzten drei Jahren hat sie keinen weiteren Selbstmordversuch unternommen und fühlt sich nicht mehr dafür verantwortlich oder schämt sich nicht mehr dafür, dass sie als kleines Mädchen missbraucht worden war. Ihre Leistungen im Job verbesserten sich, sodass sie nun gute Beurteilungen von ihrem Vorgesetzten bekommt. Da nun auch ihr jüngeres Kind in einer anderen Stadt studiert, zog sie in eine kleinere Wohnung, zu der ein Garten gehört. Zum ersten Mal in ihrem Leben lebt Marissa allein. Sie lernte neue Leute kennen, schloss neue Freundschaften und blickt zuversichtlicher in die Zukunft.

Linda: Bonusmeilen

Wie wir in Kapitel 11 beschrieben, gelang es Linda, ihre Panikattacken und Flugangst zu überwinden. Folgende drei Schritte ermöglichten ihr diesen Erfolg:

1. Linda identifizierte die körperlichen Symptome (Herzrasen) und die entsprechenden angstauslösenden Gedanken („Ich bekomme einen Herzanfall").
2. Mit ihrem Therapeuten überlegte sie, welche alternativen Erklärungen es für ihre Empfindungen geben könnte (z. B. kann Herzrasen durch Angst, Nervosität oder Kaffee ausgelöst werden).
3. Linda führte einige Verhaltensexperimente durch, um weitere Informationen zu sammeln und zu überprüfen, welche Horrorfantasien nicht Realität wurden oder welche alternativen Erklärungen ihren Erfahrungen besser entsprachen. Zunächst machte sie diese Experimente in der Praxis ihres Therapeuten, danach auch in ihrer Vorstellung, zu Haus oder im Flugzeug.

Mit der Zeit gewann Linda das Vertrauen, dass ihre körperlichen Empfindungen durch Nervosität, nicht durch eine echte körperliche Bedrohung, ausgelöst wurden. Sie lernte einige Techniken, mit denen sie der Angst Herr werden konnte. Nur wenige Monate, nachdem sie mit der Therapie begonnen hatte, konnte sie problemlos fliegen.

Linda blieb auf ihrer neuen Position und arbeitete für ihre Firma als Abteilungsleiterin. Mithilfe ihrer durch *Gedanken verändern Gefühle* erlernten Fertigkeiten konnte sie ihre Gedanken und Gefühle identifizieren und verändern, um die neuen Herausforderungen im Beruf besser zu bewältigen.

Vic: Die perfekte Lösung – nicht perfekt sein

Es gab ursprünglich viele Gründe für Vic, eine Therapie zu beginnen. Er wollte selbstbewusster werden, mit sich selbst mehr im Reinen sein, seine Wut besser kontrollieren und er suchte Unterstützung dabei, weiterhin trocken zu bleiben. Im Laufe der Zeit veränderten sich Vics Therapieziele. Er blieb dabei, seine Alkoholsucht in den Griff bekommen zu wollen, doch begriff er auch, dass seine Probleme im Umgang mit Wut, Depression und Angst seine Ehe gefährdeten.

Er kümmerte sich der Reihe nach um diese Themen, indem er hart an sich arbeitete und sich stetig bemühte. So zeigten sich schrittweise Verbesserungen und Fortschritte, die allerdings durch zwei Phasen des sinnlosen Trinkens unterbrochen wurden. In diesen Zeiten verschlechterte sich sein Zustand deutlich. Nachdem Vic ungefähr 35 Gedankenprotokolle ausgefüllt hatte, konnte er recht gut erkennen, welche Gedanken seine Gefühle beeinflussten, die wiederum zu geringem Selbstbewusstsein und zum Trinken führten. Vic konnte sein Bedürfnis zu trinken kontrollieren und die Häufigkeit seiner Wutausbrüche minimieren, indem er sich imaginativ auf schwierige Situationen vorbereitete.

Darüber hinaus erstellte Vic eine Dokumentation seiner Grundüberzeugungen (Arbeitsblatt 12.6), um Fakten zu sammeln, die seine neue Überzeugung, kompetent zu sein, unterstützten (s. Abbildung N.3).

Nach dem zweiten Alkohol-Rückfall konnte Vic sein Bedürfnis zu trinken kontrollieren und trocken bleiben. Er führte das darauf zurück, dass er verschiedene Strategien kennengelernt hatte, mit seinen Gefühlsschwankungen auf gesündere Weise umzugehen. Dazu gehörte, die Gedanken und Überzeugungen zu erkennen und zu verändern, die seine Stimmung negativ verstärkten und damit auch das Bedürfnis zu trinken.

Darüber hinaus beschlossen Vic und Judy, eine Paartherapie zu machen. Dort lernten sie, wie sie besser miteinander kommunizieren und ihre jeweiligen Gefühle klarer ausdrücken konnten. Sie überprüften auch, ob ihre Annahmen über einander stimmten. Außerdem half ihnen die Therapie, einander wieder zu vertrauen. Durch jahrelangen Alkoholmissbrauch und Wutausbrüche war hier einiges verschwunden.

Neue Grundüberzeugung: Ich bin tüchtig

Fakten oder Erfahrungen, die meine neue Überzeugung stützen:

1. Ich habe mir mit meiner Tochter ein College angeschaut, auf das sie vielleicht gehen möchte. Ich habe ihr geholfen, sich einen Eindruck zu verschaffen und Fragen zu stellen. Sie hat sich bei mir für meine Hilfe bedankt.
2. Ich habe meinem Sohn bei einer Hausarbeit für ein naturwissenschaftliches Schulprojekt geholfen. Ich habe das Experiment nicht für ihn gemacht, sondern ihn unterstützt, es so zu planen, dass er es alleine konnte.
3. Judy hat mich dafür gelobt, dass ich so lange trocken geblieben bin.
4. Ich habe Produkte an vier neue Kunden verkauft.
5. Der Pastor hat mich gebeten, ein Treffen für neue Gemeindemitglieder in der Kirche zu organisieren.
6. Anstatt zu trinken bin ich am Dienstagabend zu einem Treffen der AA gegangen.
7. Ich habe meine Monatsberichte pünktlich abgegeben.
8. Ich bin ruhig geblieben, als ich mit Judy besprochen habe, welche Rechnungen noch offen sind.

Abbildung N.3: Vics Protokoll zum Thema neue Grundüberzeugung

Als sich seine Therapie zum Ende neigte, wurde Vic klar, dass er sich jeden Tag aufs Neue Herausforderungen stellen musste. Um einem Rückfall vorzubeugen, beschloss er, immer dann regelmäßig Gedankenprotokolle zu schreiben, wenn es ihm nicht gelang, bestimmte Gedanken im Kopf zu überprüfen. Anstatt immer zu versuchen, perfekt zu sein, bemühte er sich darum, seine Unvollkommenheit zu akzeptieren. Er sammelte weiterhin Fakten, die seine neue Grundüberzeugung stützten, um sich immer wieder klarzumachen, wie sich seine Tüchtigkeit äußerte. Vic war der Meinung, dass sich seine nachhaltige Abstinenz, die Verbesserung der Beziehung zu seiner Frau und die Tatsache, dass es ihm viel besser ging, auf diese Strategien und Methoden zurückführen ließen.

Verändern Sie Ihre Gefühle, indem Sie Ihre Gedanken ändern

In Kapitel 1 haben wir beschrieben, wie eine Auster aus einem störenden Sandkorn eine wertvolle Perle macht. Wir hoffen, dass Ihnen *Gedanken verändern Gefühle* dabei geholfen hat, Störfaktoren oder Probleme in Ihrem Leben in neue Bewältigungsstrategien und Stärken zu verwandeln. Sie sind jetzt besser in der Lage, Ihre Gedanken einzuschätzen, Ihre Gefühle zu bewältigen und Ihr Leben zu verändern. Wir hoffen, dass Sie die Probleme gelöst haben, die der Grund waren, dieses Buch zu lesen, und dass Sie in diesem Lösungsprozess neue Einsichten, mehr Verständnis, Kompetenzen und Methoden erlangt haben, um auch in Zukunft störende Aspekte in Ihrem Leben in wertvolle Perlen zu verwandeln.

Index

Über die Autoren

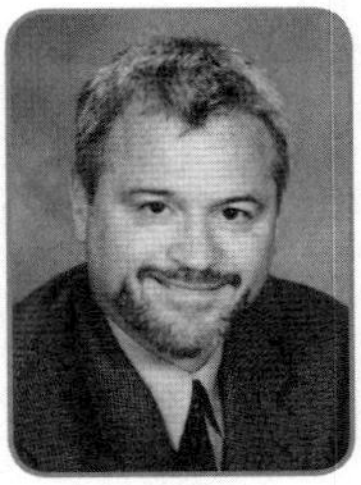

Dr. Dennis Greenberger, PhD, ist klinischer Psychologe und Gründer sowie Leiter des Anxiety and Depression Center in Newport Beach, Kalifornien. Er ist Mitbegründer und ehemaliger Vorsitzender der Academy of Cognitive Therapy und arbeitet seit mehr als 30 Jahren mit Kognitiver Verhaltenstherapie.

↗ http://www.anxietyanddepressioncenter.com

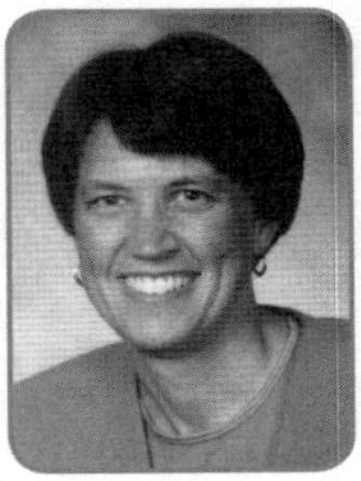

Dr. Christine A. Padesky, PhD, ist klinische Psychologin und Mitbegründerin des Center for Cognitive Therapy in Huntington Beach, Kalifornien. Sie ist Co-Autorin weiterer Bücher und hält weltweit Vorträge. Der Aaron T. Beck Award wurde ihr für ihren Beitrag auf dem Gebiet der kognitiven Therapie verliehen und die California Psychological Association zeichnete sie mit dem Preis Distinguished Contribution to Psychology aus.

↗ http://www.mindovermood.com

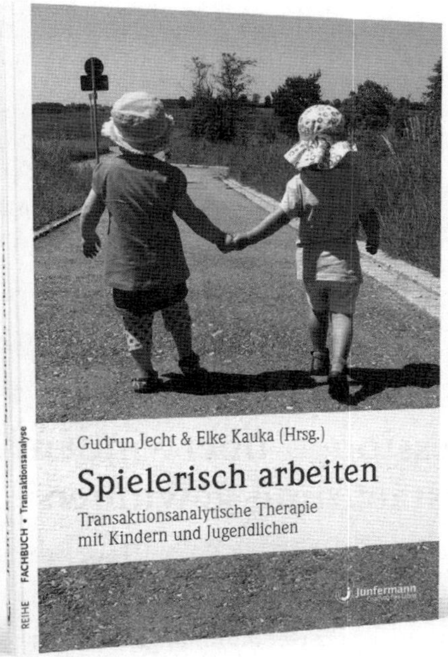

Gudrun Jecht & Elke Kauka (Hrsg.)
Spielerisch arbeiten
Transaktionsanalytische Therapie
mit Kindern und Jugendlichen
REIHE FACHBUCH • Transaktionsanalyse
Junfermann

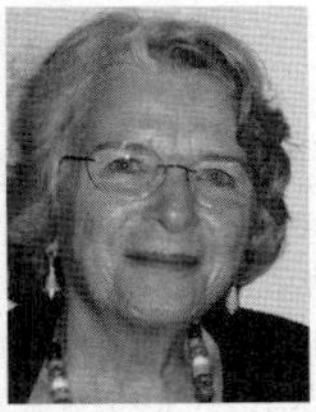

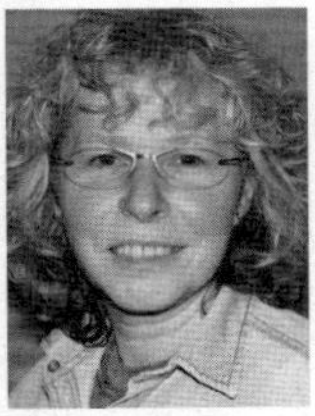

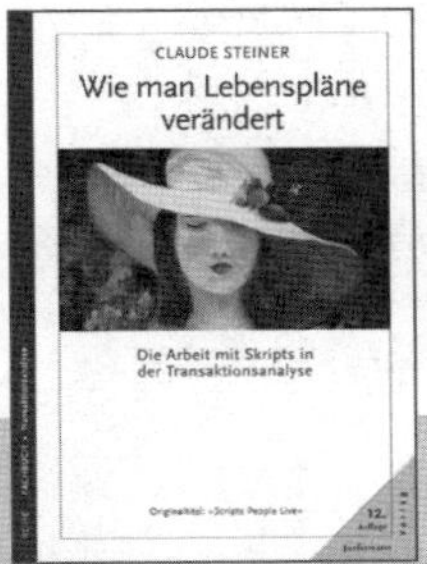

CLAUDE STEINER
Wie man Lebenspläne verändert
Die Arbeit mit Skripts in der Transaktionsanalyse

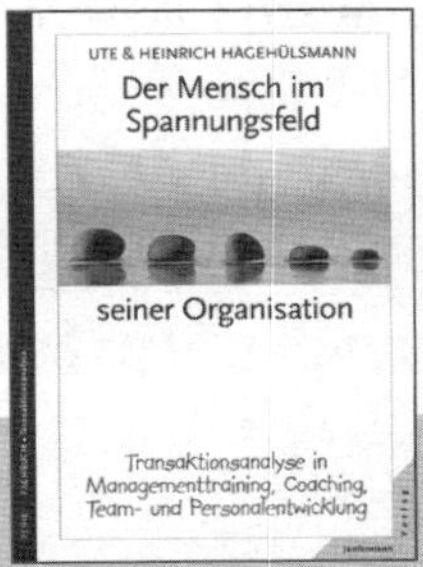

UTE & HEINRICH HAGEHÜLSMANN
Der Mensch im Spannungsfeld
seiner Organisation
Transaktionsanalyse in Managementtraining, Coaching, Team- und Personalentwicklung